T0176399

Die Impfgegnerschaft in Hessen

Beiträge zur Wissenschafts- und Medizingeschichte

Marburger Schriftenreihe

Herausgegeben von Irmtraut Sahmland

Band 9

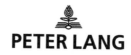

PETER LANG

Patrick Mayr

Die Impfgegnerschaft in Hessen

Motivationen und Netzwerk (1874-1914)

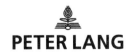

PETER LANG

Bibliografische Information der Deutschen Nationalbibliothek
Die Deutsche Nationalbibliothek verzeichnet diese Publikation
in der Deutschen Nationalbibliografie; detaillierte bibliografische
Daten sind im Internet über http://dnb.d-nb.de abrufbar.

Gedruckt mit Unterstützung des Fördervereins Emil von Behring e.V., Marburg.

Umschlagabbildung:
Germanias Not und Klage über die Vergiftung ihrer Kinder
(Virusation nach Dr. Nittinger - erschienen 1867), in: Der Naturarzt.
Zeitschrift des Deutschen Bundes der Vereine für naturgemässe Lebens- und
Heilweise, 28. Jg., Berlin 1900, S. 52 [Ausschnitt]

Gedruckt auf alterungsbeständigem, säurefreiem Papier.
Druck und Bindung: CPI books GmbH, Leck

ISSN 2198-0152
ISBN 978-3-631-79427-2 (Print)
E-ISBN 978-3-631-81273-0 (E-Book)
E-ISBN 978-3-631-81274-7 (E-PUB)
E-ISBN 978-3-631-81275-4 (MOBI)
DOI 10.3726/b16572

© Peter Lang GmbH
Internationaler Verlag der Wissenschaften
Berlin 2020
Alle Rechte vorbehalten.

Peter Lang – Berlin · Bern · Bruxelles · New York ·
Oxford · Warszawa · Wien

Das Werk einschließlich aller seiner Teile ist urheberrechtlich
geschützt. Jede Verwertung außerhalb der engen Grenzen des
Urheberrechtsgesetzes ist ohne Zustimmung des Verlages
unzulässig und strafbar. Das gilt insbesondere für
Vervielfältigungen, Übersetzungen, Mikroverfilmungen und die
Einspeicherung und Verarbeitung in elektronischen Systemen.

Diese Publikation wurde begutachtet.

www.peterlang.com

Inhaltsverzeichnis

1.) Einleitung und Fragestellung

Bei den Pocken handelt es sich um eine Seuche mit großer historischer Bedeutung, sowohl in quantitativer, als auch in qualitativer Hinsicht. Dies zeigt beispielsweise Stefan Winkles „Geschichte der Seuchen"[1], sowie diverse Nennungen der Infektionskrankheit, die sich teilweise noch mehrere Jahrtausende rückdatieren lassen. Auf Grund der weitreichenden epidemiologischen und sozialen Bedeutung der Seuche wurden diverse Konzepte entwickelt, um der Erkrankung effektiv begegnen zu können. Schon früh bemühten sich Gelehrte nicht nur darum, Infizierte heilen zu können. Man wollte überhaupt einen Schutz gegen entwickeln, also präventiv tätig werden.

Die ersten dieser Präventionsmaßnahmen wurden bereits 200 v. Chr. entwickelt. Im heutigen China gewann man aus den Wunden von Pockenkranken einen Stoff, welcher dann von gesunden Personen geschnupft oder eingeritzt wurde. Dieser als „Variolation" oder auch „Inoculierung" bezeichnete Prozess stellt den Beginn der Schutzimpfungen dar. Eine historische Aufarbeitung dieser, sowie der Ablauf einer Impfung im 19. Jahrhundert werden in den Kapiteln 2.1 und 2.2 näher thematisiert.

Entscheidend weiterentwickelt wurde das Verfahren aber erst Ende des 17. Jahrhunderts, als der Engländer Edward Jenner sich mit Kuhpocken beschäftigte, was zur Etablierung dieser Form der Schutzimpfung führen sollte.

Das Wort Vaccination leitet sich vom Gewinnungsprozess des Impfstoffes ab, welcher aus der Kuh (lat. vacca = Kuh) extrahiert wurde. Dieses Prinzip erreichte den deutschsprachigen Raum mit der Publikation Jenners 1798. Bereits zwei Jahre zuvor, am 14.5.1796, hatte dieser in England seine erste Pockenimpfung durchgeführt und die Ergebnisse 1798 in seinem Buch „An inquiry into the causes and effects of the variolae vaccinae"[2]

---

1 Zur Geschichte der Pocken vgl.: Winkle, Stefan: Geißeln der Menschheit: Kulturgeschichte der Seuchen. Düsseldorf, Zürich: Artemis & Winkler - Verlag 1997, S. 831–901

2 Deutscher Titel: „Untersuchungen über die Ursachen und Wirkungen der Kuhpocken"

zusammengefasst. Das Buch thematisierte die empirisch gewonnenen Beobachtungen Jenners bezüglich Pockenerkrankungen bei Stallknechten und Mägden in bestimmten Gegenden Englands. Eine ausführliche Analyse Jenners Arbeiten erfolgt in Kapitel 2.1.3. Das Werk legte den Grundstein für die rasante Verbreitung der Pockenimpfung in Deutschland und Europa.

So schreibt Marcus Sonntag: *„Bald nach ihrer wissenschaftlichen Einführung durch Jenner wurde die Vakzination von zahlreichen Ärzten begeistert aufgenommen, übernommen und in ganz Europa verbreitet.*"[3] Der Grund für diese rasche Reaktion der Ärzte ist wohl der Tatsache geschuldet, als Arzt erstmalig präventiv und aktiv gegen die Pockenepidemien vorgehen zu können, während bisher lediglich ein Reagieren auf die Erkrankung möglich schien. Die „Inoculation" wurde indes zunehmend verlassen, da sie auch auf Grund ethischer Probleme in der Bevölkerung keine besondere Akzeptanz fand. Gleichwohl war und ist aber auch die „Vaccination" nicht unumstritten, wie im Folgenden gezeigt werden soll.

Dass Impfkritik- und Skepsis nach wie vor relevante Themen sind, zeigen aktuelle Diskussionen zur Impfpflicht in Deutschland. Worin der Widerstand gegen die Impfung historisch begründet liegt, wie er sich organisierte, legitimierte und wie seine Motivationsgrundlage beschaffen war, soll Gegenstand dieser Arbeit sein.

Zum Verständnis der Thematik muss zunächst die Zusammensetzung der Impfgegnerschaft in ihrem historischen Kontext geklärt werden. Sie setzte sich aus verschiedenen Personen zusammen, die aus unterschiedlichen Gründen gegen die „Impfung" eintraten. Diese Gruppe wird im Folgenden als „Impfgegner" bezeichnet. Da die „Impfgegner" allerdings eine sehr inhomogene Gruppe darstellten, ist zu Beginn zum besseren Verständnis eine Klärung der Begriffe „Impfgegner" und „Impfbefürworter" notwendig.

Eine Kategorisierung unter einem Schlagwort wird immer zu Lasten der Genauigkeit gehen und einzelnen Strömungen eventuell nicht gerecht werden. Andererseits muss sowohl dem Lesefluss als auch der Übersichtlichkeit Rechnung getragen werden, sodass die Begriffe im Folgenden einmalig

---

3 Sonntag, Marcus: Pockenimpfung und Aufklärung. Die Popularisierung der Inokulation und Vakzination. Impfkampagne im 18. und frühen 19. Jahrhundert. Bremen: edition lumière 2014, S. 62

genau definiert werden sollen, um sie dann entsprechend verwenden zu können.

Der Begriff „Impfgegner" ist insofern schwer zu charakterisieren, als dass dessen Bedeutung sich zu unterschiedlichen Zeitpunkten aus unterschiedlichen Strömungen zusammensetzte, also einem stetigen Wandel unterlegen war. Dahingegen lässt sich der Begriff „Impfbefürworter" bzw. „Impfarzt" relativ einfach definieren: Während des gesamten untersuchten Zeitraumes waren damit Ärzte gemeint, die impften und einer Impfung grundsätzliche positiv gegenüberstanden, sowie der Teil der Bevölkerung, der sich ohne Zwang impfen ließ.

Als Impfgegner konnte man vor Erlass des Reichsimpfgesetzes 1874 insbesondere Skeptiker der Impfung bezeichnen, ohne diesen Begriff an dieser Stelle näher auszuführen. Nach dessen Verabschiedung entwickelte sich die Impfgegnerschaft in zwei verschiedene Strömungen, die jedoch primär für das gleiche Ziel kämpften. Es befanden sich Impfgegner auf der einen Seite und Impfzwanggegner auf der anderen. Während erstere gegen die Impfung als solche eintraten, formierten sich letztere erst als Reaktion auf das Reichsimpfgesetz. Ihr Ziel war nicht unbedingt die Abschaffung der Impfung, sondern vorrangig ein Aussetzen des Zwanges, wie er für ihr Dafürhalten im Gesetzestext nicht vorgesehen war. Die Impfzwanggegner lassen sich tendenziell eher dem gemäßigten Spektrum zurechnen, da sie nicht zwangsläufig die Impfung an sich in Frage stellten, sondern primär für die Entscheidungsfreiheit in der Impffrage eintraten. Aus diesem Lager wurde auch die Einführung der „Gewissensklausel nach Englischem Vorbild" gefordert. Diese stellte es den Bürgern in England ab August 1898 frei, selbst über das Für und Wider der Impfung entscheiden zu können.

Das Lager der Impfgegner hingegen forderte aus unterschiedlichen Gründen eine Abschaffung der Impfung. Grundsätzlich lässt sich feststellen, dass diese Gruppierung einem radikaleren Spektrum zuzuordnen war, und auch einem stärkeren Wandel unterlag. Sie verfolgte als vorrangiges Ziel die Abschaffung des Impfzwanges und befand sich dadurch auf einer Linie mit den Impfzwanggegnern. Allerdings sah sie dies nur als „Etappenziel" auf dem Weg zum vollständigen Verbot der Impfung. In Kapitel 4 und 7 wird zu untersuchen sein, welcher dieser Strömungen die Gruppierungen in Hessen zuzuordnen sind.

Auch im „Impfgegner" selbst war die Ausrichtung nicht immer klar, wie
der häufige Wechsel der Verleger (siehe auch Tabelle 2 im Anhang, „Chronik
des Impfgegners") zeigt: 1908 und 1909 wurde dieser vom „Impfzwanggeg-
nerverein zu Dresden" herausgegeben, 1913 und 1914 vom „Deutsche[n]
Reichsverband zur Bekämpfung der Impfung".

Dass die Definition insbesondere in den späteren Jahren des in dieser
Arbeit behandelten Untersuchungszeitraumes zunehmend schwierig wurde,
zeigt auch folgendes Zitat des Frankfurter Bakteriologen und Hygienikers
Maximilian Neisser im Deutschen medizinischen Wochenblatt von 1914.
Er bemerkt, dass es

> „ja freilich recht schwer ist, heute genau zu definieren, was ein Impfgegner ist, und
> schon unter den Impfzwanggegnern gibt es allerhand Schattierungen. Unter die-
> sen befinden sich die rabiatesten und unwissendsten Impfgegner, die nur aus Tak-
> tik Impfzwanggegner sind, indem sie die Beseitigung des Impfzwanges, also des
> Impfgesetzes, als ihr nächstes Ziel bezeichnen; andererseits gibt es Impfzwanggeg-
> ner, die gut unterrichtet und keineswegs Impfgegner sind, die aber aus allgemeinen
> politischen, juristischen Gründen oder auf Grund ihrer allgemeinen Anschauung
> vom Leben im Staate den Zwang des Impfgesetzes ablehnen. Letztere haben
> gegen die Impfung bei drohender Pockengefahr garnichts einzuwenden."[4]

Grundsätzlich lässt sich jedoch feststellen, dass sich Impfzwanggegner wie
auch Impfgegner primär gegen den seit dem Reichsimpfgesetz angewandten
Impfzwang zusammenfanden, Letztere jedoch darüber hinaus eine komplette Abschaffung der Impfung forderten.

Entscheidend für den organisierten Widerstand gegen die Impfung in
Deutschland war eben jener Erlass des Reichsimpfgesetzes im Jahr 1874.
In dessen Folge bildete sich ein Netzwerk aus Impfgegnern, welche sich
gegen die Durchführung der Pockenimpfung und deren gesetzliche Grundlage verwahrten.

Eine Analyse der Impfgegnerschaft kommt daher nicht ohne Abhandlung
dieses Gesetzes aus, welches eine einschneidende Zäsur in den seit Jenners
Einführung der „Vaccination" währenden Konflikt zwischen Impfgegnern
und Impfbefürwortern darstellt.

Es erhob einen bisher auf persönlicher – oder allenfalls regionaler Ebene
geführten Disput zur Angelegenheit des Staates und verlieh ihm somit ein

---

4   Neisser, Maximilian: Bemerkungen zum Pocken-Prozeß Spohr-Bachem. In: Deut-
    sche Medizinische Wochenschrift Ausgabe 25 (1914), S. 1273f.

großes Maß an Bedeutung. In den folgenden 40 Jahren bis zum Ausbruch des Ersten Weltkrieges 1914 entwickelte sich ein organisierter Widerstand gegen das Reichsimpfgesetz und dessen „Vollstrecker", die Impfärzte. Da der Gesetzestext weitreichende soziale und politische Konsequenzen nach sich zog, kommt ihm von einem geschichtswissenschaftlichen Standpunkt aus eine große Bedeutung zu.

Im Rahmen dieser Arbeit bildet das Jahr 1874 daher den Ausgangspunkt, um für den Zeitraum bis 1914 zu eruieren, wie sich die Gegner der Pockenimpfung in der heutigen Region Hessen formierten, welche Beziehungen die Protagonisten untereinander und zueinander pflegten und welche Ziele sie damit verfolgten.

Dabei soll unter anderem auch herausgearbeitet werden, ob abseits der postulierten Argumentationsstränge die Motivation der im Impfgegner-Netzwerk beteiligten Impfkritiker philanthropischer bzw. wissenschaftlicher Natur war, oder ob auch andere, beispielsweise monetäre oder narzisstische Faktoren eine Rolle gespielt haben. Die vergleichende Einordnung deren Verbindungen ermöglicht zudem den Zugang durch eine Netzwerkanalyse mittels Netzwerk-Theorem.

Das Erkenntnisinteresse zielt darüber hinaus darauf, über einen eingegrenzten regionalen Zugang die Protagonisten mit ihren individuellen Kontexten skizzieren und ihre Vernetzung untereinander und mit der zeitgenössischen Naturheilkunde- bzw. Lebensreformbewegung hinterfragen zu können.

Der aktuelle Forschungsstand zu diesem Thema umfasst derzeit drei neuere Arbeiten. Martin Dinges fokussiert in seinem Band „*Medizinkritische Bewegungen im Deutschen Reich (ca. 1870 – 1933)*" eine Aufarbeitung des historischen Impfgegnerspektrums. Hier ist auch ein Beitrag Eberhard Wolffs enthalten, welcher sich mit dem Phänomen der Medizinkritik im Raum Sachsen beschäftigt. Wolff thematisiert dabei jedoch vornehmlich gesamtheitliche Aspekte und weniger eine individuelle Charakterisierung einzelner Protagonisten.

Marcus Sonntag beschäftigt sich mit der Popularisierung der Vaccination in der Bevölkerung, bzw. auf welchem Weg sie dieser nahe gebracht werden sollte.

Neben oben genannten Arbeiten wurde auch entsprechende Literatur zu diesem Thema publiziert. Für die folgenden Nennungen gilt, dass ihre

Verfasser jeweils einen engen gesellschaftlichen, geographischen oder ideo-
logischen Rahmen setzen. So beispielsweise eine Studie Peter Albrechts „*Von
den vergeblichen Mühen, die Bevölkerung der Stadt Braunschweig von der
Nützlichkeit des Impfens gegen Blattern zu überzeugen (1754–1787)*"[5].
Johannes Oehme beleuchtet in seinem Werk[6] speziell die Auswirkungen auf
Kinder und setzt damit einen medizinhistorischen Fokus.

Die vorliegende Arbeit verfolgt ausgehend von den ersten Impfverord-
nungen des frühen 19. Jahrhunderts die Entwicklung hin zu standardisierten
Impfgesetzen. Gründe hierfür waren neben einer allgemeinen Impfskepsis
in großen Teilen der Bevölkerung auch fehlende allgemeingültige Regulie-
rungen zur Durchführung einer Impfung. Frühe Forderungen nach einem
festen Regelwerk und einem Wirksamkeitsnachweis der Impfung schienen
Erfolg zu zeigen: Ab dem Jahr 1825 wurde im Königreich Preußen detailliert
verzeichnet, wie sich Sterberaten in Volk und Heer jährlich entwickelten. Ab
dem Jahr 1834 führte dieses zudem die Vaccination im preußischen Heer
verpflichtend ein. In den folgenden Jahren war ein signifikanter Rückgang
der Pockensterblichkeit im Militär zu verzeichnen. Zwar ist die Aussagekraft
dieser Statistik unter Berücksichtigung staatlicher Interessen zu sehen, sie
dürfte jedoch den Weg für den Erlass des Reichsimpfgesetzes im Jahre 1874
geebnet haben. Die Aufarbeitung dieser Statistiken erfolgt in Kapitel 2.5.

Die Verabschiedung dieses Gesetzes bedeutete einen klaren Punktsieg für
die Befürworter der Impfung und einen empfindlichen Rückschlag für die
Impfgegnerschaft, die fortan „per Gesetzeserlass" in die Illegalität gedrängt
wurde. Zudem ließ das Reichsimpfgesetz wenig Raum für Entscheidungsfreiheit und Nichtbefolgung wurde mit schweren Sanktionen geahndet.
So wurden Impfverweigerer nun unter Androhung von Polizeigewalt und
hohen Geldstrafen gezwungen, eine Impfung an sich vornehmen zu lassen.
Entscheidende Bedeutung erlangte dabei § 14, welcher mehrmalige Bestrafung für das wiederholte Fernbleiben von Impfungen ermöglichte.[7] Dies

---

5 Feuerstein-Herz, Petra: Gotts verhengnis und seine straffe – zur Geschichte der
   Seuchen in der Frühen Neuzeit. Wiesbaden: Harrassowitz Verlag 2005, S. 127–
   137
6 Oehme, Johannes: Medizin in der Zeit der Aufklärung. Unter besonderer
   Berücksichtigung von Kinderkrankheiten, Documenta Paediatrica, Bd. 13.
   Lübeck, 1986
7 Reichsimpfgesetz vom 8.4.1874, Berlin: Kortkampf-Verlag 1876, S. 46f

hatte zur Folge, dass das Gesetz von seinen Kritikern auch als „Impfzwanggesetz" bezeichnet wurde. Der Gesetzestext wird in Kapitel 3 eingehend behandelt.

Der Erörterung des organisierten Widerstandes widmet sich das vierte Kapitel, in welchem die Protagonisten des hessischen Impfgegnernetzwerkes vorgestellt werden. Der Zugang mit Fokus auf das heutige Hessen verspricht neben dem Beitrag zur Regionalgeschichte auch einen besonderen Erkenntnisgewinn auf Grund der hohen Aktivität hessischer Impfgegner in diesem Zeitraum. Basierend auf rund 750 Seiten der Zeitschrift „Der Impfgegner" konnten für die Jahre 1908 bis 1914 mehrere Persönlichkeiten ausgemacht werden, welche die Impfgegnerbewegung maßgeblich prägten. Eine weiterführende Analyse auf individueller Ebene erlaubt es, diese Protagonisten in ein Netzwerk einzuordnen und näher zu charakterisieren.

Hieraus ergeben sich weitere Zusammenhänge, die sowohl Rückschlüsse auf die Qualität der Beziehungen der Impfgegner untereinander, aber auch überregionale Verbindungen in das europäische Ausland zulassen.

In diesem Zusammenhang werden in Kapitel 5 auch Verbindungen zum Kurort Kassel-Wilhelmshöhe untersucht, welche einen tieferen Einblick in die Heilstätten-Kultur in Hessen ermöglichen. Im Erkenntnisinteresse liegt hierbei insbesondere, inwieweit das Impfgegnernetzwerk die dortige naturheilkundliche Bewegung für sich nutzen konnte, um Einflussnahme auszuüben.

In Kapitel 7 soll zusammengefasst werden, welche verschiedenen Motivationsgrundlagen Impfgegner der Impfung entgegenbrachten. Dies erlaubt einen abschließenden Vergleich mit der Impfgegnerschaft und dem weiteren Verlauf von Infektionskrankheiten des 20. und 21. Jahrhunderts.

2.) Impfungen im 18. und 19. Jahrhundert

Jenners „Vaccination" wurde unmittelbar eingehenden Prüfungen unterzogen und kritisch hinterfragt, allerdings schienen diese noch nicht ausgereift zu sein, wie ein Eintrag von 1831 im „Allgemeinen deutschen enzyklopädischen Handwörterbuch" zeigt:

> *„Zu bemerken ist, dass: 1.) Solche, welche charakteristische Narben von den natürlichen Blattern oder von der Vaccination hatten, wieder von den variolis veris befallen worden sind 2.) Geblatterte sind mit dem besten Erfolg vacciniert und Geimpfte mit dem besten Erfolg revacciniert worden. Nach diesen schützten weder die Blattern vor einer nochmaligen Ansteckung, noch schützte die Vaccine vor dem Variol [...] Aus diesen Tatsachen geht wohl unschwer hervor: Dass sowohl die natürlichen Blattern, als auch die Vaccination nur eine bestimmte Zeit vor den Blattern schützen, und dass es notwendig ist, dass sich die Geblatterten nach einer bestimmten Zeit impfen, und die Geimpften nach einer bestimmten Zeit revaccinieren lassen, wenn sie vor den Variola ganz sicher sein wollen. Die Zeit der Schutzkraft, sowohl der Variola, als auch der Vaccine ist bei verschiedenen Individuen verschieden – sie möchte im Allgemeinen nicht weit über 20 Jahre betragen."*[8]

Das Zitat veranschaulicht, dass es beinahe 30 Jahre dauerte, bis sich die Erkenntnis durchsetzte, bereits geimpfte Personen nach einer gewissen Zeit nochmal impfen zu müssen (zu „revaccinieren"). Während dieser Zeitspanne boten bereits vakzinierte, jedoch wieder erkrankte Personen eine große Angriffsfläche für impfkritische Stimmen, welche die Wirksamkeit der Pockenimpfung in Frage stellten.

2.1) Medizinische Grundlagen

2.1.1) Wirkprinzip einer Impfung nach heutigem Wissensstand

Um verstehen zu können, welche Kritikpunkte die Impfgegner im 19. Jahrhundert äußerten, muss zuerst geklärt werden, wie Impfungen nach heutigem Wissensstand funktionieren. Dabei soll gezeigt werden, dass je nach

---

8   Schlosser, J.A.: Allgemeines deutsches encyclopädisches Handwörterbuch oder wohlfeilstes Taschen-Conversations-Lexikon für Alle Stände,Augsburg 1831, Band 35, S. 5525 f.

Erreger verschiedene Arten der Impfung durchgeführt werden müssen – eine Erkenntnis, die zum damaligen Zeitpunkt noch nicht bekannt war. Zudem soll geklärt werden, welche Regularien im Zuge der Impfung eingeführt wurden. Diese betrafen unter anderem die Beschaffung des Impfstoffes, die notwendigen Qualifikationen des Impfarztes sowie dessen Kontrolle. Es sind zwei Arten von Impfungen zu unterscheiden, die Aktivimpfung und die Passivimpfung. Bei der „Aktivimpfung" muss sich der Körper *aktiv* gegen einen Erreger wehren. Der Erreger wird dabei künstlich in den Körper eingebracht. Alle Impfungen, die wir während unseres Heranwachsens erhalten, sind Aktivimpfungen. Der Körper, respektive sein Immunsystem wird geschult, einen Erreger zu erkennen und Antikörper gegen ihn zu bilden. Bleibt eine Impfung gegen einen Erreger wie beispielsweise die Pocken im Kindesalter aus, bildet der Körper bei Kontakt mit dem Erreger ebenfalls Antikörper. Allerdings dauert dies ohne vorherige „Schulung" deutlich länger, da sinnbildlich gesprochen die Produktion der Antikörper erst anlaufen muss. Dieser Zeitvorsprung ermöglicht es dem Erreger, seine destruktive Wirkung zu entfalten. Ist das Immunsystem zuvor schon mit dem Pockenvirus in Kontakt getreten, kann es sofort reagieren, da es bereits Antikörper gebildet hat und diese sich permanent im Körper aufhalten.

Bei der Aktivimpfung unterscheidet man wiederum zwischen Lebend- und Totimpfungen.[9] Bei Lebendimpfungen werden dem Körper lebende, vermehrungsfähige Erreger eingeimpft. Diese sind allerdings so weit abgeschwächt, dass er ihrer problemlos Herr wird. Es bleibt ihm genügend Zeit, Antikörper zu bilden, den bereits abgeschwächten Erreger abzutöten und ein dauerhaftes Depot an Antikörpern anzulegen. Zu den Lebendimpfungen zählt neben dem Kombi-Impfstoff gegen Mumps/Masern/Röteln unter anderem auch der Pocken-Impfstoff. Der Vorteil einer Lebendimpfung ist, dass bereits nach der ersten Impfung ein lebenslanger Impfschutz besteht, der nicht aufgefrischt werden muss. Dennoch sieht der Impfkalender des Robert Koch Instituts (RKI) vor, dass gegen die Masern einmal zwischen dem 11. und dem 14. Lebensmonat geimpft wird, sowie ein zweites Mal zwischen dem 15. und 23. Lebensmonat. Nach der ersten Impfung verfügen

---

9 Da dieser Unterschied für diese Arbeit von geringer Relevanz ist, soll er nur kurz abgehandelt werden.

95% der Kinder über einen Impfschutz. Statistisch gesehen schlägt die Impfung in 5% der Fälle nicht an, weswegen die zweite Impfung erfolgt. Mit ihr sollen sogenannte „Impfversager" geschützt werden. Gegen die Pocken wird im Übrigen nicht mehr geimpft, nachdem seit dem weltweit letzten von der World Health Organization (WHO) dokumentierten Fall 1977 in Somalia bereits 40 Jahre vergangen sind und die Pocken als ausgerottet gelten (siehe Kapitel 8.3).

Der Großteil der Impfungen erfolgt jedoch in Form von Totimpfungen. Dabei wird ein komplett abgetöteter Erreger in den Organismus eingebracht. In der Regel handelt es sich nur um einzelne Fragmente des Erregers, die nicht in der Lage sind, den Körper zu schädigen. Nachteil dieses Verfahrens ist es, dass Totimpfungen alle 5–10 Jahre aufgefrischt werden müssen. Zu den Totimpfungen zählen beispielsweise die Hepatitis-Impfung und die Tetanusimpfung.

Der Vollständigkeit halber sei an dieser Stelle noch die Passivimpfung erwähnt. Hierbei werden keine Erregerbestandteile oder abgeschwächte Erreger in den Organismus eingebracht, wie bei der Aktivimpfung. Stattdessen werden bereits gebildete Antikörper eingeimpft. Dies ist dann notwendig, wenn eine schnelle Erregereliminierung erfolgen muss. Bei einer rein hypothetischen Exposition mit dem Pockenvirus würde man direkt Antikörper gegen den Pockenerreger verabreichen. Streng genommen handelt es sich dabei nicht um eine Impfung, da keine Gedächtniszellen gebildet werden. Es erfolgen daher auch keine längerfristige Immunisierung und kein dauerhafter Schutz gegen den Erreger.

Um eine möglichst starke Antwort des Immunsystems zu erhalten, werden Impfstoffen in der Regel weitere körperfremde Stoffe beigemengt, sogenannte „Hilfsstoffe". Ein bekanntes Beispiel ist das Aluminiumhydroxid. Von Impfgegnern wird häufig kritisiert, Aluminiumhydroxid sei für den Körper nachhaltig schädlich. Demgegenüber steht die Aussage der Hersteller, die verabreichte Dosierung sei für den Körper unbedenklich. Fakt ist, dass eine Verwendung von Aluminiumhydroxid die Verwendung geringerer Mengen des eigentlichen Erregers ermöglicht.

2.1.2) Der Pockenerreger

Der Erreger der echten Pocken ist das Orthopoxvirus variola. Die Tatsache, dass sich die echten Pocken und die relativ harmlosen Windpocken klinisch stark ähneln, hat nicht nur zu Zeiten Jenners für Verwirrung gesorgt. Folgende Tabelle soll die grundlegenden Unterschiede zwischen den beiden „Pocken" veranschaulichen:

Tabelle 1: *Unterschiede zwischen „echten" Pocken und Windpocken*

	Medizinische Bezeichnung	Erreger	Familie	Letalität	Reinfektion möglich
Pocken, „Blattern"	Variola vera o. Variola major	Orthopox-virus variola	Orthopox-viridae	Je nach Quelle ca. 40%	Mehrmalig
„Windpocken"	Varizellen	Varizella-Zoster-Virus (VZV)	Herpesviri-dae	Idr < 1%	Einmalig, meist im Alter als „Gürtelrose"

Sowohl die Pocken, als auch die Windpocken präsentieren sich klinisch mit den typischen „Pocken", also juckenden Effloreszenzen auf der Haut. Diese sind bei den Windpocken jedoch gleichzeitig in allen Stadien (Krustenbildung, Papelbildung und Vesikelbildung) vorhanden, was auch als „Sternenhimmel" bezeichnet wird. Dies ist bei den echten Pocken nicht der Fall. Auch die typischen Verteilungsmuster sind unterschiedlich, wie untenstehende Grafik zeigt.

Abgesehen davon verlaufen die Windpocken weniger fulminant. Nach der Abheilung wandern die Erreger in die Spinalganglien der Wirbelsäule und verweilen dort. Eine Reaktivierung ist im hohen Alter möglich und präsentiert sich dann meist im Zuge einer Schwächung des Immunsystems als Gürtelrose. Gegen die echten Pocken bildet sich nach durchgemachter Erkrankung kein dauerhafter Schutz. Eine mehrmalige Infektion ist möglich.

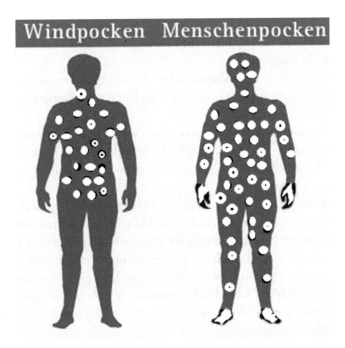

Abbildung 1: Verteilungsmuster: Windpocken und Menschenpocken

2.1.3) Jenners Entdeckung

Edward Jenner lebte zwischen 1749 und 1823 in Berkeley, Gloucestershire im Südwesten Großbritanniens. Er machte sich für seine Forschungen zur Impfung im späten 18. Jahrhundert die Beobachtung zunutze, dass Melkerinnen, die sich mit Kuhpocken infiziert hatten, seltener bis gar nicht an den Pocken erkrankten.[10] Daraus folgerte er, dass eine gesteigerte Exposition eine Art Schutz für die Arbeiterinnen erzeugen musste, sodass die wesentlich schwerer verlaufenden Pocken vom Körper abgewehrt werden könnten. Der Erreger der „Kuhpocken" wurde damals in Anlehnung an das Wort „vacca"

---

10 Vgl. Jenner, Edward: An inquiry into the causes and effects of the variolæ vaccinæ, a disease discovered in some of the western counties of England, particularly Gloucestershire, and known by the name of the cow pox, London: 1798, S. 2f

(lateinisch für „Kuh") und „variola" (lateinisch für „bunt", „fleckig") als „Variola Vaccinae" bezeichnet – die Einbringung des Virus in den Organismus daher als Vaccination.

Tatsächlich gehört das „Vaccinavirus" wie auch der Erreger der „echten Pocken", das „Orthopoxvirus variola", zur Familie der Poxviridae. Sie sind also miteinander verwandt.

Eine Infektion mit dem Kuhpockenvirus verlief jedoch wesentlich weniger schwer als eine Infektion mit dem Erreger der echten Pocken. Auf der anderen Seite schien eine durchgemachte Kuhpockeninfektion einen Schutz gegen diese zu erzeugen.

Auch das war an sich nichts Neues, denn bereits zuvor hatten chinesische Heiler einen Schutz gegen die Pocken entdeckt: Sie schnupften den Pockenschorf erkrankter Patienten durch die Nase und erkrankten in der Folge an den Pocken – jedoch in einem geringeren und weniger tödlichen Ausmaß: *„Die ersten effektiven Methoden der Impfung gegen Pocken wurden im 10. Jahrhundert in China durch intranasale Verabreichung getrockneter Pockenpusteln oder durch Variolation, Verabreichung von Pustelflüssigkeit unter die Haut, praktiziert."*[11]

Die Inokulation beschreibt indes einen Vorgänger der Vaccination, bei welcher der nicht abgeschwächte Krankheitserreger von einem erkrankten Individuum „abgeimpft", und auf den gesunden Impfling übertragen wurde. Dieses Prinzip war bereits lange Zeit vor Jenner, beispielsweise in China oder in der Türkei bekannt: Bereits 1720 wurde das Wissen über die „Inoculierung" oder (neuer) „Variolation" von dort nach England gebracht, fand jedoch nur im kleinen Kreise Beachtung. Nachdem Jenner 1796 mit seinen Kuhpockenerregern eine abgeschwächte Form der Menschenpocken fand, löste diese Methode die Variolation ab.

Die Gefahr einer potenziell tödlich verlaufenden Infektion war somit nicht mehr gegeben, ebenso wenig wie die Gefahr einer epidemischen Ausbreitung des Erregers nach Impfung.

Jenners Entdeckung bestand darin, nicht den Pockenerreger selbst zu verwenden, sondern einen seiner „Verwandten", welcher gewissermaßen abgedämpft war. Aus dem lateinischen Begriff für abdämpfen („attenuare")

---

11 Darai, Handermann, Sonntag, Tidona, Zöller: Lexikon der Infektionskrankheiten des Menschen, 3. Auflage. Heidelberg: Springer Verlag 2009, S. 871

leitet sich die heutige Bezeichnung „attenuierter" Impfstoff ab. Es ist ein abgeschwächter Impfstoff, dessen pathogene Potenz gemindert ist. Diese Minderung erreicht man heutzutage nicht mehr indem man sich weniger potente „Verwandte" des Erregers sucht, sondern indem man den Erreger künstlich unter Laborbedingungen abschwächt. Auch der zur Ausrottung der Pocken eingesetzte Lebendimpfstoff ACAM2000 enthielt *attenuierte* Pockenerreger.

Dieses Prinzip macht man sich bei Lebendimpfungen noch heute zunutze, es kann daher als wegweisend betrachtet werden. Der Vorteil von Lebendimpfungen gegenüber Totimpfungen, ist wie eingangs erwähnt, ein lebenslanger Schutz vor dem Erreger. Dies scheint allerdings nicht für die Pockenimpfung zu gelten. Wie sich erst im Laufe der Zeit herausstellen sollte, reichte eine einmalige Impfung nicht, um den Körper dauerhaft zu schützen. Daher mussten im Verlauf immer wieder „Nachimpfungen" vorgenommen werden, die der Glaubwürdigkeit der Impfärzte nicht gerade in die Hände spielten.

Heute wird der Impfstatus anhand des Impftiters bestimmt. Er gibt Aufschluss darüber, wie viel Flüssigkeitsvolumen auf Grund eines in ihm gelösten Stoffes noch biologisch wirksam ist. So kann bestimmt werden, welche Menge an Impfstoff in einer definierten Menge Blut noch vorhanden ist – ist der Wert (Titer) zu niedrig, besteht kein Impfschutz. Natürlich stand diese Bestimmungsmethode zu Zeiten Jenners nicht zur Verfügung, weshalb man auf Nachkontrollen des Impflings durch den Impfarzt angewiesen war. Dieser sollte dann ein Ansprechen auf die Impfung, oder ein Impfversagen feststellen. Diese Kontrolle war sicherlich subjektiv und auch von der Erfahrung des Arztes abhängig. Insofern konnte nur mit großen Abstrichen eine Aussage über einen erfolgreichen Pockenschutz getroffen werden. Auch die Dauer der Schutzwirkung musste großen Schwankungen unterlegen haben, da das Impfserum nicht standardisiert war. Die Menge und Qualität des Kuhpockenerregers konnte also variieren und daher eine unterschiedlich starke Immunreaktion provozieren. Überlegungen über eine mögliche Quantifizierung des erworbenen Schutzes gab es vermutlich noch nicht, eine quantitative (Titer-) Bestimmung war frühestens ab 1948, nach erstmaliger Beschreibung der Antikörper durch die schwedische Immunologin Astrid Fagraeus möglich.

Während die 1960 eingesetzten Impfstoffe[12] allerdings standardisierte und kontrollierte Voraussetzungen erfüllen mussten, unterlag die

12 1960 wurde in der DDR (1962 in Westdeutschland) die Polio Schluckimpfung eingeführt. Marc Lazer beschäftigt sich in seiner Dissertation mit dem Prozess,

Impfstoffgewinnung vor Entwicklung der heutigen labortechnischen Prüfungsmöglichkeiten keinen Standards, keiner Qualitätskontrolle und insbesondere keinem Wirksamkeitsnachweis. So schrieb Edward Jenner selbst in seiner Publikation über die Ursachen und Wirkungen der Kuhpocken im Jahr 1798 von einem befreundeten Impfarzt:

> *„Ein angesehener, nunmehr verstorbener Arzt, der vor vielen Jahren in der Nachbarschaft inokulierte, pflegte meist die zur Impfung bestimmte Materie auf Leinwand oder Baumwolle aufzubewahren. In diesem feuchten Zustande wurde sie in einem wohlverschlossenen Fläschchen in der Tasche getragen was sicherlich dazu beitrug, die Entwicklung der Fäulnis zu beschleunigen. Derart vorbereitet, wurde der Stoff (häufig erst nach mehreren Tagen von den Pusteln abgenommen) an den Armen der Patienten inseriert und bewirkte eine Entzündung an den Impfstellen, Schwellungen der Achseldrüsen, Fieber und Ausschläge. Aber welcher Art war diese Krankheit? **Blattern waren es gewiß nicht!**"*[13]

Daraus geht hervor, dass sich bereits Jenner der Notwendigkeit gewisser „Impfregeln" bewusst war, sich deren Einführung jedoch ohne die genaue

---

der zur Einführung der Polioimpfung in Deutschland führte. Diese stand unter dem Vorzeichen des „Cutter-Unglücks", welches sich im April 1955 in den USA ereignet hatte, und zu Lähmungserscheinungen bis hin zum Tod bei 215 der mit dem Polioimpfstoff geimpften Kindern geführt hatte. Ursächlich war eine nicht ausreichende Deaktivierung des Polioerregers bei bestimmten Chargen des Impfstoffes aus dem Bestand der Cutter-Laboratorien. Das Unglück erschütterte das Vertrauen der amerikanischen Bevölkerung in die Impfung, und führte auch in Deutschland zu besonderen Vorsichtsmaßnahmen: Nachdem Zweifel an der Wirksamkeit und der Unbedenklichkeit des durch die Behring-Werke in Marburg produzierten Impfstoffes aufgekommen waren, sperrte der hessische Innenminister im Mai 1955 dessen Verbreitung. Es folgten diverse neue Prüfungsvorschriften und die Einsetzung des Paul-Ehrlich-Institutes als zwingende Kontrollinstanz ab dem Jahr 1959. Dieser Prozess kann als prägend für die Zulassungs- und Prüfungsverfahren darauffolgender Impfstoffgenerationen gelten, mahnte das Cutter-Unglück doch zu mehr Vorsicht und strengeren Kontrollen bei der Herstellung von Impfstoffen.
Vgl.: Lazer, Marc: Zur Geschichte der Polio-Schutzimpfung mit besonderer Berücksichtigung der Behring-Werke. Marburg: Inaugural-Dissertation an der Arbeitsstelle für Geschichte der Medizin, 2013

13 Jenner, Edward: Doktors der Medizin, der Königl. Gesellschaft der Wissenschaften usw. Untersuchungen über die Ursachen und Wirkungen der Kuhpocken (1798), übersetzt und eingeleitet von Viktor Fossel. In: Klassiker der Medizin. Hg. von Sudhoff, Karl. Leipzig: Verlag von Johann Ambrosius Barth 1911, S. 40, [Hervorhebung M.P.]

Beurteilbarkeit des Wirkmechanismus schwierig gestaltete. Schlussendlich konnten nur Mutmaßungen angestellt werden, wie eine Impfung am „sinnvollsten" und erfolgversprechendsten durchzuführen sei. Dass Impfungen von Impfarzt zu Impfarzt verschieden durchgeführt wurden, zeigt obiger Ausschnitt genauso wie die Tatsache, dass man von einer Standardisierung oder einem tieferen Verständnis der Materie weit entfernt war. Vielmehr wurde von einer gewissen Beobachtung – nämlich der niedrigeren Pockeninzidenz bei Melkerinnen, die zuvor eine Kuhpockenimpfung durchlebt hatten – auf einen mutmaßlichen Zusammenhang geschlossen, der dann die Grundlage für eine mehr oder weniger empirische Behandlung bildete. Es handelte sich demnach um empirische, nicht aber um experimentell gesicherte Befunde.

Verglichen mit heutigen Standards bei der Arzneimittelentwicklung befand man sich damals also noch in einem sehr frühen Forschungsstadium. Jedoch war schon damals die Skepsis in der Bevölkerung und auch in Teilen der Ärzteschaft hoch. Eine umfassende Auseinandersetzung mit den impfkritischen Strömungen zu dieser Zeit findet sich in Kapitel 7.

Impfkritiker haben heutzutage Schwierigkeiten, ihren Standpunkt wissenschaftlich evident zu belegen, da es zahlreiche Studien zum Wirksamkeitsnachweis der Impfung gibt. Zudem können Testverfahren unter standardisierten und reproduzierbaren Rahmenbedingungen durchgeführt werden – die Beweislage ist dadurch sehr gut. Möglichkeiten wie diese, Impfkritiker durch reproduzierbare Versuchsreihen zu überzeugen, bestanden zu Zeiten Jenners nicht.

Impfärzte bemühten sich gerade deswegen um Standardisierung und Vertrauensgewinn. So wurden unter anderem Kontrolluntersuchungen bei Impflingen eingeführt, Impfinstitute gegründet und Impfärzte zertifiziert. So versuchte man, die Akzeptanz in der Bevölkerung zu steigern, den Kritikern den Wind aus den Segeln zu nehmen, und das empirisch gewonnene Verfahren abzusichern.

2.2) Pockenimpfung im 19. und frühen 20. Jahrhundert

2.2.1) Der Impfstoff und seine Gewinnung

Jenner stellte fest, dass eine Häufung der Pockenerkrankung bei Kühen besonders dann auftrat, wenn die Melkerinnen zuvor mit der Hufpflege hufkranker Pferde betraut gewesen waren. Anscheinend teilten sich Knechte und Mägde in der von ihm untersuchten Region ihre Aufgaben: *„In dieser Molkerei-Gegend wird eine große Zahl von Kühen gehalten und das Melken unterschiedslos von Knechten und Mägden verrichtet."*[14] Durch mangelnde Hygiene habe eine Übertragung der „Pockenlymphe" vom Huf des Pferdes an die Euter der Kuh stattgefunden, die dann zur Erkrankung führte. Dies sei besonders bei feuchter Witterung zu beobachten gewesen, wenn die Pferde auf „regennassem Boden" standen. Von den infizierten Eutern der Kuh sei das „Kontagium" dann auf die Magd übergegangen, was zu einer Erkrankung geführt habe:

> *„Die Aktionskraft des an den Pferdehufen haftenden Virus entfaltet am meisten seine Steigerung, nachdem es auf die Euter der Kühe übergegangen ist; sowie es selten vorkommt, daß Pferde ihre Wärter mit Geschwüren anstecken, ist es auch selten der Fall, daß eine Milchmagd, wenn sie infizierte Kühe melkt, dem Kontagium entgeht."*[15]

Die Impflymphe sei am besten zu Beginn der Erkrankung aus den beinahe eitrigen Kuheutern zu extrahieren. Jenner schrieb ihr zu diesem Zeitpunkt die potenteste und wirkungsvollste Qualität zu, wie obiges Zitat verdeutlicht.

Dies erklärt aus heutiger Sicht auch, wieso die Kuhpocken nicht direkt von den Pferdehufen auf die Magd übergegangen sind: Zwar befand sich der Erreger offensichtlich an den Pferdehufen und die Mägde gerieten mit ihm in Kontakt. Jedoch diente das Pferd, respektive dessen Huf lediglich als Vektor, also als Überträger des Erregers. Eine Vermehrung der Kuhpocken (also eine Erhöhung der Keimzahl) konnte nur auf der Kuh selbst stattfinden. Tatsächlich befiel der Erreger lange Zeit ausschließlich Rinder, bis

---

14 Ebd, S. 13
15 Ebd, S. 36; [Anmerkung: Jenner konnte Ende des 18. Jahrhunderts den Begriff „Virus", wie er heute verwendet wird, noch nicht gekannt haben, da dessen Erforschung erst Ende des 19. Jahrhunderts begann. Dennoch schrieb Jenner in seinem Originalwerk über die Pocken 1798 wörtlich von *„Virus"*. Vermutlich verwendete er diesen Begriff jedoch in seiner ursprünglichen etymologischen Bedeutung, beschrieb also ein „Gift". Bei der deutschen Übersetzung durch Fossel von 1911 handelt es sich entweder um eine Nostrifikation des Begriffs, oder um eine Verwendung unter dem Gesichtspunkt der zu diesem Zeitpunkt bereits erfolgten Erforschung der „Viren".]

er sein Spektrum auch auf andere Säugetiere ausweitete. Schien die Keimzahl an den Pferdehufen noch zu gering zu sein, um eine Infektion bei
den Melkerinnen hervorzurufen, so konnte sich dieser auf den Eutern der
Kuh (seines Zielwirtes) vermehren und dadurch bei anhaltender Exposition
auch beim Menschen eine Infektion hervorrufen. Nicht umsonst wurde zur
Gewinnung der „Impflymphe" stets eine Kuh verwendet, da sie das ideale
Erregerreservoir darstellte.

Einen detaillierten Überblick über die Probleme bei der Herstellung,
Beschaffung und Aufbewahrung der Impflymphe gibt der Ratgeber des
Arztes Constantin Frad von Fradeneck „Ueber das Vorkommen von Kuh-
pocken an Kühen und die Benützung des originären Kuhpockenstoffes zur
Schutzimpfung" aus dem Jahr 1841. Im Vorwort schreibt dieser,

> „[...] dass nicht sowohl einzelne Ärzte und gelehrte Kooperationen, sondern auch
> die um das physische Wohl ihrer Bürger besorgten Staaten [...] der Schutzimp-
> fung [...] mehr Aufmerksamkeit zuwendeten, als zuvor, nachdem sich der anfäng-
> liche Enthusiasmus über die segensreiche Erfindung Jenners gelegt hatte, und die
> Ausführung der hierauf beruhenden von den weisen und väterlichen Staatsregie-
> rungen angeordneten, Vorsichtsmaßregeln hie und da zum handwerksmäßigen
> und gedankenlosen Schlendrian herabgesunken war."[16]

Aus diesem Zitat ist abzuleiten, dass einige Zeit nach dem Erlass diverser
Gesetze zur Durchführung der Schutzimpfung diese nicht mehr allzu genau
eingehalten wurden. Auch auf Grund dessen sah sich Fradeneck veranlasst,
einen allgemeingültigen Leitfaden zu erstellen. Da der Impfstoff nach wie
vor umständlich aus England bezogen werden müsse, sei es wichtig, hei-
mische Bauern zu schulen, an Pocken erkrankte Rinder zu erkennen und
zu melden, gegebenenfalls auch mit Prämien auszuzeichnen: „Der Weg,
den man [...] einschlug, war ein doppelter, da man sich entweder bemühte
originären Impfstoff vom Orte seiner Entstehung, nämlich aus England,
zu beziehen, oder aber den auf heimischen Boden selbst vorkommenden
zu benutzen."[17] Probleme in der Beschaffung sah er insbesondere in dem
komplizierten Vertriebsweg über England:

---

16 Frad von Fradeneck, Constantin Albert: Über das Vorkommen von Kuhpocken
an Kühen und die Benützung des originären Kuhpockenstoffes zur Schutzimpfung. Zum Gebrauche und zur Belehrung von Impfärzten und Desonomen.
Klagenfurt: Ferdinand Edlem von Kleinmayr Verlag 1841, Vorwort S. 5
17 Ebd.

28

> „[...] dass einerseits der Bezug der Vaccinlymphe aus England mit vielen
> Umständlichkeiten verbunden ist, und häufig den Erwartungen nicht entspricht,
> andererseits aber originäre Kuhpocken im Heimatlande, wenn sie auch keines-
> wegs so selten vorkommen, als man gewöhnlich zu glauben geneigt ist, aus
> Unachtsamkeit, Unkenntnis, falschen Meinungen und Vorurteilen verschiedens-
> ter Art größtenteils unbekannt bleiben, oder viel zu spät angezeigt werden, um sie
> näher beurteilen oder zu Impfversuchen benützen zu können."[18]

Der Impfstoff sollte „zur gehörigen Zeit aus der Pustel genommen werde,
dann nämlich, wenn sich das Bläschen mit durchsichtiger, wasserheller und
dünnflüssiger Lymphe gefüllt hat"[19]. Bezüglich der Aufbewahrung des Impfstoffes stellt Fradeneck fest, „daß Impflymphe durch Licht, Luft, Wärme,
Electricität, Säuren, Metalle u. f. w. in längerer oder kürzerer Zeit unwirk-
sam und zersetzt werde. Dieses Verhalten des Vaccinstoffes aber gibt uns
zugleich den Fingerzeig, auf was wir bei dessen Aufsammlung und Aufbewahrung vorzüglich Rücksicht zu nehmen haben."[20] Eine Aufbewahrung
auf Metall, Baumwolle oder Badeschwämmen bringe den Nachteil mit sich,
dass die Wirksamkeit der an Luft getrockneten Impflymphe abnehme und
diese nicht mehr in flüssiger Form vorläge. Die Aufbewahrung in flüssiger
Form sei der getrockneten in jedem Falle vorzuziehen. Für diese haben sich
Fradenecks Meinung nach zwei Methoden als geeignet erwiesen:

> „Die erste davon besteht in der Anwendung von Glasthiolen nach Röhrer[21], die
> zweite, der ich den Vorzug gebe, in jener von spindelförmigen oder bauchigen
> Haarröhrchen nach Bretoneau's und Bremer's verbesserter Methode."[22]

Bei Dr. Bremer handelt es sich eventuell um einen Berlin Impfarzt und Regie-
rungsangestellten, der besagte Glasthiolen aus Frankreich importierte und
Sie in einem Gutachten auch seinen Kollegen in Berlin empfahl[23].

Es eigne sich eine vier Zoll lange Glasthiole, die nach Befüllung mit der Impflymphe erhitzt, und dadurch vakuumiert werde. Eine Aufbewahrung größerer
Mengen wäre theoretisch mittels Aufbewahrung in entsprechend größeren

18 Ebd.
19 Ebd, S. 31
20 Ebd, S. 34
21 Österreichischer Impfarzt
22 Ebd, S. 36
23 R.S. Augustin: Die Königlich Preußische Medicinalverfassung, vierter Band, ent-
   haltend die Medicinalverordnungen von 1823 bis 1827. Potsdam: Karl Christian
   Horvath Verlag 1828, S. 736

Thiolen möglich gewesen. In der Praxis dürfte dies jedoch an den limitierten Fertigungsmöglichkeiten sowie mangelnder Praktikabilität gescheitert sein. Es ist davon auszugehen, dass ein Impfarzt stets mehrere Glasthiolen bei sich trug und auch der Versand aus England in diesen erfolgte. Um eine möglichst einfache Erhitzung (Vakuumierung) der Ampullen zu ermöglichen, musste das Glas der Thiole möglichst dünnwandig sein. Dies musste zwangsläufig zu einer geringeren Bruchfestigkeit und damit geminderten Transportfähigkeit geführt haben. Größere Gefäße hätten diese Problematik weiter verstärkt.

Ein großes Problem bei Impfstoffgewinnung war die Gefahr der Übertragung fremder Krankheitserreger von Mensch oder Tier auf Mensch. Fradeneck warnt in seinem Ratgeber nur vor der Gewinnung von Pockenlymphe aus ungeeigneten Pocken:

„variolae vaccinae miliares, secundariae, bullosae, siliquosae, tuber culosae, verrucosae, albae, succinicae, rubrae, caeruleae, nigrae, psoricae, herpeticae, phagadaenicae, furunculosae, atrophicae et symptomaticae [sind] zur Weiterimpfung nicht geeignet"[24]

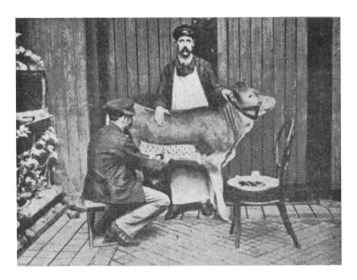

Abbildung 2: Gewinnung von Impflymphe aus der Bauchhaut eines Kalbes.

---

24 Frad von Fradeneck, Constantin Albert: Über das Vorkommen von Kuhpocken an Kühen und die Benützung des originären Kuhpockenstoffes zur Schutzimpfung. Zum Gebrauche und zur Belehrung von Impfärzten und Desonomen. Klagenfurt: Ferdinand Edlem von Kleinmayr Verlag 1841, S. 30

Die Möglichkeit einer Übertragung weiterer Erreger vom Tier oder Mensch auf den Impfling schien jedoch nicht geläufig zu sein.

Fradeneck bemühte sich in seinem Ratgeber also bereits 1841, Leitlinien für Impfärzte zu erstellen. Weitere 70 Jahre später beschreibt Martin Kirchner in seiner Schrift „Schutzpockenimpfung und Impfgesetz – unter Benutzung amtlicher Quellen" im Jahr 1911 den Prozess der Impfstoffgewinnung folgendermaßen:

„Der Impfstoff wird in folgender Weise gewonnen: Junge Rinder oder Kälber, nicht unter 14 Tagen, werden zunächst in den Beobachtungsstall gebracht und hier einige Tage durch den Impfarzt der Anstalt auf ihren Gesundheitszustand beobachtet. Tiere, die erhöhte Temperatur, Durchfall, Husten, oder sonstige Krankheitserscheinungen zeigen [...] werden nicht zur Impfung verwendet. Bei den gesunden Tieren wird die Bauchhaut rasiert, und dann in der Weise geimpft, dass in lange, parallel verlaufende, 1 cm voneinander entfernte Schnitte, die möglichst nicht bluten sollen, Lymphe eingetragen wird. Die Lymphe wird nach Verlauf von durchschnittlich 4 Tagen abgenommen, wenn die in den Impfschnitten entstandenen Kuhpocken auf der Höhe der Entwicklung sind."[25]

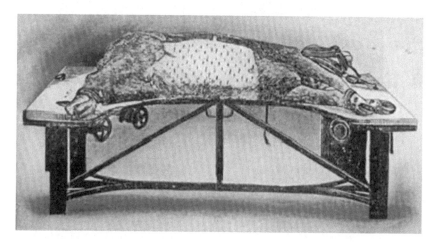

Abbildung 3: Einbringung des Impfstoffes auf die Haut eines Kalbes.

---

25 Kirchner, Martin: Schutzpockenimpfung und Impfgesetz. Berlin: 1911, S. 43

Es zeigt sich allerdings, dass eine gewisse Standardisierung, wie sie zuvor auch schon Fradeneck gefordert hatte, Einzug gehalten hatte. Kirchner hob zudem hervor, dass die Gewinnung und Entnahme des Impfstoffes unter einem Höchstmaß an Hygiene und Sorgfalt durchzuführen sei. Behauptungen der Impfgegner, die Impfung sei unhygienisch, würden von ihm daher „*als völlig unberechtigt und in schärfster Weise zurückgewiesen werden.*"[26]

1912 erschien von der „National-Antivaccination-League" in London eine Fotoserie, die die Gewinnung des Impfstoffes zu dieser Zeit dokumentierte. Der Impfgegnerische Arzt Max Böhm aus Friedrichsroda kommentiert wie folgt:

> „*Aus den angestochenen Blattern eines geimpften Kindes [...] wird die aussickernde Flüssigkeit entnommen. Diese wird alsdann (bei passender Gelegenheit) auf eine Impflanzette getan und auf dem Bauche eines Kalbes [...] lange, seichte Schnitte gemacht. Nach vier Tagen etwa ist die ganze Bauchfläche des Tieres, besonders aber die Schnittränder hochgradig entzündet und mit entzündlicher Ausschwitzung getränkt. Nunmehr wird mit einem scharfen Löffel die Bauchhöhle des gefesselten Tieres abgekratzt. [...] Dieses abgekratzte Zeug ist der Grundbestandteil der ‚Schutzpockenlymphe'*"[27]

Ähnlich verhielt es sich bei der Gewinnung des Diphterieserums nach Behring. Dieser verwendete jedoch keine Kühe, die ja für die Gewinnung des Kuhpockenerregers unentbehrlich waren, sondern Pferde. Ferner war es auch nicht notwendig, die „Pockenlymphe" vom Bauch des Tieres abzukratzen. Die Gewinnung erfolgte mittels Blutentnahme aus einem großen Gefäß:

---

26 Ebd.

27 Wegener, Hugo: Impffriedhof. Was das Volk, die Sachverständigen und die Regierungen vom „Segen der Impfung" wissen. Erster Band mit mehr als 36000 Impfschäden und 139 Abbildungen. Frankfurt a.M. – Offenbach a.M.: Verlag von Frau Luise Wegener 1912, S. 321 ff, [Hervorhebung M.P.]

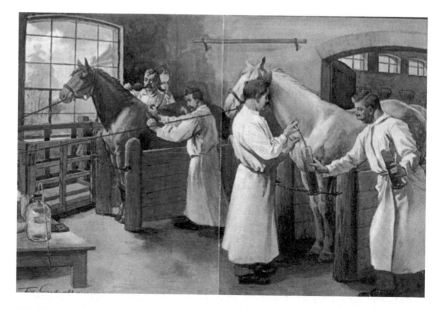

Abbildung 4: Gewinnung des Diphtherieserums nach Behring (im Vordergrund)

Die Gefahr durch Verunreinigung der Implymphe rückte nicht erst mit Hugo Wegeners „Impffriedhof" (1912) und „Segen der Impfung" (1911) in den Fokus der Impfgegnerschaft. Diese kritisierte nicht zu Unrecht, dass bei der Entnahme von Impflymphe von Tier oder Mensch auch andere Infektionskrankheiten auf den vormals gesunden Impfling übertragen werden können und so die Verbreitung von Seuchen gefördert würde. Aus heutiger Sicht war eine Infektion mit Krankheiten wie Hepatitis, Maul- und Klauenseuche und weiteren Zoonosen durchaus möglich. Zwar wurde durch gesetzliche Vorschriften der Hygiene bei der Impfung und der Aufbewahrung Sorge getragen, allerdings änderte das nichts an der Kontagiosität der Impflymphe.

2.2.2) Die Impfinstrumente

Die Impfinstrumente unterlagen im Laufe der Zeit einem stetigen Wandel. Sie wurden benötigt, um die Impflymphe, die zuvor auf unterschiedlichste Weise gewonnen worden war, in den „Impfling" einzubringen. Dazu war es nötig, die Haut zu eröffnen und den Impfstoff mit dem Blut in Kontakt zu bringen. Durch die kleinsten Blutgefäße des Unterhautgewebes wurde dieser dann mit dem Blutfluss abtransportiert und in den Lymphknoten aus dem Blut gefiltert. In diesen fand die immunologische Reaktion und Konditionierung statt.

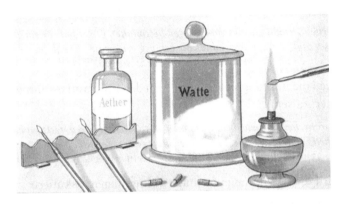

Abbildung 5: Skalpelle, Bunsenbrenner und Impfbesteck. Watte zum Betupfen der Wunde.

Zum Setzen der Hautschnitte wurde ein scharfes Skalpell benötigt, welches zuvor mittels eines kleinen Bunsenbrenners erhitzt worden war. Da die Skalpelle mehrmals verwendet wurden, bestand immer die Gefahr, Keime von einem auf den anderen Impfling zu übertragen. Das Erhitzen diente der Abtötung dieser Keime. War der Hautschnitt gesetzt, wurde aus einer Impfampulle die Impflymphe entnommen und in die Wunde eingebracht. Nach dieser sogenannten „Einimpfung" wurde Watte auf die Wunde gelegt, um die Blutung zu stoppen. Die Watte wurde durch einen möglichst festen Verband fixiert, um Impflymphe und Haut (deren eröffnete Kapillaren) in möglichst engen Kontakt zu bringen. Von dieser Praxis wurde mit der Zeit allerdings abgesehen, da ein reines Antrocknen der verwundeten Haut als ausreichend empfunden wurde. Neben dem eigentlichen Impfstoff in einer Impfampulle wurden also nur Skalpell, Watte, Bunsenbrenner und Verband benötigt, um die Impfung durchzuführen.

2.2.3) Durchführung der Impfung

Das Reichsimpfgesetz von 1874 definierte zwar die Rahmenbedingungen einer Impfung, schrieb aber keine klaren Kriterien zur eigentlichen Durchführung der Impfung vor. Lediglich in einem Unterpunkt einer Anlage des Gesetzes ist die „Technik des Impfens" auf drei Seiten aufgeführt. Diese enthält Vorschriften unter anderem zur Lokalität:

> *„Der Orts-Vorstand etc. des zum Impfen bestimmten Ortes hat für ein geräumiges, helles und in der rauen Jahreszeit gehörig erwärmtes Lokal zur Vornahme der Impfungen und Vorstellung der Impflinge zu sorgen."*[28]

Auch schien die Impfung von Arm zu Arm derer mit aufbewahrter Lymphe vorzuziehen zu sein:

> *„In Haaröhrchen aufbewahrte reine oder mit Glycerin bereitete Lymphe sowie getrockneter Impfstoff ist bei bisher ungeimpft gewesenen Kindern nur dann anzuwenden, wenn die Impfung von Arm zu Arm nicht ermöglicht werden konnte."*[29]

Ferner wird die Abimpfung von anderen Impflingen diskutiert:

> *„Bei Mangel an Impfstoff sind die Impfärzte ermächtigt, um von geimpften Kindern Impfstoff zu erlangen, eine Vergütung bis zu 3 M. gegen Ersatz aus der Amtskasse auszuzahlen."*[30]

Um eine vollständige Durchimpfung der Bevölkerung zu erreichen, war es in Ausnahmefällen also auch erlaubt, Impfstoff von bereits geimpften Kindern zu erlangen. Dies ist in mehrerlei Hinsicht problematisch, da einerseits die Verbreitung von anderen Krankheitserregern gefördert wurde, andererseits das abgeimpfte Kind wiederholt dem „chirurgischen Eingriff" ausgesetzt wurde. Über die eigentliche Technik ist im Gesetzestext jedoch wenig zu lesen. Folgende Ausführungen beziehen sich daher auf das Kapitel 6: „Das Einimpfen der Kuhpocken" im „Lehrbuch der Chirurgie" von Carl Emmert von der Universität Bern, erschienen 1859.

Prinzipiell böten sich zwei Möglichkeiten an, den Impfstoff in den Körper des Impflings einzubringen. Einmal durch Abimpfung von einem anderen Pockenkranken, vorzugsweise einem Familienmitglied. Oder aber durch

---

28 Reichsimpfgesetz von 1874, Anlage IV, Die Technik des Impfens
29 Ebd.
30 Ebd.

Einbringung von aus Kühen gewonnener Pockenlymphe. Bei ersterer Option sei zu beachten, dass der Impfstoff bei vielfältiger Übertragung an Wirkkraft verliere, sodass entsprechend Geimpfte eventuell unmittelbar revakziniert werden müssen. Zum Thema der Gewinnung und Aufbewahrung stimmt er mit Fradeneck (Kapitel 2.2.1) überein:

> *„Den Stoff gewinnt man aus Pusteln, welche vollkommen ausgebildet und noch mit klarer Lymphe gefüllt sind, auf verschiedene Weise, je nachdem derselbe flüssig oder trocken aufbewahrt werden soll. – Die Aufbewahrung in flüssiger Form ist vorteilhafter, da trockener Impfstoff eher seine Wirksamkeit verliert. Dazu nimmt man am besten kleine Glasthiolen [...]"*[31]

Zur Durchführung der eigentlichen Impfung beim Kind schreibt Emmert: *„Das Kind wird mit entblößten Oberarmen in die Nähe der Kuh oder des Menschen gebracht, wovon der Stoff genommen werden soll, und von einer Person auf dem Schoße gehalten."*[32]

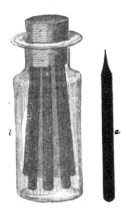

Abbildung 6: Impflanzette um 1859.

Zur Entnahme aus Tier oder Mensch sei ein Einstich in die Pockenpustel vorzunehmen, wodurch die Pockenlymphe aus der Pustel heraustropfe. Diese sei dann auf die Impflanzette (siehe Abbildung) aufzubringen. Dann wende sich der Impfarzt dem Impfling zu, spanne dessen Haut am Oberarm,

---

31 Emmert, Carl: Lehrbuch der Allgemeinen Chirurgie. 2. Auflage. Stuttgart: Verlag von Rud. Dann. 1859, S. 2S. 246
32 Ebd. S. 247

indem er diesen von hinten umfasse, und setze mit der Lanzette drei kleine Schnitte über dem Ansatz des Deltamuskels. Nach jedem Schnitt sei die Lanzette erneut mit Impflymphe zu bestücken. Bei Bedarf müsse zum Zwecke der Gewinnung auch eine weitere Pockenpustel angestochen werden. Die Prozedur sei dann am anderen Arm zu wiederholen. Wichtig sei es jedoch, dass die Wunden nicht bluten, sondern sich lediglich „rote Pünktchen"[33] bildeten.

Weiter verweist Emmert darauf, dass es auch anderes Impfbesteck gebe, welches sich zur Impfung eigne:

„Früher bediente man sich zum Impfen gewöhnlich der spanischen Lanzetten. Besondere Impflanzetten haben wir von Savigny, Rudtorffer, Husson, Güntz u. A. Von Husson gibt es eine einfache gestielte und eine doppelte gerinnte (aiguilles cannelées) Impflanzette. Bei der letzteren sind die Spitzen der Klinge sehr lang und schmal, pyramidenförmig, und eine Seitenfläche ist mit einer Rinne versehen. Güntz nennt sein Instrument Impffeder; es besteht aus einer zwischen zwei Blättern einer Reisfeder verschiebbaren Lanzette."[34]

Es schien noch keine Vereinheitlichung des Impfbesteckes stattgefunden zu haben, da sich mehrere Modelle auf dem Mark befanden. Im Endeffekt entsprach es der Vorliebe des Impfarztes, für welche Lanzette er sich entschied.

Für die Impfung eigneten sich gemäß Emmert mehrere Stellen am Körper, wobei sich der Oberarm schnell als die zweckmäßigste herauskristallisiert habe.

Zur Impfung mit nicht frisch gewonnener Impflymphe – also in Glasthiolen aufbewahrter Lymphe – schreibt Emmert Folgendes:

„Um den flüssigen Stoff aus den barometerartigen Thiolen zu erhalten, wird das zugeschmolzene oder zugelackte Ende abgebrochen, die freie Öffnung über ein Glasplättchen gehalten und das kolbenförmige Ende über einer Spirituslampe erwärmt. In Folge der Ausdehnung der im Kolben enthaltenen Luft wird die Lymphe ausgetrieben und kommt auf das Glasplättchen."[35]

Des Weiteren werde wie oben beschrieben verfahren.

Das Mindestalter für einen Impfling wurde auf drei Monate festgelegt, in Ausnahmefällen wurde von dieser Voraussetzung allerdings abgesehen. Dies

---

33 Ebd. S. 247
34 Ebd. S. 248
35 Ebd. S. 248

lag insbesondere dann vor, wenn das Kind bereits an den Pocken erkrankt war, es lag stets im Ermessen des Impfarztes. Sollten nach dem „Einstreichen" der Impflymphe in den Oberarm noch Reste übrig geblieben sein, war es verboten, diese wiederzuverwenden. Mit der Impfung erhielt der Impfling (bzw. sein Erziehungsberechtigter) eine Informationsbroschüre, wie er sich bis zum Termin der „Nachschau" zu verhalten hatte. Diese Broschüre enthielt 12 Paragraphen, welche den Verlauf der Impfung erklärten und wie man sich im Falle von Komplikationen zu verhalten habe. Gesetzlich vorgeschrieben war eine Nachschau durch den Impfarzt zwischen dem 6ten und 8ten Tag nach Impfung. Dabei sollte ein Ansprechen des Impflings auf den Impfstoff kontrolliert werden. Die Abfolge einer erfolgreichen Pockeninfektion äußerte sich laut Emmert wie folgt:

„Am ersten und zweiten Tage keine wesentlichen Veränderungen, die Impfstelle bei genauer Betrachtung etwas gerötet und angeschwollen. – Am dritten bis vierten Tage macht sich in der Mitte der nun deutlicher geröteten Impfstelle ein kleines hartes in der Haut sitzendes und dieselbe überragendes Knötchen bemerkbar. – Am fünften und sechsten Tage erscheint auf dem Knötchen eine flache weißliche Stelle, die auffällig an Umfang gewinnt und den Charakter eines Bläschens erhält, das in der Mitte vertieft ist; der rote Hof gewinnt an Umfang und Intensität. – Am siebenten und achten Tage bildet sich das Bläschen noch mehr aus, erreicht die Größe einer Linse, ist deutlich mit einer durchscheinenden Flüssigkeit gefüllt, die entzündliche Anschwellung im Umfange nimmt zu, sodass ein eigentlicher Wall entsteht, und es ist einige fieberhafte Aufregung vorhanden. – Am neunten und zehnten Tage erreichen die Entzündungssymptome ihr Maximum; es entsteht oft Anschwellung und Empfindlichkeit der Achseldrüsen, der Bläscheninhalt fängt an sich zu trüben und eine eitrige Beschaffenheit anzunehmen. – Am elften und zwölften Tage nehmen die Entzündungserscheinungen wieder ab, die Pockenblase verliert ihr volles gespanntes Aussehen und beginnt von der Mitte aus zu vertrocknen."[36]

Es existierte also eine äußerst detaillierte Vorstellung davon, wie eine erfolgreiche Impfung im Optimalfall zu verlaufen hatte. Der gesamte Prozess bis zur Verheilung dauerte rund zwei Wochen.

---

36 Ebd. S. 249f.

38

2.3) Impfungen als Ursache von Infektionskrankheiten und Tod

Infektionskrankheiten und Tod waren häufige Begleiterscheinungen der Impfung, auch wenn sich die Impfärzte tunlichst um eine hygienische und dem Stand der Wissenschaft entsprechende Durchführung bemühten. Dieser war jedoch vor und zu Zeiten des Reichsimpfgesetzes noch relativ rudimentär. 1841 nennt der Impfarzt Fradeneck die Pockenlymphe

> *„eine[n] eigentümlichen Anwendungsstoff [...], dessen primäre Entstehung, so wie überhaupt die so vieler Krankheiten, namentlich aber aller Contagionen, für uns nach dem jetzigen Standpunkte der Arzneiwissenschaft noch in ein großes Dunkel gehüllt ist."*[37]

In Ermangelung bakteriologischer Kenntnisse wurden Seuchen zu dieser Zeit Miasmen, also üblen Ausdünstungen zugeschrieben. Diese Theorie war 1841 noch weit verbreitet und unterlag nur einem langsamen Wandel, nachdem die beiden Mikrobiologen John Snow und Arthur Hill Hassall 1854 erstmalig Mikroorganismen für Choleraepidemien verantwortlich machten. Die Miasmentheorie hielt sich bis in die 1860er Jahre, bis auch unter anderem Robert Koch ähnliche Forschungsergebnisse wie Snow und Hassall präsentierte.

1868, sechs Jahre vor Erlass des Reichsimpfgesetzes schrieb der Regierungs- und Medizinalrat F. F. Keber in Virchows Archiv für pathologische Anatomie und Physiologie:

> *„Seit ich diesen Zellenprozess durch Autopsie kenne, ist mir die Pockenimpfung sowie die Infektion mit dem Gifte der Menschenpocken als eine Übertragung lebendiger organischer Gebilde von einem Körper auf den anderen erschienen."*[38]

Damit nähert er sich dem heutigen Wissensstand weiter an und zeigt bereits ein großes Maß an Verständnis für die physiologischen Abläufe bei einer

---

37 Frad von Fradeneck, Constantin Albert: Über das Vorkommen von Kuhpocken an Kühen und die Benützung des originären Kuhpockenstoffes zur Schutzimpfung. Zum Gebrauche und zur Belehrung von Impfärzten und Desonomen. Klagenfurt: Ferdinand Edlem von Kleinmayr Verlag 1841, S. 16
38 Keber, F.: Über die mikroskopischen Bestandtheile der Pocken-Lymphe. In: Archiv für pathologische Anatomie und Physiologie und für klinische Medicin (1886), S. 127

Pockeninfektion. 1873 entwickelte Camillo Golgi die nach ihm benannte Golgi-Färbung, mit der es erstmals möglich war, einzelne Zellbestandteile anzufärben.

Während die Medizinwissenschaft also auf dem Gebiet der Grundlagenforschung große Fortschritte erzielte, blieb auch die impfkritische Strömung in Deutschland nicht untätig. Schon seit Jenner regten sich kritische Stimmen zur Impfung. Ausgewählte Publikationen, die Komplikationen, Infektionen und Erkrankungen nach Impfungen behandeln, sind beispielsweise der „Bericht über den gegenwärtigen Zustand der Vaccination" von Emelin im Jahr 1840, in welchem dieser von größtenteils erfolgreichen Vakzinationen schreibt, aber zur Vorsicht anmahnt. Mit dem Erlass weiterer Impfgesetze in Deutschland hin zum Reichsimpfgesetz wurde auch der Widerstand der Impfgegner größer. Alleine der Titel des 1861 erschienenen Buches „*Die Schutzpocken-Impfung – völlig unnütz und Verderben bringend*" von Arthur Lutze zeigt, wie sich die Rhetorik langsam verschärfte. Nach Erlass des Reichsimpfgesetzes kam es zu massivem Widerstand verschiedenster Gruppierungen, die sich beispielsweise in Oidtmanns 1882 gegründeter Zeitschrift „Der Impfgegner" organisierten. Auf diese wird in Kapitel 4 detailliert eingegangen. Bereits 1881 hielt Adolf Vogt, Professor der Medizin, einen Vortrag zum Impfthema auf dem „Internationalen Congress der Impfgegner zu Cöln"[39]. Das Aufeinandertreffen verschiedener Schlüsselpersonen um 1900 befeuerte den Widerstand gegen das Medizinalwesen maßgeblich. Hier bildete sich in Hessen ein Zentrum der Impfgegnerschaft, welches gut vernetzt war und schnell reagierte. Sobald der Verdacht bestand, eine Impfung könnte für eine Erkrankung oder sogar den Tod verantwortlich sein, dauerte es nicht lange, bis diese den Fall aufgriff. Insbesondere der Dipl.Ing Hugo Wegener aus Frankfurt tat sich hierbei ab dem Jahr 1911 besonders hervor (Vgl. dazu Kapitel 4.2.7). Ein proaktives

---

39 Über die Gründer und Initiatoren des Kongresses lässt sich leider keine Information finden. Malte Thießen sieht in diesen und ähnlich benannten Kongressen in Berlin (1899) und Frankfurt (1911) jedoch mehr das Ziel einer Druckerhöhung auf deutsche Politiker. Auch sei den Kongressen absichtlich ein „internationaler" Anstrich gegeben worden, um eine größere Reichweite zu erzielen, wenngleich die Teilnehmer vornehmlich deutscher Herkunft zu sein schienen. Vgl. Thießen, Malte: Immunisierte Gesellschaft: Impfen in Deutschland im 19. und 20. Jahrhundert. Vandenhoeck & Ruprecht 2017, S. 37

Vorgehen gegen die Impfung war unter anderem durch den „Reichsverband deutscher Impfgegner" angeordnet worden. Dieser 1908 in Eisenach durch Dr. med. Bilfinger (Vgl. Kapitel 4.2.4) gegründete Verein schrieb in seinen Statuten, er empfehle:

> „(...) *impfgegnerische Postkarten mit Kernsprüchen gegen die Impfung und den Impfzwang, oder mit Bildern geschädigter Kinder (wie auf den Flugblättern). Auch solche mit Empfehlung des ,Impfgegners' und der besten impfgegnerischen Bücher und Literatur können viel zur Aufklärung und Aufrüttelung des Volkes beitragen.* "[40]

Postkarten und Flugblätter sollten an die eingebundenen Ortsvereine ausgehändigt und an Leser verteilt werden. Über Impfschäden wurde auf Grund dessen in weitreichendem Ausmaß berichtet.

Impfgegner und -befürworter bemühten sich nach aller Möglichkeit, die gegnerische Partei zu diffamieren. Hierbei sei wieder auf Diplomingenieur Hugo Wegener verwiesen, welcher sich immer wieder durch scharfe Rhetorik und beleidigende Beiträge im „Impfgegner" hervortat. Eine Reihe von Beispielen hierfür wird im Kapitel „Hugo Wegener" ausgeführt. Auf der Seite der Impfbefürworter herrschte ein gemäßigterer Ton als Wegener ihn anschlug. Naturgemäß konnten staatliche Institutionen nicht in einem ähnlich scharfen Ton antworten, wie es eine Privatperson könnte. Wenn es von staatlicher Seite zu einer Stellungnahme kam, las sich diese also eher wie folgt:

> „*Die Impfgegner bezeichnen alle Erkrankungen, von denen geimpfte Kinder befallen werden, auch wenn sie Wochen oder selbst Monate nach der Impfung eintraten, als Folge der Impfung. Sie führen z.B. Brechdurchfall, Diphtherie, Ekzem(...) als Impfschädigung an. Dies ist unberechtigt. Die von den Impfgegnern behaupteten Impfschäden lassen sich bei sorgfältiger Betrachtung stets als entweder erfunden, oder als ganz unabhängig von der Impfung nachweisen.* "[41]

Die Wahrheit lag wohl in der Mitte zwischen den beiden Behauptungen. Es ist kaum vorstellbar, dass es bei der technischen Durchführung der Impfung (siehe dazu Kapitel 2.2.3 und 3) nie zu Infektionen des Impflings gekommen

---

40 Anonym: Der Impfgegner-Kongreß in Eisenach. In: Der Impfgegner Nr. 9/10 (1908), S. 67

41 Impfstatistik des Berliner Innenministeriums in einem Brief an den Bürgermeister von Neukirchen (Hessen), Berlin 1912, S. 5, Hessisches Staatsarchiv Marburg

sein sollte. Auf der anderen Seite war es für die Impfgegner ein leichtes, jegliche Infektion oder Tod eines Kindes auf eine zuvor erfolgte Impfung zurückzuführen. Der Beweis des Gegenteils war schwierig durchzuführen, zumindest mit den damals begrenzten technischen Möglichkeiten. Fakt ist, dass jede Impfung einen Angriff auf das Immunsystem bedeutete und die Dosierungen der Impflymphe nicht einheitlich war.

Die typische Impfreaktion war den Impfärzten, wie oben beschrieben, bekannt. Kam es zu Abweichungen im Verlauf, gab es jedoch keinen definierten Algorithmus, der zu befolgen gewesen wäre.

Nebenwirkungen konnten aus heutiger Sicht prinzipiell aus zweierlei Gründen auftreten: Erstens, eine überschießende Impfreaktion: Der Pockenerreger war entweder nicht genügend abgeschwächt, oder der empfangende Organismus nicht kräftig genug, um des Erregers Herr zu werden. Zwar verlief die Infektion mit Kuhpocken per se weniger fulminant, was ja dem Prinzip der Vakzination entsprach. War der Organismus jedoch durch chronische Grunderkrankungen, Unterernährung oder andere Infektionskrankheiten geschwächt, konnte auch diese Infektion lebensbedrohliche Konsequenzen nach sich ziehen. Nicht umsonst waren entsprechende Patienten von einer Impfung zurückzustellen. Wie im Falle des Willi Butterloh (Kapitel 2.4) erkrankten Kinder jedoch teilweise nach der Infektion, ohne dass ein offensichtliches Verschulden vorlag. In solchen Fällen könnte beispielsweise eine unbekannte Grunderkrankung Auslöser für die Infektion gewesen sein. Wurde diese schon nicht erkannt, ist es leicht nachzuvollziehen, dass auch die Behandlung der dann erkrankten Kinder selten von Erfolg gekrönt war. Dem Arzt blieb folglich nur die Möglichkeit einer symptomatischen Therapie, die Überlebenschancen waren gering. Umso wichtiger war eine eingehende präventive Untersuchung des Kindes vor der Impfung, die im Sinne eine Leibesvisitation durchgeführt wurde. Selbstredend zeigen sich aber nicht alle Krankheiten an äußerlichen Merkmalen, sodass diese Form der Prävention zwar in die richtige Richtung ging, jedoch lückenhaft war.

Der zweite Grund für das Auftreten von Nebenwirkungen lag in einer einfachen Infektion des Impflings mit Erregern außerhalb des Pockenspektrums. Zwar bemühte man sich um Hygiene, alleine aber die Abimpfung von Arm zu Arm, die ja der Impfung mit vorher gesammelter Pockenlymphe vorzuziehen war, barg das Risiko einer Infektion mit weiteren

Krankheitserregern. Zu diesem Spektrum zählen prinzipiell alle Erreger von Infektionskrankheiten, speziell im Kindesalter aber Mumps, Masern, Röteln und Tetanus, beispielsweise bei Verwendung unsauberen Impfbesteckes. Im Reichsimpfgesetz 1874 sind im Anhang b.) („Instruktion für Impf-Ärzte") die Paragraphen zur ordnungsgemäßen Durchführung der Impfung verzeichnet. Viele dieser insgesamt 16 Paragraphen setzen sich mit der korrekten Aufbewahrung und Durchführung der Impfung auseinander. So zum Beispiel

> „§7: Die zur Impfung zu benutzende Lymphe muss vollkommen klar und durchsichtig und frei von Gerinnseln oder Blut sein.
> [...]
> §9: Niemals verabsäume der Impf-Arzt, bei aufzubewahrender Lymphe sich über ihre Abstammung und über den Tag ihrer Abnahme genaue schriftliche Angaben zu machen.[...]"[42]

Allerdings regelt nur ein Paragraph die sachgerechte Säuberung des Impfbesteckes nach Benutzung:

> „§14: [...] Bei Ausführung einer Mehrzahl von Impfungen habe man ein reines Leinentuch und ein Gefäß reinen lauen Wassers zur Hand und mache es sich zur Vorschrift, vor jeder Impfung das Instrument sorgfältig zu reinigen."[43]

Eine Reinigung des Instrumentes mit Leintuch und reinen lauen Wasser reichte sicherlich nicht, um Keime abzutöten. Dem Gesetzgeber und den Impfärzten ist hier allerdings kein Vorsatz vorzuwerfen. Der Anhang schildert penibel, wie eine Kontaminierung der Impflymphe bestmöglich zu vermeiden sei. Das Bestreben, die Impfung möglichst keimarm zu halten war also durchaus gegeben. Schlicht das Wissen über die sachgerechte Abtötung der Viren fehlte. Die Entdeckung des Pockenvirus erfolgte zudem erst schrittweise ab 1901. Sie war abhängig von den sich stets entwickelnden technischen Möglichkeiten und kann daher keinem genauen Datum zugeordnet werden.[44]

---

42 Reichsimpfgesetz vom 8.4.1874, Berlin: Kortkampf-Verlag 1876, S. 114
43 Ebd. S. 113
44 Wilkinson, L., The Development of the Virus Concept as Reflected in Corpora of Studies on Individual Pathogens. 5. Smallpox and the Evolution of Ideas on Acute (Viral) Infections. In: Medical History 23 (1979) 1–28, S. 15ff.

Wie bereits in Kapitel 2.2.3 beschrieben, wurden die zum Setzen des Hautschnittes mehrfach verwendeten Skalpelle spätestens ab 1918 durch Erhitzen desinfiziert (siehe Abbildung 5). Eine Desinfektion per Flamme tötet allerdings nur unter bestimmten (heute standardisierten) Bedingungen alle Keime ab und konnte daher ebenfalls nicht uneingeschränkt als steril gelten. Eine Behandlung etwaiger Infektionskrankheiten konnte im 19. Jahrhundert höchstens symptomatisch erfolgen, nicht aber kausal. Es scheint daher nicht verwunderlich, dass eine Infektion im Zuge einer Impfung häufig eine infauste Diagnose darstellte.

Ob beabsichtigt oder nicht, übten die Impfgegner durch ihre Präsenz Druck auf die Impfärzte aus und nötigten diese indirekt, ihre Methoden zu verbessern. Durch den stetigen Fingerzeig auf Impfschäden – unabhängig von deren Legitimation – könnten sie die Forschung im Medizinalwesen vorangetrieben und damit zu deren Entwicklung beigetragen haben. Zwar wurde Grundlagenforschung auch ohne Druck, nämlich aus rein wissenschaftlichem Interesse von Pasteur, Koch, Virchow und vielen weiteren betrieben. Jedoch wirkte sich dieser Druck auch auf den „einfachen" Impfarzt aus, der dadurch zum sauberen und gewissenhaften Arbeiten angehalten wurde, wohl wissend, dass ein Fehlverhalten schnell von der Impfgegnerschaft aufgegriffen werden könnte, auch wenn alleine schon der hippokratische Eid sie dazu verpflichtete.

2.4) Mediale Präsenz des Impfgegnerlagers

Teil der Strategie des Impfgegnerlagers war es, die breite Bevölkerung mit einfach verständlichen und wirkungsvollen Mitteln von der angeblichen Gefahr zu überzeugen, die von einer Impfung ausgehe. Eines der stärksten Medien war (ist) die bildliche Darstellung dieser Vorfälle. Hugo Wegener, dessen Bücher „Segen der Impfung", „Impffriedhof" und „Unerhört" im Kapitel 4.2.7 genauer behandelt werden, verstand es, diese fast ausschließlich mit Bildern zu füllen und dennoch oder gerade deswegen eine Art Schockwirkung zu provozieren.

Die Berichterstattung in seinen Büchern war keineswegs objektiv, und fast täglich wurde über neue Vorfälle berichtet. Einer dieser Fälle, welcher nationale Bekanntheit erlangte, ist der des Willy Butterloh aus Hannover. Er

wird unter anderem in der November/Dezember 1908 Ausgabe des „Impfgegner" aufgegriffen:

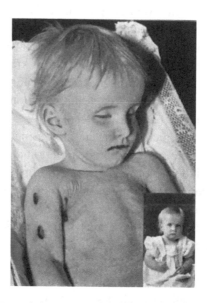

Abbildung 7: Willy Butterloh, Hannover, 1 dreiviertel Jahre alt am 21.09.1908
geimpft, am 18.10.1908 gestorben

*„Der vollständig gesunde Knabe war am 21. September [1908] in einem öffent-
lichen Termine geimpft worden. Kurz nach der Nachschau stellte sich eine hoch-
rote Entzündung des geimpften rechten Armes ein, sowie starkes Fieber (...). Der
Befund der Leiche zeigte ein pechschwarzes Aussehen des Mundes, sowie zwei
tiefe Operationswunden des rechten Armes und eine 6cm lange tiefe Wunde in
der rechten Achselhöhle. (...) Fast sämtliche hannoveranische Tageszeitungen
brachten Berichte über dieses arme Opfer des Impfwahnes."*[45]

Die Wunde in der Achselhöhle ist mutmaßlich mit einer chirurgischen Intervention im Verlauf der Infektion zu erklären: Wie bereits im vorigen Kapitel
erläutert, kam es im Zuge des Impfprozesses nach ca. 10 Tagen zu einer
starken Schwellung in der Achselhöhle („[...] *es entsteht oft Anschwellung*

45 Anonym: Abermals zwei Todesfälle infolge der Impfung. In: Der Impfgegner
Nr. 11/12 (1908), S. 91,92

und Empfindlichkeit der Achseldrüsen [...] ")⁴⁶. Diese ist entweder tatsächlich auf eine Schwellung der Achseldrüsen, oder aber auf eine Lymphknotenschwellung zurückzuführen. Eventuell wurde versucht, die Schwellung durch einen Hautschnitt in der Achselhöhle zu entlasten. In der Januar/Februar Ausgabe 1909 wurde der Fall erneut behandelt. Hugo Wegener nimmt ihn ebenfalls in sein Buch „Segen der Impfung"⁴⁷ (1911) auf, verwendet jedoch nur eine Fotografie. Dies ist allerdings nicht unüblich, da Wegener häufig nur mit Bildern arbeitete und auf Text verzichtete.

Butterloh war im Zuge einer Massenimpfung öffentlich geimpft worden. Bei diesen öffentlichen Impfveranstaltungen wurden an einem Impftag in kürzester Zeit viele Kinder geimpft, beispielsweise an einem öffentlichen Platz, oder in einem Klassenzimmer. Da andere Impflinge nicht erkrankten, liegt die Vermutung nahe, dass Butterloh entweder ein besonders schwaches Immunsystem hatte, oder bereits zuvor erkrankt war. In diesem Fall wäre die Impfung selbst nur für eine Verschlechterung des Krankheitszustandes verantwortlich gewesen. Andererseits ist auch eine Kontamination des chirurgischen Bestecks oder der Haut an der Impfstelle denkbar (durch mangelnde Desinfektion der Haut). Die Datenlage zu diesem Fall ist unklar, ähnlich wie die genaue Todesursache. Festzuhalten bleibt, dass der Fall von Seiten Wegeners zu einer Versinnbildlichung des Impfversagens verwendet wurde.

Bestand ein zeitlicher Zusammenhang zwischen Impfung und Ausbruch einer beliebigen Krankheit, war der Schuldige meist schnell gefunden. In Ermangelung genauer diagnostischer Methoden blieben Impfgegnern und Impfärzten nur Mutmaßungen, ob eine Verbindung zwischen Erkrankung und Impfung bestand. Beide Parteien bemühten sich die Fälle zu ihren Gunsten auszulegen. Zum Fall des Willy Butterloh äußert sich der Obermedizinalrat Martin Kirchner in seinem Buch „Schutzpockenimpfung und Impfgesetz". Eine eingehende Besprechung des Falles findet sich in Kapitel 4.2.7.1.

---

46 Emmert, Carl: Lehrbuch der Allgemeinen Chirurgie. 2. Auflage. Stuttgart: Verlag von Rud. Dann. 1859, S. 246
47 Wegener, Hugo: Der „Segen" der Impfung. Wenig von Vielem. Frankfurt am Main: Verlag von Frau Luise Wegener 1911, S. 3

Es bleibt unklar, inwieweit Berichte über Impfopfer tatsächlich von Anteilnahme zeugten oder vielmehr der Agenda der jeweiligen Publizisten dienen sollten.

Häufig sind in einschlägigen Werken statt Fotografien Zeichnungen zu finden. Dieser Umstand eröffnete die Möglichkeit verfälschender Einflussnahme:

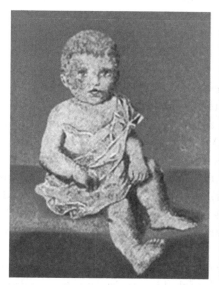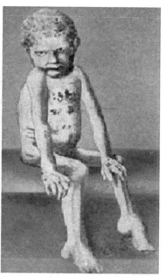

Abbildung 8: Johannes Pfänder vor und nach der Impfung

Im Falle des kleinen Johannes Pfänder ist in der Zeichnung „vor" der Impfung der Junge als hübsches, gesundes und fröhliches Kind dargestellt, während die Zeichnung „nach" der Impfung ein „fratzenhaft verzerrtes" Gesicht, Ausschläge an diversen Stellen, sowie Unterernährung zeigt.

Viele von Wegeners Veröffentlichungen waren jedoch nicht überprüfbar. Erschwerend kommt hinzu, dass Wegener öffentlich um Zusendung von Bildmaterial bat. Es ist davon auszugehen, dass er diese Zusendungen ungefiltert veröffentlichte, solange sie eine abschreckende Wirkung erzielten. Eine wissenschaftliche Überprüfung der Zusendungen fand höchstwahrscheinlich nicht statt, oft stammten diese von Lesern seiner Schriften selbst. Da Wegener häufig keinerlei Angaben zu Quellen, Authentizität oder näheren Hintergrund machte und zudem seine Arbeitsweise und Informationsgewinnung nicht offen legte, ist eine differenzierte Betrachtung dieser Veröffentlichungen sehr schwierig.

Eine Untersuchung von Wegeners Buch „Segen der Impfung" zeigte: Bei nur 10 von 30 Abbildungen waren Name und Anschrift des Impflings oder des zuständigen Arztes abgedruckt. Die restlichen 20 Abbildungen wurden mit Titeln wie „12jähriges Mädchen mit Schwellungen am Oberarm",oder „Impfschaden, gemeldet durch Dr. Bilfinger" abgehandelt. Bei der Masse an Fällen, die Wegener beispielsweise in seinem Werk „Impffriedhof [...] Erster Band mit **mehr als 36000 Impfschäden und 139 Abbildungen**" verwendete, schien eine seriöse Überprüfung ohnehin nahezu unmöglich. Hier liegt der Verdacht nahe, dass Wegener viele Bilder und insbesondere die utopisch anmutende Zahl von 36.000 Impfschäden für Propagandazwecke nutzte. Der Leser sollte mutmaßlich alleine schon durch die Zahl beeindruckt werden. Die vielen Abbildungen dienten als Medium besonderer Beweiskraft. Sie waren zudem greifbarer als Sätze oder Worte und konnten die Ausführungen des Autors visualisieren. Die Wende zum Bild ("pictorial turn") wurde von W.J.T. Mitchell 1992 erstmalig postuliert, und beabsichtigte beim Leser ein Denken in Bildern hervorzurufen. Wenn Wegener auch von dieser Theorie noch nichts gewusst haben konnte, war ihm sicherlich die „Schockwirkung" von Bildern entstellter Kinder bewusst. Er könnte damit ein Denken in Schockbildern beim empfänglichen Leser hervorgerufen haben. Vermutlich hat Wegener daher sehr emotional gehandelt und jedes Mittel, welches Impfungen zu diffamieren vermochte, war ihm recht. Dieser Eindruck entstand zumindest nach eingehender Recherche. Eine genaue Überprüfung dieser Vermutung ist aus oben genannten Gründen nicht möglich.

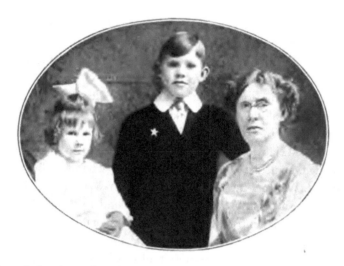

Abbildung 9: Lewis Freeborn Loyster.

Weitere Publikationen dieser Art fanden sich beispielsweise in Amerika, wo Chas. M. Higgins 1920 in Brooklyn das Buch „Horrors of Vaccination exposed and illustrated" verlegte. Allerdings arbeitete dieser wesentlich methodischer und verwendete keine Gegenüberstellungen. Exemplarisch kann hier Fall Nummer 25 des Lewis Freeborn Loyster betrachtet werden: Im Alter von 11 Jahren wurde dieser am 29. August geimpft und starb am 21. September desselben Jahres. 10 Tage nach der Impfung traten erste Symptome einer Erkrankung auf, welche als „kindliche Lähmung" („infantile paralysis") diagnostiziert wurde. Der Fall beinhaltet neben den Eckdaten auch eine kurze Beschreibung des Jungen und des Krankheitsverlaufes. Laut seinem Arzt erfreute er sich vor seiner Impfung bester Gesundheit (*„a splendid specimen"*). Am Abend des 10ten September begannen Kopfschmerzen, die sich bis zum Morgen des nächsten Tages nicht besserten. Gegen 10 Uhr tags darauf fiel Loyster laut Bericht ins Koma. Weiterhin werden detaillierte medizinische Informationen bereitgestellt, was in nahezu keinem der schätzungsweise 500 Fälle Wegeners geschah: Es werden Aussagen über die Beschaffenheit des Urins, der Blutzusammensetzung, der Spinalflüssigkeit und der Vitalparameter getroffen. Der Junge büßte im Verlauf Motorik und Sensibilität aller Extremitäten ein und verstarb.

Im Gegensatz zu Wegeners Fällen ist dieser nachvollziehbar und rück-verfolgbar. Da sowohl medizinischer Bericht als auch Krankheitsverlauf ausführlich geschildert werden, erwägt man hier nicht die Möglichkeit einer intendierten Manipulation durch den Autor. Bezeichnenderweise beschränkt sich Higgins auf 29 Fälle, gestaltet diese aber so ausführlich, dass er sogar eine Stellungnahme des Vaters abdruckt.

Wenn auch keine Beweise dafür geliefert werden können, bleibt die Ver-mutung, dass Wegener seine Bücher mit größtenteils ungeprüften Mate-rialien füllte. Ob dies aus Mangel an Unrechtsbewusstsein, aus Mangel an Optionen, oder aus bewusster Provokation erfolgte, lässt sich nicht fest-stellen. Seine zu dieser Zeit einmaligen Bildbände legen die Vermutung nahe, er setzte mehr auf die Schockwirkung seiner Vorher-Nachher-Bilder, als auf Inhalte. Eventuell kommt er auch deshalb ohne jegliche Quellenangaben zu Zeichnungen oder Fotografien aus. Eine eingehende Auseinandersetzung mit Wegeners Werken findet sich in Kapitel 4.2.7.2.

2.5) Amtliche Statistiken zur Impfung

Sowohl Impfgegner als auch Impfbefürworter führten über die Jahre zahl-reiche Statistiken an, mit denen sie die Bevölkerung von ihrer Meinung über-zeugen wollten. In dem bereits zitierten Brief des Innenministeriums an den Bürgermeister der Stadt Neukirchen (Hessen) im Jahr 1913 wird die Not-wendigkeit einer Veröffentlichung der Statistiken wie folgt begründet: „*Von den Impfgegnern ist neuerdings versucht worden, ihre Bestrebungen auch durch öffentliches Anschlagen von Plakaten, oder durch Ausstellung von solchen in Schaufenstern usw. unter der Bevölkerung zu verbreiten.*"[48] Um diese Entwicklung nicht unkommentiert stehenzulassen, entschied man sich anscheinend ebenfalls zum Schritt in die Öffentlichkeit. Die darauf folgende Erhebung bezieht sich auf den Zeitraum 1825 bis 1912 und listet Mortali-tät in Heer und Zivilbevölkerung pro 100.000 durch Pocken im König-reich Preußen auf. Dieses scheint der einzige Staat gewesen zu sein, der die Pockenerkrankung über einen längeren Zeitraum hinweg protokollierte. Entsprechend dieser Erhebung ergibt sich folgendes Diagramm:

---

48 Impfstatistik des Berliner Innenministeriums in einem Brief an den Bürgermeister von Neukirchen (Hessen), Berlin, 1912, Vorwort, Hessisches Staatsarchiv Marburg

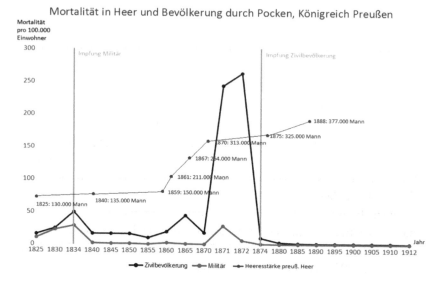

Abbildung 10: Statistik zur Wirkung des Impfgesetzes vom 8. April 1874 –
Königreich Preußen.
Legende: Dunkelrote (oberste) Linie: Heeresstärke zu ausgewählten Zeitpunkten.
Schwarze (mittlere) Linie: Mortalität in der Zivilbevölkerung
Rote (unterste) Linie: Mortalität im Heer
Grüne (vertikale) Linien: Einführung der Pockenimpfung in Militär (1834) bzw.
in der Zivilbevölkerung (1874)

Auf der Y-Achse ist die Mortalität in Personen pro 100.000 aufgetragen,
die X-Achse zeigt den Zeitverlauf im 5-Jahres-Takt. Die Jahre 1834 und
1874 markieren besondere Ereignisse und wurden daher extrapoliert. Aus
Gründen der Darstellbarkeit wurde die X-Achse für die Jahre 1871 und
1872 geteilt. Da es in diesen beiden Jahren zu Pockenepidemien kam, lag die
Zahl der Pockentoten bei ca. 243 pro 100.000 in der Zivilbevölkerung und
bei ca. 28 pro 100.000 im Militär. Ähnliches ergibt sich für das Jahr 1872.
Die Jahre 1834 und 1874 wurden gesondert markiert, da sie den Beginn der
Impfung im Militär (1834) und in der Zivilbevölkerung (1874) darstellen.
Für den Impfstatus in letzterer vor 1874 ließen sich keine validen Daten
erheben, da eine Protokollierung nicht im ausreichenden Maß erfolgte.
    Auffällig sind vor allem die beiden Spitzen 1834, sowie 1870 bis 1873.
Diese zeigen zwei Pockenepidemien, wobei letztere deutliche Unterschiede
zwischen Militär und Zivilbevölkerung aufweist. Dies könnte mehrere

Gründe haben: Erstens wurden Soldaten seit 1834 geimpft. Bei ihnen bestand also zumindest theoretisch ein Impfschutz. Trotzdem kommt es zu einem Anstieg der Pockentoten, vergleichbar mit Werten vor der Einführung der Impfung. Hierbei muss jedoch bedacht werden, dass die Heeresstärke in der Zwischenzeit von ca. 135.000 Mann (1840) auf 313.000 Mann (1870) gestiegen war. Zweitens befand sich das Militär zu dieser Zeit im Deutsch-Französischen Krieg. Dies könnte einerseits schlechter hygienische Bedingungen für die Soldaten, und somit eine stärkere Explosionsgefährdung bedeuten. Wenn man bedenkt, dass nicht bei allen Soldaten ein 100 prozentiger Schutz bestand, kann dieser Faktor durchaus ins Gewicht fallen. Andererseits könnte die Pockenepidemie aber auch nur lokal begrenzt in der Zivilbevölkerung in Deutschland aufgetreten sein, während die Soldaten von dieser räumlich getrennt waren. Eine Durchmischung und Ansteckung könnte nur bei Heimaturlaub stattgefunden haben. Auffällig ist auch, dass die Kurve bereits vor der Einführung der Pockenimpfung am 01.04.1875 (siehe Kapitel 3) im Militär und der Zivilbevölkerung gleichermaßen auf niedrige Werte absinkt. Eine Erklärung hierfür bleibt das Schreiben des preußischen Innenministeriums schuldig.

Problematisch ist bei dieser Betrachtung neben diversen Unwägbarkeiten bei der Datenerhebung und –Verarbeitung besonders der diagnostische Teil, da die Diagnose der Pockenerkrankung rein symptomatisch gestellt wurde. Während eine Diagnose heutzutage mittels Elektronenmikroskop, oder Sequenzierung erfolgt (erfolgen würde)[49], standen entsprechende Mittel zum Zeitpunkt der Datenerhebung 1825–1912 nicht zur Verfügung. Insofern kann nicht sicher beurteilt werden, ob es sich bei den erhobenen Todesfällen tatsächlich um Pockenerkrankungen handelte, oder umgekehrt, dass alle Pockenopfer erfasst worden waren. Diese Tatsache bot unter anderem Anlass zur Kritik seitens der Impfgegnerschaft, die die Statistiken der Impfbefürworter und der Regierung anzweifelte. Dies geschah nicht ganz zu Unrecht, denn woher der preußische Minister des Inneren 1913 obige

---

49 Bund-Länder-AG „Szenarien bioterroristischer Anschläge und Abwehrmaßnahmen" des RKI: Diagnostik von Pockenviren, Ausbildungsmaterial des RKI vom 6/1/2004, S. 8

umfangreiche Statistik nahm, bleibt unklar. Noch 1874 wurde in der Einleitung der kommentierten Fassung des Reichsimpfgesetzes bemängelt:

„Durch diese Ungleichartigkeit des Rechtszustandes, verbunden mit der geringen Aufmerksamkeit, welche die Statistik dem Impfwesen bisher gewidmet hat, sind die Ergebnisse der von dem Reichstage zunächst angeregten, thatsächlichen Erhebungen wesentlich beeinträchtigt worden. Soweit dieselben vorliegen, haben sie in dem Zentralblatt für das Deutsche Reich für 1873. Nr. 21 und 30 Veröffentlichung gefunden."[50]

Sieht man sich diese Veröffentlichungen an, ergibt sich ein absolut inkohärentes Bild. Für Preußen standen Zahlen für 10 Regierungsbezirke sowie die Stadt Berlin zur Verfügung, allerdings nicht für die gleichen Zeiträume. Während für Berlin zwischen 1864 und 69 erhoben wurde, standen für Münster Zahlen zwischen 1834 und 1870 zur Verfügung.

Auch für das angrenzende Hessen wurden Werte erhoben, allerdings nur für die Jahre 1870 und 1871. In Ausgabe Nummer 30, 1873 wurden einzelne Städte für die Jahre 1870/71 aufgeschlüsselt, unter anderem auch Frankfurt. In insgesamt 19 Kategorien wurden dann Ungeimpfte, Geimpfte und Wiedergeimpfte („Revaccinierte") eingeteilt und deren jeweiliger prozentualer Anteil an den Gesamt-Pockenerkrankten und -Toten angegeben. Auf Grund dieser Statistik konnte keine valide Aussage getroffen werden. Nicht umsonst berief sich der Reichstag in seiner Einleitung des Reichsimpfgesetzes ausdrücklich auf die Erfahrungen der königlich preußischen Deputation für das Medizinalwesen und nicht auf oben genannte Statistiken. Über diese schreibt er:

„[...] Bei näherer Prüfung werden darin so viele Lücken und so erhebliche Ungleichheiten wahrgenommen, dass man auf die Ziehung bestimmter Schlussfolgerungen verzichten muss."[51]

Nicht nur zur Inzidenz der Pocken wurden seitens der Impfgegner Statistiken erhoben, sondern auch über deren vermeintliche Ursachen. Im

---

50 Reichsimpfgesetz vom 8.4.1874, Berlin: Kortkampf-Verlag 1876, S. 2. Mit „Ungleichartigkeit des Rechtszustandes" ist gemeint, dass sich bestimmte Bundesländer, wie Sachsen oder Preußen zwar um eine Verfügbarkeit der Impfung in der Bevölkerung bemüht hatten. In Hannover, Schleswig-Holstein und Hessen-Nassau habe aber gleichzeitig ein Impfzwang geherrscht. Somit seien die Ergebnisse kaum vergleichbar.

51 Ebd.

„Impfgegner" von 1908 stellte der Anthroposoph und spätere General-
sekretär der theosophischen Gesellschaft Adyar, Karl Wachtelborn[52], sogar
einen Zusammenhang zwischen Pocken und Sonnenflecken fest und führte
diesen über drei Seiten aus.

---

52 Zander, Helmut: Anthroposophie in Deutschland. Theosophische Weltanschauung und gesellschaftliche Praxis 1884 – 1945. Band 1. Göttingen: Vandenhoeck
& Ruprecht, 2007, S. 177.

3.) Das Reichsimpfgesetz von 1874

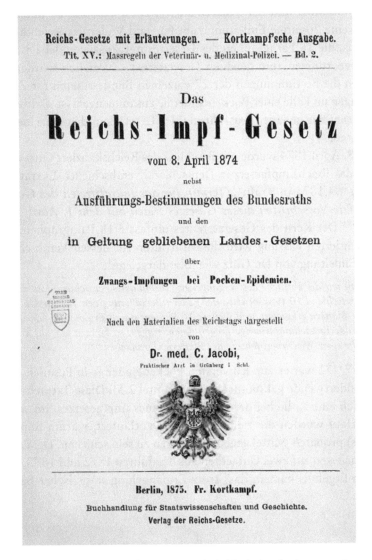

Reichs-Gesetze mit Erläuterungen. — Kortkampf'sche Ausgabe.
Tit. XV.: Massregeln der Veterinär- u. Medizinal-Polizei. — Bd. 2.

Das

Reichs-Impf-Gesetz

vom 8. April 1874

nebst

Ausführungs-Bestimmungen des Bundesraths

und den

in Geltung gebliebenen Landes - Gesetzen

über

Zwangs-Impfungen bei Pocken-Epidemien.

Nach den Materialien des Reichstags dargestellt

von

Dr. med. C. Jacobi,

Praktischer Arzt in Grünberg i Schl.

Berlin, 1875. Fr. Kortkampf.

Buchhandlung für Staatswissenschaften und Geschichte.

Verlag der Reichs-Gesetze.

Abbildung 11: Das Reichsimpfgesetz von 1874. Titelseite der kommentierten Fassung von 1876.

Die folgenden Ausführungen beziehen sich auf die kommentierte Fassung des Reichsimpfgesetzes von 1876, erschienen unter dem Titel „Das Reichs-Impf-Gesetz vom 8. April 1874 nebst Ausführungs-Bestimmungen des Bundesraths und der Einzelstaaten". Diese Fassung ist unterteilt in erstens eine 20seitige Einleitung zum Für und Wider des Reichsgesetzes, zweitens, die 18 Paragraphen des Gesetzes mit Auszügen der Diskussion der Abgeordneten zum genauen Gesetzestext. Zusätzlich wurden in 27 Anlagen die Bestimmungen der 27 einzelnen Bundesstaaten für Zwangsimpfungen im Falle einer Pockenepidemie zusammengefasst. Drittens: Die Regularien zur genauen Ausführung des Gesetzes in den einzelnen Bundesstaaten.

Am 8. April 1874 wurde mit Beschluss des Reichskanzlers Otto von Bismarck das Reichsimpfgesetz in Deutschland verabschiedet. Es trat jedoch erst am 1.4.1875 in Kraft: *„(Termin für das Inkrafttreten des Gesetzes.) §. 18. Die Vorschriften dieses Gesetzes treten mit dem 1. April 1875 in Kraft."*[53] Der Kern des Gesetzestextes umfasste 18 Paragraphen. In der kommentierten Fassung wird die Motivation für dessen Verabschiedung in der Einleitung von Dr. Götz wie folgt dargelegt:

> *„Wenn wir die Tatsache des vergangenen Jahrhunderts betrachten, dass damals in Deutschland 10 Prozent etwa der ganzen Bevölkerung den Tod an den Menschen-Blattern erlangten, und weitere 10 Prozent durch Erblindung oder durch dauernde Entstellung traurige Folgen davon trugen, so können wir uns erst die Gefahr einer Wiederverbreitung der Blattern klar machen."*[54]

Erst 1871/72 war es zur schwersten Pockenepidemie in Preußen seit der Jahrhundertwende gekommen (siehe Kapitel 2.5). Diese Tatsache spielte sicherlich eine Rolle bei der Diskussion eines Impfgesetzes. Im weiteren Textverlauf wurden die vier Hauptgründe erläutert, warum Impfungen ein (das) probate/s Mittel gegen die Pocken zu sein schienen. Die Erkenntnisse basierten auf zwei Gutachten aus den Jahren 1872 und 1873, welche zu dem Ergebnis kamen, dass trotz Ermangelung statistischer Beobachtungen:

---

53 Reichsimpfgesetz vom 8.4.1874, Berlin: Kortkampf-Verlag 1876, S. 49
54 Ebd., S. 1

1. *Die Sterblichkeit bei der Blattern-Krankheit [Pocken] seit Einführung der Impfung bedeutend abgenommen [hat]*
2. *Die Impfung [...] für eine gewisse Reihe von Jahren einen möglichst großen Schutz gegen diese Krankheit [gewährt].*
3. *Die wiederholte Impfung [...] ebenso sicher für eine längere Zeit die wiederkehrende Empfänglichkeit für die Krankheit [tilgt] und [...] einen immer grösseren Schutz gegen deren tödtlichen Ausgang [gewährt]*
4. *[...] keine verbürgte Tatsache vor[liegt], welche für einen nachteiligen Einfluss der Impfung auf die Gesundheit der Menschen spricht.*[55]

Wie in Kapitel 2.5 bereits erwähnt, gab es zwar eine statistische Erhebung zum Pockenthema, diese war aber durch ihre Lückenhaftigkeit nahezu unbrauchbar. Die Gutachten, welche als Entscheidungsgrundlage in der Impffrage dienen sollten, wurden daher von einer staatlichen Behörde, der königlich preußischen wissenschaftlichen Deputation für Medizinalwesen, erstellt und beziehen sich auf *„durch Wissenschaft und Praxis gewonnene Resultate".*[56]

Dabei ist natürlich festzuhalten, dass diese Deputation wiederum hauptsächlich von Ärzten besetzt war, weswegen man ihr eine gewisse Voreingenommenheit unterstellen konnte.

Der Bundesrat musste seine Entscheidung also auf den Aussagen und Empfehlungen dieser Deputation fällen. Diese Option war mehr oder weniger alternativlos: Ein Abwarten auf weitere statistische Erhebungen hätte zu lange gedauert und die Gefahr neuer Epidemien nach sich gezogen. Eine öffentliche Diskussion unter Einbeziehung der Bevölkerung wäre aus fachlicher Sicht nicht sinnvoll gewesen.

Überhaupt stand die Regierung bei der Einführung der Impfung vor einer großen Herausforderung: Heißt es in der Einleitung anfangs noch:

„Durch den Entwurf soll für die gesamte jugendliche Bevölkerung die Verpflichtung zu einer ersten, und nach Ablauf einer gewissen Reihe von Jahren auch zu einer zweiten Impfung begründet werden. In Ansehung der Erwachsenen ist auf einen gleichen Zwang verzichtet worden", wird im Verlauf erklärt, dass *„die Möglichkeiten ihrer Durchführung [beim Erwachsenen] zweifelhaft und der Umfang der für die Bevölkerung daraus erwachsenden Belästigungen*

unverhältnismäßig gross" wären.[57] Die Gesetzgebung habe sich mit der Sicherung zufrieden zu geben, die aus dem Schutz der jüngeren Generationen entstehe. Die Impfung musste an allen Personen vom 1. bis zum 22. Lebensjahr vorgenommen werden.

Im Folgenden sollen die wichtigsten Paragraphen des Reichsimpfgesetzes erörtert werden. Alle Paragraphen sind sinngemäß aus der kommentierten Fassung des Reichsimpfgesetzes entnommen:

Paragraph 1: Jedes Kind musste vor Ablauf des auf sein Geburtsjahr folgenden Kalenderjahres geimpft werden, sofern es nicht bereits die Pocken durchgemacht hatte. Die zweite Impfung musste an allen Schülern jeglicher Schulformen vor Vollendung des zwölften Lebensjahres vorgenommen werden. Die Organisation oblag indes dem „Ortsvorstand des zum Impfen bestimmten Ortes":

> *„Der Orts-Vorstand etc. des zum Impfen bestimmten Ortes hat für ein geräumiges, helles und in der rauen Jahreszeit gehörig erwärmtes Lokal zur Vornahme der Impfungen und Vorstellung der Impflinge zu sorgen und das ausgewählte Lokal dem Impfarzt, sowie den Vorständen der übrigen Gemeinden, welche nach jenem Orte impfpflichtig sind, vor dem 1. Mai jedes Jahres anzugeben."*[58]

Gemäß §13 oblag es ferner den Vorstehern der Schulen, bei der Einschulung einen Impfnachweis von den Schülern einzufordern. Sollte dieser nicht erbracht werden können, war auf eine baldige Impfung zu drängen, und bei Unterlassen der zuständigen Behörde bis vier Wochen vor Schuljahresende der Name des Schülers zu melden. Durch die Schulen wurde also eine Art Filtersystem eingerichtet, welches alle Schüler kontrollierte und alle Impfverweigerer meldete. Wer eine Schule besuchen wollte, musste sich impfen lassen, und wer nicht (mehr) geimpft war, wurde den Behörden gemeldet.

Ende des 19. Jahrhunderts wurden an Schulen auch Institutionen für Schulhygiene und Schulgesundheit eingerichtet[59]. Diese hatten eine beratende und untersuchende Funktion und entsprechen damit dem heutigen Konzept der Gesundheitsprävention. Noch heute wird für jede Schule im

---

57 Ebd., S. 3
58 Ebd., S. 125
59 Vgl. Heudorf, Ursel: Hygiene in Schulen – Altbekannte Probleme nach wie vor aktuell. In: Bundesgesundheitsblatt – Gesundheitsforschung – Gesundheitsschutz Ausgabe 51 (2008), S. 1297

Bundesland Nordrhein-Westfalen durch das Gesundheitsamt ein Schularzt bestellt. Dessen Befugnisse umfassen beispielsweise den Ausschluss von Schülern vom Unterricht, die für andere Schüler auf Grund infektiologischer Fragestellungen eine Gefahr darstellen. Diese umfassen unter anderem Masernepidemien.

Paragraph 4: Unentschuldigt versäumte Impfungen mussten binnen einer von der Behörde festgelegten Frist durchgeführt werden. Für den Fall einer Zuwiderhandlung drohten Geldstrafen bis hin zu Ordnungshaft.[60]

Paragraph 14: Wurde eine Impfung auch nach Aufforderung unterlassen, so waren die Verantwortlichen mit einer Geldstrafe von bis zu 20 Mark zu belegen. Bei Unterlassen trotz mehrmaliger Aufforderung konnte diese Strafe auf bis zu 50 Mark oder 3 Tage Ordnungshaft ansteigen.[61]

Paragraph 15: Kam ein Arzt seiner Impfpflicht oder ein Schulvorsteher seiner Meldepflicht nicht nach, konnte dies mit einer Geldstrafe von bis zu 100 Mark belegt werden. Die Strafe für die kontrollierenden und ausführenden Organe wurde hoch angesetzt: Ein mittlerer Beamter erhielt in Preußen um 1850 noch einen durchschnittlichen Jahreslohn von ca. 1300 Mark.[62] 100 Mark entsprachen also bei gleichbleibendem Einkommensniveau 1875 fast einem Monatslohn. So sollten Lücken im System geschlossen und eine ganzheitliche Durchimpfung gewährleistet werden.[63]

Paragraph 17: Handelte ein Arzt bei der Durchführung seiner Impfung fahrlässig, so konnte dies eine Strafe von bis zu 500 Mark oder eine Gefängnisstrafe von bis zu 3 Monaten nach sich ziehen, falls nicht im Strafgesetzbuch eine noch härtere Strafe für den Einzelfall vorgesehen war. Solch ein Einzelfall trat beispielsweise im Prozess um den Frankfurter Impfgegner Roderich Spohr ein, der zu einer Geldstrafe von 1950 Mark verurteilt wurde. Der Fall wird im Kapitel 4.2.2 näher behandelt. Dieser Paragraph stellte die höchstmögliche Strafe im gesamten Gesetzestext dar und damit das Zehnfache der höchstmöglichen Strafe für Impfverweigerer. Das Reichsimpfgesetz war für Ärzte also nicht nur mit Annehmlichkeiten

---

60 Vgl. Reichsimpfgesetz vom 8.4.1874, Berlin: Kortkampf-Verlag 1876, S. 27
61 Ebd., S. 46
62 Büsch, Otto: Das 19. Jahrhundert und große Themen der Geschichte Preußens. Berlin: Walter de Gruyter Verlag 1992, S. 566
63 Vgl. Reichsimpfgesetz vom 8.4.1874, Berlin: Kortkampf-Verlag 1876, S. 47

durch Einnahmen[64] verbunden, sondern durchaus auch mit drastischen Strafandrohungen.[65]

Diese Strafen wären vermutlich nicht so hoch ausgefallen, wenn die Impfärzte einen stärkeren Einfluss auf das Gesetz gehabt hätten. Zwar spielte die „königlich preußische wissenschaftliche Deputation für das Medizinalwesen" eine Rolle bei der Datenerhebung. Tatsächlich wurde das Reichsimpfgesetz aber hauptsächlich von Nichtmedizinern diskutiert: So befanden sich unter den 397 stimmberechtigten Abgeordneten des zweiten deutschen Reichstages (in der Legislaturperiode ab dem 10.01.1874) nur fünf Ärzte: Dr. Loewe, Berlin; Dr. Georg, Soden; Dr. Ludwig, Speyer; Dr. Jacoby, Königsberg und Dr. Zinn, Kaiserslautern.[66] Von diesen beteiligten sich wiederum nur zwei aktiv (Dr. Loewe und Dr. Zinn) an den Diskussionen um das Reichsimpfgesetz. Hugo Wegener zitiert Loewe in diesem Kontext in seinem Buch „Impfsegen" wie folgt:

> „Die übereinstimmende Meinung der Ärzte ging dahin, dass diese zwangsweise Impfung (– die später abgelehnt wurde –) in dieses Gesetz gesetzt werden könnte, doch, soweit unsere Personenkenntnis in der ärztlichen Welt aber reichte, sich unter den Ärzten niemand finden würde, der zwangsweise die Impfung an einem Gefesselten etwa vollziehen würde."[67]

Die Entscheidung über Form und Gestaltung des Gesetzestextes oblag hauptsächlich Juristen und wurde von einem Reichstag beschlossen, in dem Ärzte nicht überproportional vertreten waren. Eine bewusste Einflussnahme von Ärzten im Reichstag war dadurch quasi ausgeschlossen. Eventuell kam

---

64 Zwar war die Impfung für die Bevölkerung kostenfrei, jedoch wurde im Reichsimpfgesetz im Anhang, Kapitel 3 Punkt 1 detailliert die Bezahlung der Impfärzte geregelt. Für das Großherzogtum Hessen galt seit dem 29.6.1875 folgender Passus: „Insoweit nicht seitens einer Gemeinde oder sämtlicher Gemeinden des betreffenden Impf-Bezirks mit dem Impfarzt eine Vereinbarung über Aversional-Vergütung getroffen werden wird, gebührt demselben für die in dem öffentlichen Impftermine vorgenommene Impfung einer jeden Person eine Vergütung von 80 Pf. aus der Gemeindekasse(...)"

65 Ebd., S. 47f

66 Dies ergab eine Onlinesuche auf der Plattform http://www.reichstag-abgeordnetendatenbank.de am 14.04.2017 um 13:00. Als Filterkriterien wurden *Beruf: Arzt* sowie das *Jahr: 1874* ausgewählt.

67 Wegener, Hugo: Der „Segen" der Impfung. Wenig von Vielem. Frankfurt am Main: Verlag von Frau Luise Wegener 1911, S. 2

den wenigen Ärzten in verantwortlicher Position dieser Umstand auch entgegen, da sie so bei einem Votum für das Impfgesetz nicht den Unmut der Impfgegnerschaft auf sich ziehen konnten. So konnten sich die wenigen stimmberechtigten Ärzte in kritischen Fragen auf ihr Berufsethos beziehen, wohl wissend, dass die Entscheidung unabhängig von ihrem Votum gefällt werden würde.

Darüber hinaus fanden weder Anhörungen fachkundiger Ärzte statt, noch gab es Petitionen seitens der Ärzteschaft, das Gesetz zu verhindern.

Im Jahr 1880, 6 Jahre nach Verabschiedung des Reichsimpfgesetzes wurde Rudolf Virchow in den Reichstag gewählt, welchem er bis 1893 angehörte. Virchow bezog hinsichtlich des öffentlichen Gesundheitswesens klare politische Stellungen. Ackerknecht charakterisiert ihn wie folgt: *„Es bleibt jedoch wahr, dass Virchow primär durch seine politische Position und Macht in der Lage war, mehr auf dem engeren technischen Gebiet der öffentlichen Gesundheitspflege zu verwirklichen als irgendein ‚professioneller' deutscher öffentlicher Gesundheits-Mann seiner Zeit."*[68] Ferner sah Ackermann Virchow in Bezug auf das öffentliche Gesundheitswesen im *„Zweifrontenkrieg gegen die an der alten Zeit festhaltenden Reaktionäre und gegen die Liberalen, mit ihrem ‚laissez faire', die [...] wünschten, das Gebiet in den Händen der privaten Philanthropie zu lassen."*[69] Auf Grund dessen sei eine Intervention des Staates (in der Gesundheitsfrage) unabdingbar gewesen, auch wenn sich Virchow eine spätere Dezentralisierung gewünscht habe. Es zeigt sich, dass dieser in epidemiologischen und gesundheitspolitischen Fragen klare Stellung bezog, während selbiges für im Reichstag aktive Ärzte um 1874 nicht festgestellt werden kann. Hierfür sind mehrere Gründe anzuführen:

Zwar ging von Impfgegnern keine physische Gewalt aus, vor der sich Impfärzte hätten fürchten müssen. Jedoch wussten es Protagonisten der Impfgegnerschaft wie beispielsweise Wegener durchaus, unliebsame Gegner wie den Medizinalrat Martin Kirchner (Kapitel 4.2.7) öffentlich zu diffamieren. Dieser verfügte als Mitglied des Innenministeriums über die notwendige Reichweite, um solche Anfeindungen öffentlich zu erwidern. Dies wird mit

---

68 Ackerknecht, Erwin: Rudolf Virchow. Arzt, Politiker, Anthropologe. Stuttgart: Ferdinand Enke Verlag 1957, S. 111
69 Ebd., S. 112

der Veröffentlichung seines Buches „Schutzpockenimpfung und Impfgesetz" 1911 deutlich, in welchem er auch mit Wegener hart ins Gericht geht (siehe auch Kapitel 4.2.7). Würden solche öffentlichen Anschuldigungen jedoch einen Impfarzt treffen, würde diesem für gewöhnlich das entsprechende Medium fehlen, sich äußern und gegebenenfalls rechtfertigen zu können. Eventuell wollte es die Ärzteschaft also vermeiden, Sympathien gegen sich zu schüren. Für die Verabschiedung des Reichsimpfgesetzes gilt, dass es in der Bevölkerung sowohl Befürworter, als auch (Impf-)Gegner gab, die man sich zum Feind machen konnte. Vorteilhaft für die Ärzteschaft war, die Entscheidung nicht mittragen zu müssen, wenngleich sie sicherlich ihrer Gesinnung entsprach.

Eine Manipulation der Entscheidung warf der „Impfgegner" daher auch weniger den Ärzten im Reichstag vor als der königlich preußischen Medizinaldeputation. Diese habe die Statistiken – welche dem Reichstag bei der Entscheidungsfindung dienten, bewusst geschönt. Um ihren Willen durchzusetzen und die Impfung im Volk weiter voranzutreiben, habe sie die Legislative bewusst getäuscht. Der Frankfurter Impfgegner Dr. med. Voigt befasst sich in einem seiner wenigen Beiträge im „Antivaccinator"[70] besonders eingehend mit dieser These. (siehe dazu Kapitel 4.2.5, Dr. med. Voigt) Von Seiten der Impfgegner wurden einerseits Vorwürfe gegen die Grundlage des Gesetzes, andererseits gegen die Auslegung des Gesetzes laut. Der Widerstand bildete sich schnell an vielen kleinen Fronten. Beispielsweise erschien 1875 ein gut 200seitiger Band mit dem Titel „Historisch kritische Studien über den jetzigen Stand der Impffrage" von Dr. Germann aus Leipzig. 1877 erschien eine „Verteidigungsschrift" mit dem Titel „Warum ich meine Kinder nicht habe impfen lassen" von Dr. H. Oidtmann, dem späteren Gründer des „Impfgegner". Dennoch dauerte es weitere 6 Jahre,

---

70 Der „Antivaccinator" erschien einmalig im Jahr 1911 unter Leitung des Sollner (bei München) Impfgegners Prof. H. Molenaar. Nicht nur sein Name entsprach dem des „Impfgegners": Auch publizierten hier dieselben Autoren, beispielsweise Dr. Curt Spohr, Dr. von Nießen und eben oben erwähnter Dr. Voigt impfkritische Texte. Dabei handelte es sich stets um mehrseitige Abhandlungen. Anders als im „Impfgegner" fanden sich jedoch weder kürzere (einseitige) Beiträge noch Werbung. Zusammenfassend kann der „Antivaccinator" jedoch als Pendant zum „Impfgegner" gelten und ergänzt diesen inhaltlich. Da nur der Jahrgang 1911 erhalten ist, war eine weitere Analyse leider nicht möglich.

bis dieser 1883 die erste Ausgabe seines deutschlandweit bekannten Blattes veröffentlichte. Dies bildete die Grundlegung für die organisierte Impfgegnerschaft im deutschsprachigen Raum. Es formierten sich eine Reihe von Personen, die ab diesem Zeitpunkt bis mindestens 1914 im „Impfgegner" aktiv waren. Dazu können der in Kapitel 4.2.1 besprochene Peter Spohr, sowie seine beiden Söhne Roderich und Curt Spohr (Kapitel 4.2.2 und 4.2.3) sowie weitere Protagonisten außerhalb Hessen gelten. Dort fällt insbesondere ab 1908 eine Verflechtung diverser Impfgegner auf, die sich in einem Netzwerk zusammengefunden hatten. Als Forum dieses Netzwerkes galt über Jahre hinweg Oidtmanns Zeitschrift. Hier fand eine rege Auseinandersetzung mit dem Impfthema statt, bis mit Beginn des Ersten Weltkrieges die Spuren der Protagonisten verlorengingen.

4.) Impfgegner in Hessen

4.1) Charakterisierung der Zeitschrift der „Impfgegner"

4.1.1) „Der Impfgegner" (1908–1914) – Zentrum des Widerstandes

Die Zeitschrift „Der Impfgegner" erschien mit Unterbrechungen zwischen den Jahren 1883–1933. Die Jahrgänge 3–7 (1885–1889) und 36–37 (1918–1919) erschienen unter dem Namen „Der Impfzwanggegner". Neben dem Namen wechselten auch die Zusätze von „Organ des deutschen Bundes der Impfgegner in Berlin und der Impfgegnervereine Deutschlands" (1908–1909) über „Monatsschrift der Reichsimpfgegnerzentrale e. V." (1933) bis hin zu „Monatsschrift für Volksgesundheit und gegen ärztliche Irrlehren" (1912). (Eine detaillierte Übersicht liefert Tabelle 2 im Anhang). Häufig waren auch Verbindungen in den deutschsprachigen Raum, also nach Österreich und in die Schweiz. Der „Antivaccinator" verweist dazu im Anhang auf diverse Literaturempfehlungen. In Auszügen zu nennen sind unter anderem: G., Paul: Über Impfschäden in: Das österr. Sanitätswesen XVI. Jahrg., Nr. 8–16[71] (Wien), sowie „Flut und Ebbezeiten der Pocken in Wien"[72] von Sanitätsrat Dr. med. Lorinser. Außerdem ist der in Gießen geborene und nach Zürich ausgewanderte Prof. Dr. med. Adolf Vogt zu nennen, der unter anderem einen Vortrag in Köln mit dem Titel „Mit der Impflanzette durch ferne Länder"[73] hielt. Die Verbindungen der deutschen Impfgegnerschaft schienen im europäischen Vergleich relativ gut zu sein. In Frankreich gestaltete sich die Impfung allgemein schwierig, wie folgendes Zitat verdeutlicht:

„In Frankreich blieb der Impfzustand der Bevölkerung während des zweiten Drittels des Jahrhunderts wenig befriedigend. Das Gesetz bot keinerlei Handhabe

---

71 Molenaar, H.: Der Antivaccinator. Leipzig: Verlag B. Winkler 1911, S. 134
72 Ebd., S. 133
73 Vogt, Ad.: Eine Reise mit der Impflanzette in ferne Länder – Vortrag gehalten am 11.Oktober 1881 auf dem internationalen Congresse der Impfgegner zu Cöln. Köln: Verlag von Th. Quos 1882

zur Anwendung eines Drucks auf die Eltern, welche ihrerseits durch impfgegneri-
sche Einflüsse an dem Nutzen der Vaccine irre gemacht wurden."[74]
Verbindungen der deutschen Impfgegnerschaft zur französischen ließen sich
jedoch nicht finden. Nationalistische Züge im Sinne einer Rassenideologie
oder einer gezielten Abgrenzung Deutschlands gegenüber dem Ausland sind
jedoch unwahrscheinlich. Zwar suggeriert der Name „Organ der deutschen
Impfgegner-Vereine" eine nationalistische Tendenz (vgl. auch oben: „Organ
des deutschen Bundes [...]"), er ist allerdings mehr als rhetorisches Gegenge-
wicht zum „Reichsimpfgesetz" zu verstehen. Schließlich wollte man Einig-
keit und Geschlossenheit demonstrieren, um der preußischen Regierung
stärker entgegentreten zu können. Jegliche Erkenntnisse oder Meinungen,
die der Sache zuträglich waren, waren willkommen, ganz unabhängig vom
Herkunftsland. So bestanden auch Kooperationen über die Landesgrenzen
hinweg, hauptsächlich nach England, Italien, der Schweiz und nach Österreich. Einzig gegenüber Frankreich bestand unter dem unmittelbaren Eindruck des Deutsch-Französischen Krieges 1870/71 ein schlechtes Verhältnis.

Der „Impfgegner" erschien an wechselnden Verlagsorten und im wechselnden Rhythmus. Gegründet wurde er von Oberstabsarzt Dr. med. Heinrich Oidtmann, geboren am 23.Juli.1833 in Linnich bei Köln. Auf Grund
der geographischen und zeitlichen Nähe ist eine Verbindung zu Oberstleutnant Peter Spohr zu vermuten, welcher am 26.02.1828 in Köln-Deutz
geboren wurde. Diese Verbindung bestätigt sich in Spohrs Memoiren, in
welchen er Oberstabsarzt Dr. med. Heinrich Oidtmann als „Führer"[75] und
„Freund"[76] bezeichnet. Auf diese Verbindung soll im Kapitel über Dr. med.
Peter Spohr genauer eingegangen werden. Während der „Impfgegner" 1908
noch vom Impfzwanggegner-Verein zu Dresden (in Dresden) herausgegeben
wurde, wechselte der Verlagsort 1912 nach Leipzig unter der Leitung des
„Deutschen Reichsverbandes zur Bekämpfung der Impfung". Dieser wechselte 1913 seinen Verlagsort wiederum nach Berlin. Neben Herausgeber und
Verlagsort wechselten auch Auflage und Gestaltung. Ähnlich inkohärent

---

74 Kübler, Paul.: Geschichte der Pocken und der Impfung. Berlin: Verlag von August
   Hirschwald 1901, S. 247
75 Spohr, Peter: Die Folgen der Impfung in Volk und Armee. Ein Gutachten auf
   Grund 48jähriger Erfahrungen. Leipzig: Verlag der Neuen Heilkunst 1891, S. 3
76 Ebd., S. 8

gestalteten sich auch die Jahre nach dem in dieser Arbeit untersuchten Zeitraum.

Trotz intensiver Recherchen ließ sich der komplette Bestand des „Impf-gegners" nicht greifen. Von besonderem Interesse für diese Arbeit waren jedoch mehrere möglichst kontinuierliche Ausgaben der Zeitschrift. Einen in diesem Sinne besonderen Erkenntnisgewinn über die hessische Impf-gegnerschaft bot daher der Zeitraum von 1908 bis 1914. Dieser eröffnete einerseits die Möglichkeit, die Entwicklungen im Impfgegnerlager über eine längere Zeitspanne verfolgen zu können. Zwar lagen auch andere einzelne Jahrgänge zur Untersuchung vor, bei denen diese Möglichkeit allerdings nicht gegeben war. Ohnehin schien bedingt durch die nachfolgenden beiden Weltkriege und das Alter des Materials ein Großteil der Ausgaben verloren gegangen zu sein, was den Untersuchungsspielraum weiter einschränkte.

Andererseits fielen in den Zeitraum von 1908 – 1914 diverse Ereignisse, die eine genauere Betrachtung lohnend erscheinen ließen. So zum Beispiel die Verurteilung des bekannten Impfgegners Roderich Spohr wegen seines fahrlässigen Handelns in einer Impfangelegenheit, was zu einem schrittwei-sen Umdenken in der gesamten Impfgegnerschaft führte. Ferner die zuneh-mende Ressourcenknappheit in Hinblick auf den Ersten Weltkrieg und die Gründung des Reichsverbandes der Impfgegner 1908 durch Dr. Bilfinger.

Im untersuchten Zeitraum erschien der „Impfgegner" im ein bis zweimo-natigen Rhythmus, woraus sich insgesamt ein Volumen von ca. 50 Ausgaben à 15 Seiten = ca. 750 Seiten für die Untersuchung ergibt. Eine Auswertung hinsichtlich der Protagonisten umfasste primär die Analyse dieser ca. 750. Diese konnten in der Folge in mehrere Gruppen entsprechend ihrer Akti-vität im „Impfgegner" eingeteilt werden. Vertreter, die sich als besonders polarisierend oder wichtig herauskristallisierten, wurden hinsichtlich ihres familiären, sozialen und Bildungshintergrundes näher untersucht. Für die meisten dieser Personen konnten auch umfangreiche Schriftwechsel oder Publikationen gefunden werden, welche dann weiter auf Verbindungen analysiert werden konnten. Dies geschah insbesondere, wenn auch nicht ausschließlich mit Fokus auf den heutigen Raum Hessen.

Der „Impfgegner" verstand sich als Sprachrohr und Medium des Wider-standes gegen das Impfen sowie gegen die Befürworter der Impfung. Die Struktur der Zeitschrift kann in drei grobe Themenbereiche eingeteilt wer-den:

<u>Erstens</u> sollten Fälle von Impfversagen oder Impfkomplikationen gesammelt und publik gemacht werden. So wurden in nahezu allen Ausgaben Todesfälle oder schwere Erkrankungen nach Impfung veröffentlicht.

<u>Zweitens</u> wurden Aussagen von Impfbefürwortern kommentiert und der Versuch unternommen, diese zu widerlegen. Hierfür könnte aus quasi jeder Ausgabe des „Impfgegners" ein Beispiel angeführt werden, an dieser Stelle soll jedoch eine Textstelle aus der Juniausgabe 1912 von Dipl. Ingenieur Hugo Wegener aus Frankfurt am Main dienen:

Dr. Blumm aus Bayreuth hatte in der Märzausgabe der „Ärztlichen Mitteilung" (medizinisches Fachjournal zwischen 1902 und 1938, Berlin) das Werk „Die staatliche Lymphanstalt und die Gewinnung tierischer Schutzpockenlymphe in Dresden" von Dr. Th. Chalybäus[77] wie folgt vorgestellt:

„[Das Werk Chalybäus'] <u>Bietet</u> einen Überblick über die Entwicklung der Gewinnung animaler Lymphe, <u>die Verwendung des Impfstoffs, über seine Versendung und Aufbewahrung, über die Technik der Impfung, die Ursache der Mißerfolge und über die Berichterstattung.</u> Und bei derartig penibler Art der Lymphengewinnung wagt die ‚Stultitia hominum' aus teils verhetzten – teils partiell-paranoischen Impfgegnern sprechend, die animale Lymphe eine ‚schmutzig-eitrige Masse' zu nennen."[78]

Blumm verleiht also seinem Ärger über die menschliche Dummheit (namentlich die Impfgegnerschaft) Ausdruck, die das Impfserum trotz „penibler Lymphgewinnung" als „schmutzig-eitrige Masse" bezeichne. Wegeners Antwort auf Blumms Seitenhieb lässt nicht lange auf sich warten und steht diesem in rhetorischer Schärfe in nichts nach:

„Der verehrte Doktor, den ich in Ausgabe No.2 des ‚Impfgegner' 1912 unter ‚Ärztliche Weisheiten' schon mal beim Ohr nahm, hat sich die Besprechung [Chalybäus' Werk] wahrlich leicht gemacht: Er hat nämlich aus der ohnehin sehr

77 Chalybäus, Theodor: Die staatliche Lymphanstalt und die Gewinnung tierischer Schutzpockenlymphe in Dresden. Dresden: Kühtmann Verlag, 1911
78 Wegener, Hugo: Chronische Oberflächlichkeiten und das System Kirchner. In: Der Impfgegner Nr. 6 (1912), S. 54. In Erwiderung auf Blumms Analyse von: „Die staatliche Lymphanstalt und die Gewinnung tierischer Schutzpockenlymphe in Dresden" von Dr. Th. Chalybäus. In: Ärztliche Mitteilungen. Monatsschrift für höhere Schulen, vom 22.März 1912

kurzen ‚Einleitung' des zu besprechenden Werkes die oben kursiv geschriebenen Wörter[79] *abgeschrieben. [...]*"[80]

Wegener wirft Blumm also vor, seine Buchvorstellung aus der Einleitung Chalybäus' Werk abgeschrieben zu haben. Dieses Beispiel ist symptomatisch und zeigt, dass sich der „Impfgegner" häufig in „Kleinkriegen" verzettelte, die kaum zur Lösung der Impffrage beitragen konnten.

Die Kommentare reichten meist über mehrere Seiten und sind stellenweise nur schwer nachzuvollziehen, weswegen auf eine weitere Ausführung an dieser Stelle verzichtet werden soll. Zudem wurden auch Schreiben an Impfbefürworter veröffentlicht, die – je nach Autor – mehr oder weniger diffamierend ausfielen.

Drittens wurden tagespolitische Geschehen und aktuelle Entwicklungen thematisiert. Darunter fallen beispielsweise der Artikel „Der Impfzwang im Lichte der neuesten Forschungsergebnisse" in der Mai-Ausgabe 1908 oder historische Rückblicke wie „Die Geschichte der Inokulation", in der März-Ausgabe 1908 publiziert. Dies geschah in einer relativ einseitigen und der Agenda zuträglichen Art und Weise. Die Länge der Artikel variiert von wenigen Zeilen bis hin zu zwanzig Seiten. In den Jahrgängen 1908 und 1909 wurden auf dem Titelblatt stets namhafte Persönlichkeiten der Impfgegnerschaft inklusive kurzer biographischer Beschreibungen abgebildet. Auch wurden Buchempfehlungen und Spendenaufrufe über die Zeitschrift verbreitet. Im Zeitraum 1908–1914 gab es nur wenige Autoren, die mit gleichbleibender Kontinuität Artikel veröffentlichten. Man kann von einzelnen „Hochphasen" einzelner Autoren sprechen, der dann aber auch mehrjährige Pausen folgen konnten. Einzig Diplomingenieur Hugo Wegener aus Frankfurt am Main schien dem „Impfgegner" sehr verbunden. In beinahe jeder Ausgabe zwischen 1908 und 1914 finden sich seine Artikel. Eine detaillierte Ausarbeitung der „Hoch-" und „Schweigephasen" einzelner Autoren findet sich in der Netzwerkanalyse in Kapitel 6. Eberhard Wolff

79 Da Wegener Blumms Vorstellung stellenweise ebenfalls kursiv zitierte, ergeben sich Probleme bei der Darstellung. Für diesen Fall sollen die von Wegener kursiv hervorgehobenen Stellen unterstrichen dargestellt werden.
80 Wegener, Hugo: Chronische Oberflächlichkeiten und das System Kirchner. In: Der Impfgegner Nr. 6 (1912), S. 54

schreibt zur Agitation der Impfgegnerschaft in der Mitte des 19. Jahrhunderts Folgendes:

> *„Klagen und Anklagen von Seiten der Kritiker der Impfung ebenso wie von deren Befürwortern ziehen sich wie ein roter Faden durch akademische wie populärmedizinische Zeitschriften, durch Tageszeitung und Unterhaltungsblätter sowie durch die Sitzungsprotokolle der Parlamente."*[81]

Wolff verortet den Beginn des organisierten Widerstandes nicht erst mit Erlass des Reichsimpfgesetzes, sondern vielmehr bereits in den 50er Jahren des 19. Jahrhunderts:

> *„Seit der Mitte des 19. Jahrhunderts entstand jedoch etwas quantitativ wie qualitativ Neues, eine breitenwirksame öffentliche Debatte außerhalb enger medizinischer Kreise um Sinn und Nutzen der Impfung – und als Kern der Kritik eine regelrechte, teils organisierte Impfgegnerbewegung, die mehrheitlich von Nichtärzten getragen wurde."*[82]

Die Organisation der hessischen Impfgegnerschaft im hier untersuchten Zeitraum fand vornehmlich in der Zeitschrift „Der Impfgegner" statt. Sicherlich entstand diese Strömung zum Teil aus der im Zitat angesprochenen Impfgegnerbewegung. Am Beispiel des Stuttgarter Arztes und Impfgegners Dr. Nittinger, welcher als Mitbegründer der impfkritischen Bewegung gelten kann[83] und im Jahre 1874 verstarb, zeigt sich jedoch, dass auch diese einem naturgemäßen Wandel unterlegen war.

Auffallend bei der Betrachtung dieser Bewegung ist, dass fast alle Impfgegner in persönlicher oder ideologischer Verbindung zueinander standen.

So ergaben tiefer greifende Recherchen eine Art Netzwerk, welches sich über das gesamte heutige Region Hessen erstreckte. Zu diesem Netzwerk

---

81 Wolff, Eberhard: Medizinkritik der Impfgegner im Spannungsfeld zwischen Lebenswelt- und Wissenschaftsorientierung. In: Dinges, Martin (Hrsg.): Medizinkritische Bewegungen im Deutschen Reich (ca. 1880 – 1933). Stuttgart: Franz-Steiner-Verlag 1996, S. 84
82 Ebd. S. 83f.
83 So sieht ihn Eberhard Wolff in seinem Beitrag „Medizinkritik der Impfgegner im Spannungsfeld zwischen Lebenswelt- und Wissenschaftsorientierung" (s.o.). Wörtlich schreibt dieser, Nittinger „wurde [...] bis zu seinem Tod im Jahre 1874 zum Kern einer immer weiter um sich greifenden Skepsis, was Nutzen und Unbedenklichkeit der Schutzpockenimpfung anbetraf", Ebd. S. 84

gehörten hauptsächlich Ärzte, aber auch medizinischen Laien, wie z.B. Wegener, oder der Jurist Curt Spohr.

4.1.2) Chronik des „Impfgegners"

Der „Impfgegner" wurde, wie zuvor erwähnt, von Dr. Oidtmann im Jahr 1883 gegründet. Seine letzte auffindbare Ausgabe wurde im Juni 1933 herausgegeben. Oidtmann galt den Impfgegnern nach seinem frühen Tod im Jahr 1890 (57 Jahre alt) als Gründervater und Initiator der organisierten Impfgegnerliteratur. Seine Zeitschrift hielt sich gut 50 Jahre und somit eine relativ lange Zeit, wenn man die Wirren des Weltkrieges und der Nachkriegszeit bedenkt. In dieser Arbeit wurden jedoch die Jahrgänge 1908, 1909 und 1911 bis 1914 intensiv ausgewertet. Der „Impfgegner" durchlief in dieser Zeit verschiedene Verleger, Verlagsorte, Namen und Zusätze. Eine Übersicht gibt Tabelle 2 (siehe Anhang).

Der häufige Wechsel der Titel, des Zusatzes, der Verleger und des Verlagsortes könnte von inneren Unstimmigkeiten in der Impfgegnerschaft zeugen. Es scheint, als wäre die Ausrichtung nie ganz klar gewesen, und auch ein stringentes Konzept ist über die Jahre 1908 bis 1914 nicht erkennbar. In den meisten Ausgaben wurden Vorfälle aufgelistet, Reden oder Vorträge von Impfärzten kommentiert und Texte gegen das Impfen veröffentlicht. Nur selten publizierte man tatsächlich sachliche Meinungen. Bis auf das Erscheinungsdatum sind die 50 Ausgaben zwischen 1908 und 1914 inhaltlich quasi austauschbar. Nur in den wenigsten Fällen wurden längere Gastbeiträge abgedruckt, beispielsweise der des Juristen Curt Spohr in der Novemberausgabe 1912 „Richtlinien für unsere Bewegung".

Einheitlich war zumindest der Aufbau der einzelnen Ausgaben (Im Anhang exemplarisch die Titelseite der Ausgabe November 1912): Auf der ersten Seite war stets im oberen Viertel der Seite in großen Lettern der Name der Zeitschrift „Impfgegner" abgedruckt. Darunter waren Verleger, Herausgeber, Anschrift und Mitarbeiter zu finden. Die Mitarbeiterliste wechselte häufig. In den 1908 und 1909 Ausgaben wurde zusätzlich auf der ersten Seite wiederholt ein Portrait eines besonders bekannten oder verdienten Impfgegners veröffentlicht, meist mit Lebenslauf auf der zweiten Seite. In der Regel folgten ca. 10 Seiten Texte von verschiedenen Autoren. Am Ende der Ausgabe befanden sich die Rubriken „Vermischtes", „Bücher- und Schriftenschau", der „Sprechsaal" sowie der „Briefkasten".

In der ersten Rubrik wurden beispielsweise Vereinsneugründungen bekanntgegeben. Auch neue medizinische Produkte wurden vorgestellt, zum Beispiel ein „Genickstarre-Serum"[84]:

> *„Ein Heilserum gegen die Genickstarre:*
> *Die Blätter berichten: „Da die Genickstarre (dank der überall geübten künstlichen Blutvergiftung durch die Pockenimpfung. Red. des „Impfg.") auch in Amerika auftritt und man dort eine weitere Verbreitung befürchtet, so hat man sich mit ihrer Bekämpfung näher beschäftigt. [...]"*[85]

In der Rubrik „Bücher und Schriftenschau" stellte man verschiedene (impfkritische) Bücher vor. Im „Sprechsaal" wurden öffentliche Ankündigungen oder Meinungen kundgetan. Im „Briefkasten" veröffentlichte man Briefe an die Redaktion, sofern diese wichtig erschienen. Es konnte sich dabei beispielsweise um Berichtigungen oder Ergänzungen von regionalen Impfgegnervereinen handeln. Auch Einladungen zu Impfgegnerkongressen erschienen hier. 1912 druckte man erst ein bis zwei, ab 1913 dann bis zu fünf Seiten Werbung am Ende der Ausgabe ab.

Die Werbung war größtenteils naturheilkundlicher Art. Es wurden Hygieneprodukte, Kuren, Therapien für Sprachfehler, Skoliose, Herzleiden und Nahrungsergänzungsprodukte angeboten. Es ist eine deutlich vegetarisch/ ernährungsbewusste Tendenz festzustellen. Auch wurden große Mengen an Nahrungsmitteln beworben: Von der Art der Werbung lässt sich wiederum auf das Klientel schließen, welches der „Impfgegner" ansprach. Es handelte sich dabei größtenteils um alternativmedizinische und vegetarische Produkte, der Fokus lag auf einer naturheilkundlichen Behandlung.

4.1.3) Die Finanzierung des „Impfgegners"

Zu den Stückzahlen des „Impfgegners" ließen sich leider keine Zahlen finden. Nachdem Dr. Bilfinger im Juli 1908 zu einer Versammlung der Impfgegner in Eisenach aufgerufen hatte, wurden die Strukturen im deutschen Impfgegnerlager durcheinander geworfen. Auch der Impfgegner war davon betroffen. Existierte er seit seiner Gründung durch Oidtmann 1883 als eigenständiges Blatt, wurde er nun in den „Deutschen Bund der

---

84 Gemeint ist vermutlich die Meningitis
85 Anonym: Ein Heilserum gegen die Genickstarre. In: Der Impfgegner Nr. 9/10 (1908), S. 77

Impfgegner" eingegliedert. Seine Einzelmitglieder, Mitgliedsvereine und fördernde Vereine waren dazu angehalten, den „Impfgegner" zu bewerben und zu verteilen. Insbesondere sollten Vorstände von Naturheilvereinen dazu bewegt werden, gegen einen Mitgliedsbeitrag von 3 Mark jährlich Mitglied zu werden und *„dafür Flugblätter und den Impfgegner zu empfangen."*[86]

Insbesondere in den Ausgaben 1913 und 1914 wurde zudem immer vehementer zu Spenden aufgerufen. Dies ist recht eindrücklich in den einzelnen Ausgaben über den Verlauf der 5 Jahre zu beobachten: 1908 und 1909 wurde gelegentlich am Ende der Ausgaben um Spenden gebeten. Im Jahr 1912 wurde zusätzlich der Anfang jeder Seite mit dem Zusatz *„Impfgegner, schließet euch in allen Städten zu Vereinen zusammen. Werdet Mitglieder und werbet Mitglieder"*[87] versehen. 1913 schien die finanzielle Situation des Impfgegners zunehmend schwieriger zu werden. In den Ausgaben Februar, März, Mai, Juli und Oktober erschienen folgende, bis zu einer halben Seite umfassende Spendenaufrufe:

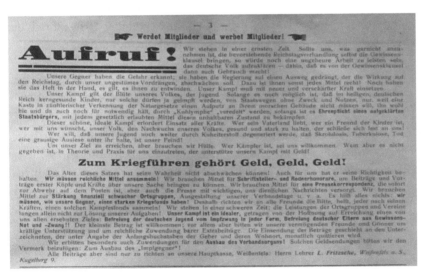

Abbildung 12: „Aufruf" zu Spenden im „Impfgegner", Ausgabe Januar 1914

---

86 Anonym: Der Impfgegner-Kongreß in Eisenach: Der Impfgegner Nr. 9/10 (1908), S. 67
87 So zu lesen beispielsweise in der Septemberausgabe 1912 des „Impfgegner", S. 100

Ab 1914 wurden diese Aufrufe noch weiter ausgeführt und ihnen mehr Platz im „Impfgegner" eingeräumt. Das vermehrte Werben für Gelder ab 1913 fiel mit der Ernennung Curt Spohrs zum 1. Vorsitzenden des Deutschen Reichsverbandes zur Bekämpfung der Impfung zusammen. Ob es sich hierbei um einen Zufall handelte, oder um Spohrs Initiative, ist nicht abschließend geklärt.

Auch die Preisgestaltung unterlag einem Wandel: Ab 1912 konnte ein Abonnement (12 Ausgaben jährlich) für je 3 Mark erworben werden. Zuvor hatte diese in den Jahren 1908 und 1909 noch 2 Mark gekostet. Zusätzlich wurden 50 Pfennig Versand pro Ausgabe veranschlagt. Auch waren nun die Preise für Werbung auf der Titelseite abgedruckt, nämlich 50 Pfennig für eine vierspaltige Zeile und 75 Pfennig für einen Vorzugsplatz. Nachdem in den Jahren 1908 und 1909 nur vereinzelt Werbung gedruckt wurde, trat diese in den Jahren 1913 und 1914 verstärkt in Erscheinung. In den letzten Ausgaben des Jahres 1914 waren es bis zu fünf Seiten.

Anscheinend kamen viele Abonnenten ihren Zahlungsforderungen während des beginnenden Krieges nicht nach. Im September 1914 schrieb der zuständige Verleger Horst Siebert auf der Titelseite des „Impfgegners":

„Eine Abbestellung des Impfgegners, wie von einigen Seiten versucht worden, ist nicht zulässig. Der Impfgegner hat nur Jahresabonnement, welches erst Ende 1914 erlischt [...]. Jeder Deutsche denkt jetzt nur daran, dem schwer bedrohten Vaterlande seine ganze Kraft zu widmen"[88].

Für die Jahre 1915 bis 1927 ließen sich keine Nachweise über den „Impfgegner" finden. Es ist wahrscheinlich, dass das Publikationsorgan während des Krieges und in der Nachkriegszeit aus organisatorischen und finanziellen Gründen seine Arbeit einstellen musste.

---

88 Siebert, Horst: An unsere Abonenten und Inserenten! In: Der Impfgegner Nr. 9 (1914), S. 133

4.2) „Der Impfgegner" (1908–1914) – Protagonisten in Hessen und Motivation

4.2.1) Sanitätsrat Peter Spohr, Oberst a.D. (Gießen)

4.2.1.1) Kindheit, Militärzeit und praktizierende medizinische Tätigkeit

Sanitätsrat Peter Spohr wurde am 26.02.1828 in Köln-Deutz als das älteste von 8 Kindern geboren. Er heiratete die 1847 geborene Josephine Emilie Friederike Spohr. Das Ehepaar hatte mindestens drei Söhne, Roderich und Curt, sowie den letztgeborenen Wilfried. Oberst Spohrs Kindheit war früh von einem Herzleiden geprägt, das ihn in seiner sozialen Aktivität stark einschränkte:

> „Infolge der angeblichen, durch die so ziemlich allmonatlich stattgefundenen Untersuchungen meines Herzens durch unseren Hausarzt Dr. Kalt immer wieder bestätigte „Hypertrophie" hatte sich mein Vater bis dahin bestimmen lassen, mich sowohl vom Schwimm- als auch vom Turnunterricht fernzuhalten. (…) Ich schämte mich ordentlich vor meinen Mitschülern, die schon Freischwimmer und zum größten Teil auch tüchtige Turner waren(…) "[89].

Eine Hypertrophie beschreibt eine Vergrößerung des Herzens. Wie aus dem Zitat ersichtlich wird, litt Spohr sehr unter dieser Diagnose, da sie ihn von der Teilhabe an Freizeitaktivitäten weitgehend ausschloss. Dies bedeutete in der Folge auch einen Ausschluss aus sozialen Gruppen, wie beispielsweise Fußballvereinen oder Turnvereinen. Durch sein Drängen und das seiner Mutter konnte der Vater überzeugt werden, den Sohn doch am Schwimmunterricht teilnehmen zu lassen. Da er sich in der Folge gut darin machte, wurde ihm 1839 auch das Turnen erlaubt. Dies bedeutete für ihn einen Erfolg über den so gehassten Hausarzt Dr. Kalt:

> „Er musste selbst bezeugen, dass ich ein gesunder, kräftiger Junge sei und aussähe ‚wie das ewige Leben. Das war ein durchschlagender Erfolg meiner natürlichen Lebensenergie und wurde entscheidend für mein ganzes späteres Leben. Ihr verdanke ich die natürliche Abneigung gegen die ganze Giftheilkunde, die sich durch

---

89 Spohr, Peter: Die Rolle der Medizin in meinem Leben. Freiburg: Verlag von Paul Lorenz 1914, S. 10

die Erfahrungen bezüglich der elenden Impferei 3 Jahre später auch entschieden befestigen sollte."[90]

Dr. Kalt spielte auch im weiteren Verlauf eine wichtige Rolle in Spohrs Leben. Nicht nur verbot er ihm in jungen Jahren das Schwimmen und Turnen, auch nötigte er die Spohr-Kinder zur Impfung: Im Alter von 14½ Jahren sollten seine beiden 1½ und 5 Jahre alten Schwestern gegen Pocken geimpft werden. Da Spohr bereits früh an den Windpocken erkrankt war, war er bis zu diesem Zeitpunkt ebenso wie seine beiden Schwestern noch nicht geimpft worden. Auf Vorschlag des Dr. Kalt stimmte sein Vater 1842 dann aber einer Pockenschutzimpfung zu. Diese sollte per „Abimpfung" von der Tochter des Hausmädchens erfolgen. Nachdem die Impflymphe eingebracht worden war, wusch sich der junge Spohr diese sogleich mit Wasser aus dem hauseigenen Brunnen gründlich aus, wodurch seiner Ansicht nach ein Ausbruch der Pocken bei ihm verhindert werden konnte.[91] Seine beiden Schwestern erkrankten in der Folge jedoch – genauso wie das geimpfte Kind des Hausmädchens – an einem Augenleiden:

> „Meine beiden kleinen Schwestern dagegen, bei welchen die Impfpocken ‚sehr schön aufgegangen', erkrankten, noch ehe deren Abheilung erfolgte, schwer an den Augen. Beide wurden vom Hausarzt, Dr. K., behandelt. Derselbe war [...] sofort zu dem Schluss gekommen, dass diese Augenentzündungen skrophulöser Natur seien und mit der Impfung im Zusammenhang ständen."[92]

Die 5jährige Schwester litt 1½ Jahre an der Augenerkrankung und behielt auch nach Ausheilung dunkle Flecken auf der Hornhaut, während die jüngste Schwester nach 4 Monaten wieder gesundete. Diesen Umstand beschreibt Spohr mit den Worten: „Dieses lange Leiden der beiden bis dahin so gesunden und kläräugigen Kinder machte auf mich einen tiefen Eindruck. Ich ward von da ab einer der aufmerksamsten Beobachter von

---

90 Ebd., S. 13 [Hervorhebungen M.P.]
91 Ebd., S. 14
92 Spohr, Peter: Die Folgen der Impfung in Volk und Armee. Ein Gutachten auf Grund 48jähriger Erfahrungen. Leipzig: Verlag der Neuen Heilkunst 1891, S. 5
   Anmerkung: Eine Erkrankung des Sehorgans war eine typische Komplikation sowohl einer Pockeninfektion, als auch einer Pockenimpfung. Es konnte zu bleibenden Schäden und Beeinträchtigung der Sehkraft kommen.

Impffolgen. "[93]. Und: „*Diese Erfolge der Impfung bei meinen Geschwistern machten mich auf immer zum entschiedenen Impfgegner.* "[94]

Diese Kindheitserfahrungen des damals erst 14jährigen Spohrs an sich selbst und seinen Geschwistern führten dazu, dass er sich gegen das Impfen und gegen Ärzte ganz allgemein verwahrte. Am 17.10.1845 immatrikulierte sich Spohr für das Studium der Rechtswissenschaften an der Universität Bonn[95]. Er exmatrikulierte sich jedoch bereits 3 Jahre später, am 06.10.1848 wieder. Tatsächlich ließ sich der darauffolgende Verlauf seiner Ausbildung nicht sicher validieren, was vor dem Hintergrund Spohrs medialer Präsenz umso erstaunlicher erscheint. Stellenweise wurde Spohr als „Sanitätsrat" bezeichnet, an anderer Stelle bezeichnete er sich selbst als „Oberstlieutenant a.D."[96] Der Titel „Sanitätsrat" wurde an sich nur an verdiente Ärzte verliehen.[97]

Am 1.10.1849 trat Spohr als Offiziersaspirant bei der Artilleriebrigade des preußischen Militärs in Köln ein, wo er abermals geimpft werden sollte. Seit 1834 die Impfung im Militär verpflichtend eingeführt worden war, mussten auch alle neuen Rekruten eine Impfung an sich vornehmen lassen. Spohr schreibt dazu: „*Von der Impfung [...] befreite mich das freundliche Machtwort meines Kompaniechefs Hauptmann Lachmann II, welcher auf meine Bitte, mich von der Impfung zu dispensieren einfach erwiderte ‚Bleiben Sie weg von dem Schwindel!'* "[98]. Dieser Sachverhalt zeigt auf, wie Spohrs Kindheitserfahrungen sich durch sein gesamtes Leben ziehen. Seine Abneigung gegen den Hausarzt Dr. Kalt, welcher für ihn sinnbildlich für das Versagen der akademischen Medizin stand, paarte sich mit den guten Erfahrungen, die er mit seinen naturheilkundlichen Behandlungsmethoden machte. Als Beispiel soll ein Vorfall aus dem Jahr 1861 dienen: Nachdem sich Spohr bei einem Fest seine Hand an einem Weinglas zerschnitten hatte,

---

93 Ebd., S. 6.
94 Spohr, Peter: Die Rolle der Medizin in meinem Leben. Freiburg: Verlag von Paul Lorenz 1914, S. 15
95 Dies ergab eine Anfrage im Archiv der Universität Bonn. Der Abgleich erfolgte anhand von vollen Namen sowie Alter, und schließt eine Verwechslung quasi aus.
96 Bspw. auf der Titelseite von "Die Folgen der Impfung in Volk und Armee", 1891
97 Tatsächlich ist die Datenlage zu Spohrs späteren Titeln sehr uneinheitlich.
98 Spohr, Peter: Die Rolle der Medizin in meinem Leben. Freiburg: Verlag von Paul Lorenz 1914, S. 26

entstand ein Disput mit einem Arzt über die Wundversorgung: Der Arzt *„[...] bestand [auf eine Wundversorgung], Dem widersprach ich, „weil sie dazu zu tief sei und durch Eiterung aus der Tiefe heilen müsse'".*[99] Spohr behandelte seine Hand daraufhin selbst mit Hilfe von Wasserbädern und einem losen Verband. *„Schon am 6. Tage nach dem Unfall [...] war die Wunde geschlossen und vernarbt, am folgenden versuchte ich schon einige Säbelhiebe und meldete mich am 8. Tage gesund."*[100]

Derartige Behandlungen an sich selbst oder an seinen Kameraden führte Spohr häufig durch, wie sich auch im Verlauf dieses Kapitels zeigen wird. In seinen Büchern „Die Rolle der Medizin in meinem Leben" und „Was haben wir zu tun und zu lassen um uns gesund zu erhalten"[101] schildert er knapp 50 derartige Vorfälle und deren Behandlung. Ein weiteres Augenmerk galt zudem der Verhinderung der Impfungen im Heer. Nach seinen äußerst prägenden Kindheitserlebnissen sprach er sich entschieden gegen diese aus: Nach dem Abmarsch mobiler Militärtruppen aus Koblenz im Jahr 1870 traten dort einige Pockenfälle auf. Das General-Kommando entschied, alle immobilen Truppen in Koblenz und in der näheren Umgebung impfen zu lassen. Als Spohr davon erfuhr, reagierte er umgehend:

„Ich reiste sofort nach Koblenz, erbat eine Audienz bei dem Feldmarschall und stellte ihm vor, wie schädlich diese Maßregel nach meinen Erfahrungen sei, wie verhängnisvoll diese künstliche Krankmachung für meine mitten im Examen befindlichen Kriegsschüler werden könne, von denen vielleicht Einzelne, statt demnächst in den Feldzug einzutreten ins Lazarett wandern müssten. Meine Audienz hatte vollen Erfolg."[102]

1870 schien Spohr in seiner militärischen Laufbahn bereits aufgestiegen zu sein. Auch wenn er es in seinen Büchern nie direkt erwähnte, befehligte er zu diesem Zeitpunkt anscheinend bereits eigene Rekruten. Seine Militärschüler hätten in der Folge alle ihr Examen bestanden und seien frohgemut ins Feld gezogen. Pocken waren für Spohr kein abstraktes Übel,

---

99 Ebd., S. 62
100 Ebd., S. 64
101 Dieses Buch wird per ISBN Roderich Spohr zugeschrieben. Im Klappentext Peter Spohrs „Rolle der Medizin." ist es jedoch als Schrift des Peter Spohr geführt.
102 Spohr, Peter: Die Rolle der Medizin in meinem Leben. Freiburg: Verlag von Paul Lorenz 1914, S. 74f.

welches jeden befallen könne, sondern ein Ergebnis mangelnder Hygiene. Die Gefahr einer Pockenerkrankung sah er daher bei hygienischer Vorsorge nicht gegeben: *„nicht im Mindesten, denn die Wäsche ist frisch und sauber und die Stube habe ich bei 15° Kälte gründlich lüften, scheuern und heizen lassen."*[103]

Im Januar 1871 kam es unter Spohrs Leitung zur Besetzung der westfranzösischen Gemeinde Mohon, die zuvor monatelang belagert war. Seiner Meinung nach war dies der ideale Ort gewesen, um eine Pockenepidemie hervorzubringen. Tatsächlich fanden sich unter den Einwohnern Mohons einige Pockenerkrankte:

„Obgleich auch unter den Bewohnern Mohons sich noch einzelne Pockenkranke vorfanden, welche ihre Wohnungen und Habseligkeiten nicht hatten verlassen wollen, so erkrankte doch auch von meinen Leuten, meist Landwehr zweiten Aufgebots, also nach Koch[104]*: nicht mehr ‚geschützt', Niemand. Ich schreibe dies der von mir gehandhabten Reinlichkeit zu, indem ich die Brauerei, deren Heizvorrichtungen, Kühlschiff u.s.w. erhalten waren, zu einer Badeanstalt einrichten ließ, so dass es möglich war, alle Leute wöchentlich mindestens einmal baden zu lassen."*[105]

Hier tritt ein immer wiederkehrendes Konzept Spohrs zu Tage, die Behandlung mit sauberem Wasser. Dieses verwendet er häufig, auch bei der Therapie seiner Handverletzung (s.o.) oder der Pocken seiner Kinder. Reines Wasser eignete sich nach seinem Verständnis aber nicht nur zur Wundheilung, sondern eben auch zur Einhaltung der Hygiene und der Aufrechterhaltung der körperlichen Abwehrkräfte.

---

103 Spohr, Peter: Die Folgen der Impfung in Volk und Armee. Ein Gutachten auf Grund 48jähriger Erfahrungen. Leipzig: Verlag der Neuen Heilkunst 1891, S. 15

104 Gemeint ist vermutlich Robert Koch, deutscher Mikrobiologe und späterer Nobelpreisträger. Koch wurde im Dezember 1843 in Clausthal geboren und starb 1910 in Baden-Baden. Seine Forschungsergebnisse im Bereich der Mikrobiologie und Bakteriologie waren wegweisend und trugen maßgeblich zur Beschreibung des Tuberkulose- und Milzbranderregers bei.
Vgl: Gradmann, Christoph: Krankheit im Labor. Robert Koch und die medizinische Bakteriologie. Göttingen: Wallstein Verlag 2005

105 Spohr, Peter: Die Folgen der Impfung in Volk und Armee. Ein Gutachten auf Grund 48jähriger Erfahrungen. Leipzig: Verlag der Neuen Heilkunst 1891, S. 23 [Hervorhebung M.P]

Sabina Roth setzt sich in einem Beitrag in Syvelyn Hähner-Rombachs „Ohne Wasser ist kein Heil" mit dem „Gebrauch des kalten Wassers in Schroths Naturheilverfahren um 1870" auseinander. Ihr zufolge erfreuten sich Wassertherapien im 19. Jahrhundert zunehmender Beliebtheit:

> *„Kaltes Wasser war Gegenstand wissenschaftlicher Abhandlungen, erste universitäre Lehrstühle nahmen sich seiner an. Auch laienmedizinische Bewegungen verschrieben sich ihm, und er bot Anlass zum Streit um Schul- und Alternativmedizin. Kaltwasseranwendungen offerierten dem bürgerlichen Mittelstand [...] seine Gesundheit und seine Beschwerden im Kontakt mit dem Wasser selbst zu regulieren."*[106]

Spohr erscheint somit weniger als revolutionierender Einzelkämpfer und mehr als Teil einer gesamtheitlichen Bewegung, deren Ziel eine Verbesserung der Gesundheit durch Anwendung von Wassertherapien zu sein schien. Auch stand Spohrs Grundhaltung im Einklang mit allgemeinen Prinzipien der Naturheilkundebewegung, die Robert Jütte in seinem Beitrag zur Alternativmedizin herausarbeiten konnte. Dieser schreibt über die Definition der Naturheilkunde durch den bayerischen Militärarzt Lorenz in der zweiten Hälfte des 19. Jahrhunderts:

> *„Er prägte auch den Begriff Naturheilkde., worunter er ‚Naturheilverfahren ohne Medicin im schneidenden Gegensatz zu Heilverfahren mit Medicin' verstand. Ersteres heile, so der bayerische Militärarzt, mittels Kälte und Wärme, Trinken von kaltem Wasser, feuchten Umschlägen, Diät, frischer Luft usw., während letzteres nicht ohne Arzneimittel und Aderlaß auskomme."*[107]

Dass auch Spohr die gute Durchlüftung der Räume empfahl, zeigt der Fall der Pockenerkrankung eines seiner Adjutanten. Über diesen schrieb er:

> *„[...] Der Herr Adjutant hatte aber eine erschreckende Scheu vor frischer Luft und Erkältung. Bei den vielen Büroaufgaben, welche er stets mit starkem Personal in verhältnismäßig zu kleinen Räumen zubrachte (es waren oft 15–20 Feldwebel und Schreiber in Räumen von etwa 36 Quadratmetern versammelt) ließ er niemals ein Fenster öffnen. Ich hatte ihn oft gewarnt, da ich stets, wenn ich bei*

---

106 Roth, Sabina: Dunst und Schweiß. Zum Gebrauch des kalten Wassers in Schroths Naturheilverfahren um 1870. In: Hähner-Rombach, Sylvelyn: „Ohne Wasser ist kein Heil" – Medizinische und kulturelle Aspekte der Nutzung von Wasser. Stuttgart: Franz-Steiner Verlag 2005, S. 13

107 Jütte, Robert: Alternativmedizin. In: Enzyklopädie der Medizingeschichte. Berlin: de Gruyter 2005, S. 46

ihm dienstlich zu tun hatte, auf eine entsetzliche, mit Menschenausdünstungen erfüllte Luft traf."[108]

Spohr machte keinen Hehl daraus, dass er dieses Handeln nicht nachvollziehen konnte und abstoßend fand. Krankheit war für ihn der Ausdruck eines schlechten oder falschen Lebensstiles. Besagter Adjutant sei bereits fünf Mal geimpft worden, war nun jedoch trotzdem an den Pocken erkrankt. Die folgende Behandlung des Soldaten durch Spohr sah eine Ganzkörperwickelung mit in 18 Grad Celsius kaltes Wasser getauchten Bettlaken vor und eine darauf folgende 1,5 – 2stündige Ausdünstung vor dem Kaminfeuer. Die Zimmertemperatur sollte bei geöffnetem Fenster nicht mehr als 12 – 15 Grad betragen, die Ernährung bestand aus Wasserreis mit Kartoffeln, Apfelbrei und Pflaumen. Die Genesung sei bereits nach 8 Tagen eingetreten, so dass der Adjutant schon nach 10 Tagen seinen Dienst wieder verrichten konnte. Als weiteres Beispiel für Spohrs naturheilkundliche Behandlungsmethoden mit Wasser und Luft kann ein Ereignis aus dem Winter 1874 dienen: Spohr berichtet über seine Nachbarn wie folgt:

„Über uns wohnte ein Stallmeister, Sergeant bei den Pionieren, der 2 kleine Kinder von 2–3 Jahren hatte. [...] Gegen Mitte März waren die beiden Kinder von einem Militärdienst geimpft worden. Die Impfpusteln waren an den Impfstichen [...] bei beiden Kindern glänzend aufgegangen, hatten aber allmählich neue auf der Brust erzeugt, die sich dann auch auf den Unterleib verbreiteten."[109]

Durch eine Unachtsamkeit des Kindermädchens waren die Kinder Spohrs, Curt und Roderich, damals ebenfalls erst zwei und vier Jahre alt, mit den beiden Kindern des Stallmeisters in Kontakt gekommen und steckten sich dadurch mit den Pocken an. Spohr berichtet weiter:

„[...] ich übernahm die Behandlung der Kinder des Stallmeisters ganz in derselben Weise, wie bei meinen eigenen. Ein einschneidender Unterschied ergab sich doch: Während meine beiden Knaben, in gut gelüfteten Zimmern bei fortwährend geöffneten Fenstern behandelt, in 8 Tagen schon wieder mit abgeblatterten Pocken im Garten spielen konnten, hatte ich bei denen so enge wohnenden und ängstlich auf Erhaltung der Wärme in ihrer kleinen Wohnung erpichten Leuten immer wieder damit zu kämpfen, ihnen die Notwendigkeit guter Lüftung auseinanderzusetzen und die bei meinen Besuchen fast stets geschlossenen Fenster

---

108 Spohr, Peter: Die Rolle der Medizin in meinem Leben. Freiburg: Verlag von Paul Lorenz 1914, S. 78

109 Ebd., S. 87

wieder zu öffnen. So zog sich die Behandlung der Kinder des Stallmeisters volle drei Wochen hinaus[...]."[110]

Dieser Vorfall sollte sich später noch als relativ bedeutungsvoll herausstellen. Nachdem Roderich Spohr 1911 selbst an den Pocken erkrankte und eine Endemie auslöste, griff der „Impfgegner" dieses Thema auf und bezog sich auf die Tatsache, dass Roderich bereits in Kindesalter an den Pocken erkrankt sei. (Mehr dazu in Kapitel 4.2.2) Erfolgreiche Behandlungen wie die der Kinder des Stallmeisters bestätigten Spohr in seinem Handeln und seiner Denkweise, die er auch an seine beiden Söhne weitergab.

Für Peter Spohr gilt im besonderen Maße, dass er durch den Erfolg seiner eigenen Behandlungsmethoden sowie seine frühen Kindheitserfahrungen beeinflusst wurde und für sich ein funktionierendes Konzept zur gesunden Lebensweise entdeckt hatte. Dieses fußt maßgeblich auf Praktiken, wie ausreichender Durchlüftung der Wohnräume, wöchentlicher (!) Körperpflege und Einhaltung elementarer hygienischer Grundmaßnahmen. Ferner kann Spohr als Autodidakt gelten, da er die meisten seiner zahlreichen Erkrankungen (Siehe dazu Inhaltsverzeichnis Spohrs „Die Rolle der Medizin in meinem Leben") selbst behandelte und die Erkenntnisse später bei anderen anwandte. Einen starken Einfluss auf ihn hatte anscheinend das Buch „Wasser tuts freilich" von J.H. Rausse, auf welches an späterer Stelle genauer eingegangen werden soll. Abgesehen davon schien es keinen Mentor zu geben, an welchem sich Spohr orientierte. Er verfolgte eine humanistische Ansicht, bei der er der Bevölkerung – frei von staatlichen Zwängen – zutraute, mit relativ einfachen Mitteln für ihr persönliches Wohlergehen sorgen zu können.

Neben seiner Vorstellung von der „hygienischen Lebensweise" war er auch dem Vegetarismus zugetan. Nachdem er 1868 seine Frau Friederike geehelicht hatte, welche diesen mit in die Ehe brachte und ebenfalls eine naturheilkundliche Lebensweise pflegte, widmete er dem Thema in seinem Buch „was ich der Medizin zu verdanken habe" einen Abschnitt:

„Nachdem ich sie im September 1868 dann als Gattin nach Engers heimgeführt, begann für mich an der Seite einer schönen, geistvollen Frau ein neues Leben,

---

110 Ebd., S. 88

in dem nunmehr der ,Vegetarismus' den Ton angab und alsbald einen Aufsehen erregenden Sieg erfocht. "[111]

Nachdem Spohr von zwei seiner Kameraden ob seiner vegetarischen Lebensweise aufgezogen wurde, schloss er mit ihnen eine Wette: Er würde gegen beide fechten, wobei sie sich im Gegensatz zu ihm abwechseln dürften. Da Spohr die Wette gewann, brachte er laut eigener Aussage *„Manchen zum Nachdenken über die Leistungsfähigkeit der vegetarischen Lebensweise".*[112] Leider bleibt er konkrete Beweise schuldig, um welche Personen es sich dabei genau handeln könnte.

In Spohrs Behandlungsmethoden lassen sich sowohl Züge der Diätetik als auch der Hydrotherapie und der Bewegungstherapie erkennen. Der an Pocken erkrankte Adjutant wurde diätetisch mit Apfelbrei, Kartoffeln und Pflaumen behandelt. Seine Wasserbehandlungen des Adjutanten und seiner Kinder sind typisch für die Hydrotherapie. Für Heinrich Gossmanns Naturheilanstalt zu Kassel machte er in seinem Buch *„Die Folgen der Impfung"* Werbung. Dort wurden Verfahren nach Kneipp und Prießnitz angewandt. Zumindest seine Affinität zu Wasserkuren ist auf ein Ereignis im Jahr 1857 zurückzuführen:

Als sich auf Spohrs Gesäß eine immer größer werdende Anzahl von Furunkeln bildete, riet ihm ein Kollege zu einer Therapie mit Schierling. Zudem trug er die Furunkel chirurgisch ab, wozu Spohr auf Grund des Manifestationsortes selbst nicht in der Lage war. In der Folge durchlebte Spohr große Schmerzen, bis er durch Zufall auf das Buch „Wasser tut's freilich!" des deutschen Heinrich Friedrich Francke (auch unter dem Pseudonym: J.H.Rausse) stieß. Spohr schreibt dazu, er fand darin ein *„köstliche[s] Buch – welches ich noch heute, nach 56 Jahren besitze und mit tiefer Dankbarkeit betrachte"*[113]. Die Behandlung seiner Furunkel übernahm er ab diesem Zeitpunkt selbst und schreibt darüber: *„Hei, wie wohlig tat den brennenden Wunden das schöne sonnendurchschienene, wohl 18–20° warme Wasser"*[114].

---

111 Ebd., S. 72
112 Ebd., S. 73
113 Ebd., S. 53
114 Ebd., S. 53

Wie auch seine Begegnung mit dem Haus- und Impfarzt Dr. Kalt dürfte Spohr diese Erfahrung prägend beeinflusst haben. In der Folge bestellte Spohr ein weiteres Werk Franckes, die „Anleitung zur Ausübung der Wasserheilkunde"[115]. Zur fiebersenkenden Therapie steht dort beispielsweise, man solle den Erkrankten ein „Halbbad" nehmen lassen. Die Temperatur hängt von der Erfahrung des Patienten ab: *„Zu diesem Bad wird nie ganz kaltes Wasser genommen, sondern abgeschrecktes in einer Temperatur von 15 bis 12° herab für wassergewohnte Personen und von 20–16° für wasserungewohnte. "*[116] Für die 1850er Jahre beschreibt Spohr seine Behandlung mehrerer fieberkranker Personen wie folgt: *„Im sogenannten Hitzestadium ließ ich den Fieberkranken feucht (das Leintuch wurde in Wasser von 16° eingetaucht und ausgewrungen) einpacken, 1½ – 1¾ Stunden dunsten und dann im Halbbade von 22° abwaschen".* Hier lassen sich also klare Parallelen zwischen Franckes und Spohrs Ansätzen erkennen. Es ist davon auszugehen, dass Spohr Franckes Methoden übernommen hatte.

Spohr vertrat einen naturheilkundlichen Therapieansatz, der einerseits auf der klaren Abneigung gegen die Schulmedizin, andererseits auf seinen positiven Erfahrungen mit der Naturheilkunde basierte. Glaubt man seinen autobiographischen Schilderungen, hatte er mit letzteren durchaus Erfolg. Besonders viel Wert legte er auf Hygiene, Durchlüftung und Wasserkuren. Inwieweit er sich in ein Netzwerk der Impfgegnerschaft in Hessen einfügte, soll im nächsten Kapitel diskutiert werden.

4.2.1.2) Vernetzung in der Impfgegnerschaft und Öffentlichkeit

Peter Spohr kann zwischen 1874 und 1914 als eine der Schlüsselfiguren im Impfgegnernetzwerk Hessens gelten. Sein Interesse galt neben der Medizin aber auch der Reitkunst, der Pferdezucht und dem Militärwesen, sodass er diverse Bücher zu diesen Themen veröffentlichte: Unter anderem „Die Logik der Reitkunst", „Bein- und Hufleiden der Pferde" und „Die Belagerung von Thionville 1870/71". Er beschäftigte sich nie nur mit einem Thema, womit sich erklären lässt, dass er für den „Impfgegner" nicht viele

---

115 Francke, Heinrich Friedrich: Anleitung zur Ausübung der Wasserheilkunde. Für Jedermann, der zu leben versteht. Leipzig: Theodor Hahn Verlag 1850
116 Ebd., S. 97

Texte verfasste. Andererseits entsteht der Eindruck, dass es sich bei Oberst Spohr um eine sehr beliebte und respektierte Person handelte. Ausschlaggebend war sicher auch, dass mit ihm eine durchaus berühmte und geschätzte Person des öffentlichen Lebens auf Seiten der Impfgegner stand. Sich mit der Unterstützung solcher Persönlichkeiten rühmen zu können, verlieh der Sache eine gewisse Ernsthaftigkeit und Seriosität. Zudem war Spohr in seiner Position als designierter Militäroberst ein Bediensteter des preußischen Staates, der dennoch öffentlich gegen dessen Linie Stellung bezog. So konnte Spohr als Galionsfigur und Aushängeschild des „Impfgegners" dienen und hätte in diesem sicherlich noch deutlich mehr Raum eingenommen, wenn er sich nicht noch anderen Themen verpflichtet gesehen hätte. *Ein Ereignis beschreibt den Charakter Spohrs sehr treffend: Als in der März/April-Ausgabe 1908 des „Impfgegners" ein Gedicht samt Bild zu Ehren seines 80. Geburtstages abgedruckt wurde, dankte er in der darauffolgenden Ausgabe* des „Impfgegners" dem Verfasser für seine Worte und bat darum, in Zukunft von derartigen

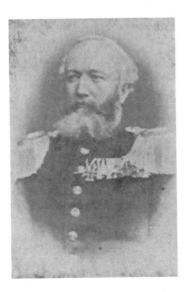

Abbildung 13: Portrait Spohrs zu Ehren seines 80. Geburtstages.

Beglückwünschungen abzusehen:

> *„Wer für die Menschlichkeit und den Kaiser*
> *sein Herzblut hergab wie ein Spohr*
> *benötigt keine Lorbeer-Reiser*
> *mit solchen schmückt sich nur der Tor*
> *Ein Ritter ohne Furcht und Tadel:*
> *Ob Spohr die Feder führt, ob's Schwert*
> *Ihm ward verliehen jener Adel,*
> *Der wirklich, nicht nur – scheinbar ehrt!"*[117]

Darauf Spohr:

> *„Außer Stande die so überaus zahlreichen von Vereinen, so wie von persönlichen*
> *Freunden und Anhängern mir zu meinem 80ten Geburtstag gesendeten Glückwün-*
> *sche im Einzelnen zu beantworten bitte ich, mit meinem herzlichen, auf diesem Wege*
> *geäußerten Dank vorlieb nehmen zu wollen. Auch bitte ich, den Wunsch ausspre-*
> *chen zu dürfen, mir etwa künftig noch von der Vorsehung beschiedene Geburtstage*
> *in freundlicher stiller Erinnerung vorüber gehen lassen zu wollen. – Spohr, Oberst*
> *a.D. – Gießen den 28.2.1908"*[118]

Eine ähnliche Gegebenheit ereignete sich bereits zu Ehren Spohrs 70. Geburts-
tags und soll in Kapitel 4.3.2.1 näher behandelt werden. Im Alter von 63
Jahren schrieb er seine Ansichten und Erfahrungen zum Impfthema in einer
Art Autobiographie nieder. Diese erschien 1891 im Verlag der neuen Heilkunst
in Leipzig und trug den Titel „Die Folgen der Impfung in Volk und Armee –
Ein Gutachten auf Grund 48jähriger Erfahrung von P. Spohr, Oberstleutnant
a.D." Es handelt sich dabei um ein Werk mit autobiographischen Züge, in
welchem sich Spohr anhand seiner eigenen Erfahrungen im Militär kritisch
mit der Vakzination auseinandersetzt. Er beginnt dieses Buch mit folgenden
an den Leser gerichteten Worten:

> *„Sie wünschen über die sogenannte Schutzpockenimpfung meine Ansicht zu ver-*
> *nehmen, welche ich auf Grund 48jähriger Erfahrung und vielfältiger eigener Erleb-*
> *nisse, wie des Studiums einer zahlreichen impffreundlichen und impfgegnerischen*
> *Litteratur gewonnen habe."*

In der Folge führt er aus, dass er sich dabei hauptsächlich auf sein Gedächtnis stützen müsse, da er seine säuberlich geführten Notizen zu diesem

---

117 Ressel, Wilhelm: Oberst a.D. Spohr. In: Der Impfgegner Nr. 3/4 (1908), S. 28
118 Spohr, Peter: Öffentliche Danksagung. In: Der Impfgegner Nr. 3/4 (1908), S. 30

Thema nach Weiterverarbeitung zu einer persönlichen Denkschrift ver-
nichtet habe. Auch diese Denkschrift, um die ihn sein *verstorbener Freund
Dr. Oidtmann*[119] gebeten habe, sei auf Grund verschiedener Umstände
verloren gegangen. Bei Dr. med. Oidtmann handelt es sich um den Gründer der Zeitschrift „Der Impfgegner". Oidtmann und Spohr waren im
Abstand von wenigen Jahren beide in der Umgebung von Köln geboren
worden, beide dem Militär beigetreten, und hatten beide in Bonn studiert.
Es liegt nahe, dass sich ihre Wege spätestens während ihrer Militärzeit das
erste Mal kreuzten, genaue Nachweise hierüber existieren allerdings nicht.
Oidtmann starb bereits 1890, im Alter von nur 57 Jahren. Oidtmann und
Spohr schienen sich nahe zu stehen, so bezeichnet Spohr Oidtmann in seinen Aufzeichnungen mehrmals als *„unseren verstorbenen Führer"*[120] und
„alten Freund" und ließ am Ende seines Buches Werbung für Oidtmanns
„Impfgegner" abdrucken. Vermutlich fällt auch der Erscheinungstermin
von Spohrs Aufzeichnungen nicht nur zufällig auf ein Jahr nach Oidtmanns
plötzlichem Tod.

Oidtmann und Spohr machten beide weitreichende Erfahrungen während Feldzügen und es ist davon auszugehen, dass auch dies für ihre Meinungsbildung ausschlaggebend war:

> *„Ebenso haben Prof. Ad. Vogt (Bern) und Dr. Oidtmann nachgewiesen, dass
> wenigstens die Napoleonischen Linien-Armeen noch unmittelbar vor dem Feld-
> zuge geimpft wurden, und dass sie gerade die meisten Pockenerkrankungen
> lieferten, während die Faidherbesche*[121] *aus ungeimpften Mobilgarden und Ter-
> ritorialtruppen zusammengesetzte Armee von den Pocken gänzlich verschont
> blieb."*[122]

Bei den „napoleonischen Linienarmeen" handelte es sich um Napoleons
Infanterie, die in mehreren hintereinander stehenden „Linien" aufgereiht
war. Linienarmeen waren eine typische Schlachtordnung des 18ten und

---

119 Spohr, Peter: Die Folgen der Impfung in Volk und Armee. Ein Gutachten auf
   Grund 48jähriger Erfahrungen. Leipzig: Verlag der Neuen Heilkunst 1891,
   Vorwort
120 Ebd., S. 3 und 8
121 Louis Faidherbe, französischer General, der ab November 1870 mit dem
   Kommando der französischen Nordarmee im Deutsch-Französischen Krieg
   betraut war.
122 Ebd., S. 24

19ten Jahrhunderts. Anscheinend hatten Vogt und Oidtmann eine Untersuchung zu Pockenerkrankung in der Armee angefertigt. Sie kamen zu dem Schluss, dass viele der Pockenerkrankten erst kurz vorher gegen eben die Pocken geimpft worden waren. Dass diese Vorfälle nicht in den offiziellen Statistiken auftauchten, führt Spohr auf deren bewusste Verfälschung zurück und als Beweis für Manipulation. So seien an Pocken Erkrankte oftmals als „anderweitig aus dem Heer Entlassene" geführt worden und somit nicht als tote oder erkrankte Soldaten in der Statistik aufgetaucht:

> *„Dagegen gibt es eine Rubrik in dieser Statistik, welche wohl geeignet ist, vieles zu verbergen, was sonst offenbar werden würde, womit nicht gesagt sein soll, dass sie zu diesem Zweck eigens erfunden wäre – das ist die Rubrik der ‚anderweitig Entlassenen' ".*[123]

1. An Toten . . . . 1344 (darunter 1010
                               durch Krankh.
                               105 d. Unfälle,
                               229 d. Selbstmord;
2. an Invaliden 3166;
3. an Dienstunbrauchbaren . 4353;
4. an anderweitig Entlassenen 8033.
          Totalverlust 16 896 Mann,

Abbildung 14: Statistik zum Abgang aus dem Heer im Zeitraum zwischen 08/1889 bis einschließlich 07/1890. Auswertung durch Spohr selbst.

In den 12 Monaten zwischen August 1889 bis einschließlich Juli 1890 waren insgesamt rund 17.000 Mann verlorengegangen: Davon ca. 1300 durch Tod, ca. 3200 durch Invalidität, gut 4400 durch Dienstunbrauchbarkeit und ca. 8000 auf Grund der bereits genannten „anderweitigen Entlassung". Auf welcher Grundlage Spohr diese Zahlen erhebt bleibt unklar. Zwar gibt er an, die Erhebung *„nach den Mitteilungen des Militärwochenblattes"* gemacht zu haben. Dieses fungierte jedoch mehr als Nachrichtenblatt und war mit der unmittelbaren Erhebung von Kranken- und Invalidenzahlen nicht betraut. Eine detaillierte Erhebung zu dieser Thematik liefert einzig

---

123 Ebd., S. 25

der Sanitätsbericht des preußischen Heeres, welcher später in diesem Kapitel thematisiert werden soll.

Dass das preußische Heer in Friedenszeiten einen solch hohen Verlust hinnehmen muss, kommentiert Spohr wie folgt:

> „Immerhin spricht dieser Gesamtverlust einer Armee von 400.000 Mann, welcher mitten im Frieden 16896 Mann beträgt, von den gesündesten, ausgesuchten Männern der Nation ein wahrhaft vernichtendes Urteil über das herrschende Medizinalsystem."[124]

An den Toten (Punkt 1) stellten die durch Krankheit Verstorbenen den größten Anteil (1010 von 1344). Spohr kritisiert, dass in der offiziellen Statistik von insgesamt ca. 17000 ausgetretenen Soldaten (siehe Abbildung) tatsächlich nur 350 Fälle (105 Unfälle und 229 Selbstmorde) nachvollziehbar seien. Insbesondere die „anderweitigen Entlassungen" standen für ihn im Verdacht, ein Sammelbegriff für Opfer von Impfschäden zu sein. Da diese jedoch nicht unter solch einer Bezeichnung in den Statistiken auftauchen durften, wurden sie anders genannt, oder der offizielle Austrittsgrund entsprechend angepasst, so seine Vermutung. Allerdings kann Spohr für seine These keine Belege anführen.

Tatsächlich führte Preußen zum Thema Heeresverlust und insbesondere den „Krankenabgang" einen überaus detaillierten sogenannten „Preußischen Sanitätsbericht". Und tatsächlich findet sich in diesem auch die Rubrik der „anderweitig Abgegangenen". Für das Jahr 1889/1890 taxiert der Sanitätsbericht die Zahl dieser auf 15.260 Mann (von insgesamt 389.622 Erkrankten). Die Diskrepanz zwischen den von Spohr kolportierten 8033 „anderweitig Entlassenen" lässt sich eventuell durch unterschiedliche Zeitspannen in der Erhebung erklären. Schließlich handelt es sich bei den von Spohr verwendeten Zahlen um seine eigene Erhebung und nicht um die Offizielle. Der Sanitätsbericht schlüsselte, in drei Bereiche auf:

1.) Geheilte: 362803 Mann
2.) Gestorbene: 981 Mann
3.) Anderweitig abgegangen: 15260 Mann[125]

124 Spohr, Peter: Die Folgen der Impfung in Volk und Armee. Ein Gutachten auf Grund 48jähriger Erfahrungen. Leipzig: Verlag der Neuen Heilkunst 1891, S. 27
125 Preußischer Sanitätsbericht 1889/1890, S. 225

Interessant ist daher vor allem die nähere Analyse des dritten Punktes:

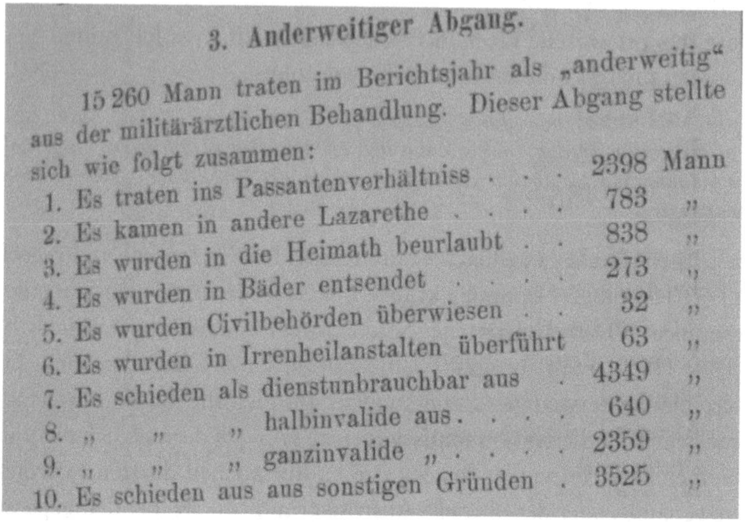

```
3. Anderweitiger Abgang.

15 260 Mann traten im Berichtsjahr als „anderweitig"
aus der militärärztlichen Behandlung. Dieser Abgang stellte
sich wie folgt zusammen:
 1. Es traten ins Passantenverhältniss  . . .   2398 Mann
 2. Es kamen in andere Lazarethe  .  .  .  .     783   „
 3. Es wurden in die Heimath beurlaubt  . .      838   „
 4. Es wurden in Bäder entsendet  .  .  .  .     273   „
 5. Es wurden Civilbehörden überwiesen  . .       32   „
 6. Es wurden in Irrenheilanstalten überführt     63   „
 7. Es schieden als dienstunbrauchbar aus  .    4349   „
 8.  „     „     „    halbinvalide aus.  .  .  .  640   „
 9.  „     „     „    ganzinvalide  „  .  .  .   2359   „
10. Es schieden aus aus sonstigen Gründen  .    3525   „
```

Abbildung 15: Preußischer Sanitätsbericht für die Jahre 1889/ 1890; Bericht über den Krankenabgang, Punkt 3: „Anderweitiger Abgang"

Der Bericht merkt ferner zu Punkt3 an:

„Die letzte Klasse umfasst vornehmlich solche Mannschaften, welche als nicht mehr Gegenstand der Lazarethbehandlung oder nach abgeschlossener Beobachtung auf etwa vorliegende Erkrankungen und Fehler dienstfähig zur Truppe zurückkehrten."[126]

Obige Auflistung scheint zunächst einmal relativ detailliert und fundiert erhoben worden zu sein. Bei näherer Betrachtung kann sich natürlich hinter beinahe jedem der Punkte (außer Nummer 6 und 10, s.o.) ein Fall von Impfversagen mit nachfolgender Invalidität verbergen.

Der größte Posten, nämlich die „Dienstunbrauchbarkeit", wird im Bericht nochmals weiter erläutert. Einerseits wird festgestellt, dass dieser über die Jahre 1882 bis 1890 relativ konstant war. Andererseits wird nach Dienstgrad und Dauer der Zugehörigkeit zum Militär ausgewertet und schlussendlich nach Art der Erkrankung. Diese wird in 11 Kategorien

---

126 Preußischer Sanitätsbericht 1889/1890, S. 230 „Anderweitiger Abgang"

unterteilt, beispielsweise „Krankheit der Atmungsorgane", oder „Herz-krankheiten".

Die Stichwörter „Pocken", „Impfung" oder „Impfversagen" finden sich unter diesen Kategorien nicht.

Aus diesem doch sehr ausführlichen Bericht lässt sich einerseits folgern, dass das preußische Militär äußerst genau über seinen Krankenstand Buch führte. Die Statistik wirkt sorgfältig und umfassend. Andererseits ist es kaum vorstellbar, dass unter 490.000 Soldaten[127], welche seit Erlass der Zwangsimpfung im Heer 1834 verpflichtend geimpft werden sollten, nicht ein einziger Fall von Impfkomplikation auftrat.

Für seine Theorie der „Vertuschung" führt Spohr ferner mehrere Bei-spiele an, unter anderem ein Gespräch, welches er zufällig mithörte:

„Es war anfangs der sechziger Jahre (61, 62 oder 63), als ich in der Garnison Jülich vernahm, dass mehrere Pockenfälle bei einem Truppenteile infolge oder wenigstens unmittelbar nach der Impfung der Rekruten vorgekommen seien und zufällig Zeuge einer Unterredung zweier Militärärzte im Zivilkasino wurde, wel-che einiges Licht auf jene Tatsache zu werfen geeignet war. Ein Stabsarzt äußerte zu einem Assistenzart, dass letzterer nicht vorschriftsmäßig verfahren habe, indem er jene Leute als pockenkrank im Rapport geführt, denn es existiere eine zur Nachachtung empfohlene generalärztliche Bestimmung, welche vorschreibe, dass ,Leute, welche infolge der Impfung erkrankten, nicht als >>pockenkrank<<ge-führt werden dürften' ".[128]

Darf man Spohrs Überlieferung Glauben schenken, so wurden Soldaten, die in Folge einer Impfung an den Pocken erkrankten nicht in die Statistik mit aufgenommen. Im weiteren Verlauf erklärt Spohr, dass jenen Pockenfällen dann schlicht Hauterkrankungen zugeschrieben wurden, deren Pathogenese noch nicht abgeschlossen war. Sollte diese Praxis tatsächlich die Regel gewe-sen sein, ergaben sich daraus große Verfälschungen für die Impfstatistiken im Militär, wie sie im Kapitel 2.5 geführt wurden.

Selbst im Vorwort des Reichsimpfgesetzes wird darauf hingewiesen, dass Statistiken zu diesem Thema selten verlässlich seien.[129] Spohr könnte mit

---

127 Preußische Heeresstärke im Jahr 1890 lt. Preußischem Sanitätsbericht
128 Spohr, Peter: Die Folgen der Impfung in Volk und Armee. Ein Gutachten auf Grund 48jähriger Erfahrungen. Leipzig: Verlag der Neuen Heilkunst 1891, S. 19
129 Reichsimpfgesetz vom 8.4.1874, Berlin: Kortkampf-Verlag 1876, S. 2

seiner Anklage daher durchaus Recht gehabt haben, da es sicherlich das Bestreben der preußischen Regierung war, die Impfung im Heer als möglichst erfolgreich darzustellen. Für Spohr persönlich war der Grund für die hohen Ausfallszahlen in Friedenszeiten jedoch klar: Eine deutliche Verbesserung besonders der hygienischen Bedingungen sei anzustreben, um Seuchenkrankheiten auszurotten:

> *„Hätte man 1870–71*[130] *statt zu impfen und wieder zu impfen, überall die möglichst weitgehenden Reinlichkeitsmassregeln angeordnet, [...], so würden die Pocken bald verschwunden gewesen und nicht noch bis ins Jahr 1872 und über ganz Deutschland ‚verschleppt' worden sein."*[131]

Durch Sichtung seiner Werke entsteht der Eindruck, Spohr hatte teils pragmatische, teils narzisstische Züge. In seinem Werk „Die Rolle der Medizin in meinem Leben" haben seine Behandlungsmethoden auffällig oft (quasi immer) Erfolg und nahezu jedes Mal sind die Behandelten erstaunt ob seiner wirksamen Methoden. Natürlich muss man das Werk im zeitlichen Kontext sehen und Spohrs hohes Alter (damals 87 Jahre) miteinbeziehen: Spohr blickte zu diesem Zeitpunkt auf ein langes, erfülltes Leben zurück, in welchem er tatsächlich viele Menschen geheilt hatte. Auch war ein gewisses Maß an „Selbstlob" in gehobenen Kreisen im 19. Jahrhundert vermutlich noch üblicher als heute.

Als pragmatisch können seine Heilmethoden gelten, die ohne die Verwendung der von ihm so verhassten Arzneien auskamen. Sich selbst bezeichnete er nicht umsonst als *„bekannten Gegner aller Giftheilkunde"*[132]. Fieber – also eine Überhitzung des Körpers – wurde mit kalten Umschlägen therapiert. Wunden wurden in Wasser gebadet, in sauberes Leinen eingewickelt und danach sich selbst überlassen. Pocken wurden mit Durchlüftung der Räume und diätetischen Maßnahmen kuriert (siehe dazu Kapitel 4.2.1.1).

Es dürfte Spohr hauptsächlich darum gegangen sein, seine eigene, gesunde Lebensweise in Deutschland zu verbreiten. Von dieser war er sehr überzeugt

---

130 1870 und 71 fand in Preußen die große Pockenepidemie statt.
131 Spohr, Peter: Die Folgen der Impfung in Volk und Armee. Ein Gutachten auf Grund 48jähriger Erfahrungen. Leipzig: Verlag der Neuen Heilkunst 1891, S. 25
132 Spohr, Peter: Die Rolle der Medizin in meinem Leben. Freiburg: Verlag von Paul Lorenz 1914, Vorwort

und der Meinung, die größten gesundheitlichen Probleme des deutschen Volkes könnten durch die Einhaltung seiner Gesundheitsprinzipien gelöst werden. Geld dürfte für ihn eine untergeordnete Rolle gespielt haben, da er durch seine Karriere als Militäroffizier und Autor als wohlhabend gelten konnte.

An dieser Stelle lohnt ein Vergleich mit dem Mediziner Gustav Jaeger, geboren 1832 in Württemberg. Ähnlich wie Spohr seine Gesundheitsprinzipien propagierte, verschrieb sich Jaeger einer angeblichen Verbesserung der Kleidung. Sahmland charakterisiert dessen System in ihrem Kapitel „Gustav Jaeger und sein ‚Wollregime' "[133] wie folgt:

> *„Die gesamte Kleidung, sowohl die Unter- wie die Oberbekleidung, sollte ausschließlich aus Wolle gefertigt werden. Unter Verzicht auf alle anderen Materialien sollte selbst für Nahtschlüsse Wolle verwendet werden. Jaeger favorisierte hierbei die Schafwolle, später empfahl er auch Kamelhaarwolle."*[134]

Neben weiteren Vorgaben zu Schnitt und Dicke der Kleidung lag Jaegers Augenmerk auf dem Wärmeerhalt des Körpers. Dieser zielte allerdings nicht auf eine Vermeidung der Gefahren einer Unterkühlung ab, sondern vielmehr auf die von ihm propagierte Notwendigkeit des Schwitzens: Durch das Schwitzen sollten verschiedene für den Körper schädliche oder negative Duftstoffe aus dem Körper extrahiert werden, um sie über die Haut zu verlassen. Durch den empfohlenen engen Schnitt der „Jägerkleidung" sollten die negativen Stoffe dann sofort vom Körper hinwegdiffundieren, ohne sich unter der Kleidung sammeln zu können.

Als logische Konsequenz sollten auch Wohnräume stets einer guten Durchlüftung unterzogen werden, was wiederum dem Konzept Spohrs entsprach: *„Es musste Sorge getragen werden, dass sich in der Umgebung keine Unluststoffe*[135] *sammelten, die ja auch exogen auf den Organismus treffen konnten. Alle stinkenden Orte waren zu meiden, die Wohnräume ausreichend zu lüften und zu ventilieren."*[136]

---

133 Sahmland, Irmtraut: Wie man sich kleidet ... Die äußere Körperhülle als Gesundheitsfaktor. In: Virus: Beiträge zur Sozialgeschichte der Medizin, Bd. 13, 2015, S. 93–113
134 Ebd., S. 98ff.
135 In etwa: Schadstoffe
136 Ebd. S. 102

Durch seine Zeit im Militär knüpfte Spohr verschiedenste Kontakte: Bei dem eingangs erwähnten Prof. Dr. med. Adolf Vogt handelt es sich um den am 27.10.1823 in Gießen geborenen Sohn eines Gießener Medizinprofessors. Dieser hielt den Lehrstuhl an der medizinischen Fakultät Gießen für Toxikologie und Pharmakologie. Nachdem die Familie nach Bern ausgewandert war, studierte Adolf Vogt dort Medizin und wurde nach kurzem Aufenthalt in Paris Professor an einer medizinischen Fakultät (Universität Bern).

Spohr und Vogt, sowie Oidtmann vereinte nicht nur die Abneigung gegen das Impfen. Oidtmann und Spohr pflegten, wie bereits erwähnt, eine persönliche Freundschaft. Vogt hielt auf seinen Auslandsreisen nach Deutschland impfgegnerische Vorträge, wie beispielsweise auf dem „internationalen Congresse der Impfgegner zu Cöln" am 11.10.1881. Dieser trug den Titel „Eine Reise mit der Impflanzette in ferne Länder".

Spohr und Oidtmann pflegten neben ihrer heilenden Praxis auch andere Tätigkeiten, durch welche sie stellenweise sogar deutlich bekannter wurden. Was für Spohr die Pferdedressur und Zucht war, war für Prof. Heinrich Oidtmann die Glasmalerei. Oidtmann gilt als Erfinder des Glasdruckes und etablierte dieses Verfahren weltweit. Die Glasmalerei Oidtmann wird noch heute von seinen direkten Nachfahren geführt.[137]

Nicht zuletzt auf Grund seiner Kindheitserfahrungen und seiner natürlichen Abneigung gegen die „Gifte" der traditionellen Mediziner war Spohr ein entschiedener Gegner des Impfens und des Reichsimpfgesetzes von 1874. Das Gesetz bezeichnete er dementsprechend als *verhängnisvoll*.[138] In der Juli-August Ausgabe 1908 wird anlässlich eines Angriffs auf Spohrs Lehren seitens des Wiener Impfarztes Dr. Grün eine Verteidigung Spohrs abgedruckt. Der Impffreund Dr. Grün äußerte sich in seiner „ärztlichen Standeszeitung" abfällig gegenüber Spohr, die Rede ist von *„unfeinen Auslassungen"*[139]. Dem entgegnet der Impfgegner Dr. med. Ziegelroth in seiner

---

137 http://www.glasmalerei-oidtmann.de/chronik.html, Letzter Zugriff: 26.11.16

138 Spohr, Peter: Die Folgen der Impfung in Volk und Armee. Ein Gutachten auf Grund 48jähriger Erfahrungen. Leipzig: Verlag der Neuen Heilkunst 1891, S. 10

139 Anonym: Ein autoratives Urteil über Oberst Spohr. In: Der Impfgegner Nr. 7/8 (1908), S. 52

Zeitschrift „Archiv für physikalisch-diätetische Therapie in der ärztlichen Praxis": *„Seit Prießnitz ist es wohl noch keinem Laien gelungen, in so wahrhaft genialer Weise in das Wesen der naturgemäßen Heilkunde vorzudringen, wie dem alten Spohr. Spohr gehört zu den sympathetischen Vorkämpfern der naturgemäßen Lebens- und Heilweise."*[140].

Eine interessante Diskussion dieser Position ergibt sich unter Zuhilfenahme Robert Jüttes Definition von Alternativmedizin in seinem Abstract in der *„Enzyklopädie der Medizingeschichte"*, Berlin 2004. Diese lautet:

„Als ‚alternativ' sollten nur die Heilweisen bezeichnet werden, die in einer bestimmten medikalen Kultur, die selbst wiederum einem historischen Wandlungsprozess unterworfen ist, zu einem bestimmten Zeitpunkt, oder über einen längeren Zeitraum von der herrschenden medizinischen Richtung mehr oder weniger stark abgelehnt werden, weil sie die Therapieformen der herrschenden medizinischen Richtung teilweise oder völlig in Frage stellen bzw. auf eine unmittelbare und grundlegende Änderung des medizinischen Systems abzielen."[141]

Einschränkend bemerkt er jedoch, dass man „[…] *um 1850 oder um 1900* […] *abweichendes Verhalten noch nicht mit dem Etikett ‚alternativ' versah* […]"[142] und eine solche Definition nur zulässig sei, wenn man das Begriffsfeld näher charakterisiere.

Spohrs Lehren von der „naturgemäßen Heilkunde" können in diesem Sinne durchaus als alternativ bezeichnet werden, auch wenn der Begriff seinerzeit so noch nicht verwendet wurde. Definitiv wurde die herrschende medizinische Richtung – in diesem Kontext nämlich die Propagation des Impfwesens – von Spohr kategorisch abgelehnt. Um den Vergleich Prießnitz mit Spohr in Ziegelroths Zitat aufzugreifen, veranschaulicht ein Blick in die Biografie Prießnitz, wie schwer es sein konnte alternative Konzepte wie Wasserkuren durchzusetzen. Dieser wurde 1829 von diversen Ärzten als Kurpfuscher bezeichnet und angezeigt. Dabei spielten jedoch auch monetäre Motive eine Rolle, da Prießnitz diesen (unabsichtlich) die Patienten abgrub. Auch wenn Prießnitz schlussendlich freigesprochen wurde, zeigt nicht nur dies, dass es bereits zu Zeiten Spohrs problematisch war, gegen

---

140 Ebd.
141 Jütte, Robert: Alternativmedizin. In: Enzyklopädie der Medizingeschichte. Berlin: de Gruyter 2004, S. 43
142 Ebd.

die herrschende Meinung aufzubegehren. Wie für Prießnitz war auch für Spohr die Wasserheilkunde ein zentrales Element seiner Lehren und damit charakteristisch für die Ablehnung der herrschenden medizinischen Richtung. Da der Begriff „alternativ" zu Spohrs Lebzeiten noch nicht verwendet wurde – wie Jütte oben ausführt, hat diese Bezeichnung für ihn keine Relevanz. Aus heutiger Sicht definiert er jedoch die Anfänge der Aufspaltung zwischen Alternativmedizin und Schulmedizin, welche sich im Laufe des 20. Jahrhunderts weiter manifestieren sollte.

Erst mit Verlagerung des Schwerpunktes der Zeitschrift in den Frankfurter Raum, unter der Leitung des Diplomingenieurs und Verlegers Hugo Wegener, trat Oberst Spohr ab 1912 auch als Autor häufiger in Erscheinung. Wurde er zuvor hauptsächlich zitiert, oder sein Lebenswerk erwähnt, verfasste er in den nun monatlich erscheinenden Ausgaben des „Impfgegners" gelegentlich Artikel zur naturgemäßen Lebensweise. Als Beispiel kann der Beitrag „Zur Aufklärung über den ‚Impfschutz' " aus der Novemberausgabe 1913 gelten, der zudem abermals die Vernetzung der Impfgegnerschaft hervorhebt:

> *„In der von Herrn Sanitätsrat Dr. Bilfinger veröffentlichten, auf die Ansichten des Professor Dr. Adolf Vogt (Bern) bezüglichen Erklärung bezieht sich derselbe vorwiegend und fast ausschließlich auf das Werk von Professor Dr. Vogt ‚Für und wider die Kuhpockenimpfung und den Impfzwang (Bern 1879)'.*
> *Herr Sanitätsrat Bilfinger übersieht dabei, dass Professor Vogt mit dieser seiner Schrift damals das besondere Ziel ‚Abschaffung des Impfzwanges' in der Schweiz verfolgte und erreichte, und dass er dabei als ‚akademischer Lehrer eines schweizerischen Kantons' mit ganz besonderer Vorsicht zu Werke gehen zu müssen glaubte und zu Werke gegangen ist. Ich habe Herrn Professor A. Vogt auf dem ersten Kongreß der Impfgegner in Köln im Jahre 1881, also zwei Jahre nach Abfassung jenes Werkes persönlich kennen gelernt und habe seitdem mit ihm stets, teils in mündlich-persönlicher, teils in brieflicher Verbindung gestanden."*[143]

Die Verbindung zwischen Spohr und Vogt wurde bereits angeschnitten und soll in Kapitel 4.3.2.3 beleuchtet werden. Im weiteren Textverlauf relativiert er Bilfingers Auslegung des Prof. Vogt und schließt mit dem Satz *„Ich glaube, dass damit alles wesentliche des von Herrn Sanitätsrat Bilfinger erörterten vermeintlichen temporären Impfschutzes völlig erledigt ist."*[144]

---

143 Spohr, Peter: Zur Aufklärung über den „Impfschutz". In: Der Impfgegner Nr. 11 (1913), S. 162
144 Ebd.

Hier ist in Zügen die Spaltung der Impfgegnerschaft festzustellen, die nach dem Gerichtsfall um Roderich Spohr allmählich Einzug hielt. Dieser Fall wird im Kapitel um Roderich Spohr eingehender beschrieben. Festzuhalten bleibt jedoch, dass ein entschiedener Gegner der Impfung – Gründer des Reichsverbandes der Impfgegner und Vorsitzender des „Impfgegners" (siehe Kapitel 4.2.4) – Dr. Bilfinger einen zumindest temporären Impfschutz feststellte. Spohr sen., seit früher Kindheit Impfgegner und Vater des verurteilten Roderich Spohr wollte aber auch von einer „temporären Wirkung" nichts wissen.

Auch seine beiden Söhne Curt und Roderich Spohr traten ab diesem Zeitpunkt vermehrt publizistisch in Erscheinung (siehe dazu Kapitel 4.2.2 und 4.2.3).

Ob eine Beziehung zwischen Oberst Spohr und dem Verleger Hugo Wegener bestand, kann nicht vollständig geklärt werden, eventuell spielte jedoch die geographische Nähe zwischen Spohrs damaligem Wohnort in Gießen und Wegeners Verlag in Frankfurt eine Rolle.

Spohr dürfte auch seine Söhne Roderich und Curt in ihrer Ausrichtung und Ausbildung stark beeinflusst haben. Dies geschah jedoch aus innerer Überzeugung, auf naturheilkundliche Weise zur Genesung des Volkes beitragen zu können. Oberst Spohr verstarb am 10.02.1921 in Gießen im Alter von 93 Jahren. Spohrs Frau war bereits 1902 im Alter von 55 Jahren verstorben.[145]

4.2.2) Dr. med. Roderich Spohr

Dr. med. Roderich Spohr, geboren 1870, schrieb sich im April 1887 an der Universität Gießen für das Medizinstudium ein. Er wohnte zu diesem Zeitpunkt gemeinsam mit seinem Vater und seinem Bruder Curt Spohr in der Bismarckstraße in Gießen. Sein Vater Oberst Spohr hatte eine beeinflussende Rolle bei der Wahl des Studiums sowie auch in der naturheilkundlichen Einstellung Roderich Spohrs, die dieser als Arzt vertrat. 1895 – nur kurze Zeit nach seinem Medizinstudium – verfasste er einen Artikel mit dem

---

145 Anonym: Nachruf für die allzufrüh dahingeschiedene Frau Oberst Spohr. In: Gießener Anzeiger Nr. 12/2892 (1902), S. 25

Titel „Zur Impffrage", der in der Frankfurter Zeitschrift „kleinen Presse"
erschien. Er schrieb:

> *„Wenn mein Gegner die ja schon oft vorgebrachte Behauptung ins Feld führt,
> die Impfung und nicht die Besserung der sanitären Verhältnisse sei die Ursache
> für die Abnahme der Pockensterblichkeit, so verweise ich ihn 1.) auf die soeben
> angeführten Zahlen der Schweizer Statistik. Weshalb sterben denn in den Städten
> der Schweiz 3 ½ so viele Leute an den Pocken wie auf dem Lande?"*[146]

In diesem und im folgendem Zitat schlug sich ein von Oberst Spohr häufig
aufgegriffenes Thema, die Verbesserung der sanitären Bedingungen und
die „frische Raumluft" nieder: 1907 verfasste Roderich unter anderem ein
Gesundheitsbrevier mit dem Titel „*Was haben wir zu tun und zu lassen,
um uns gesund zu erhalten bzw. um gesund zu werden?*". In diesem führt
Roderich Spohr die Lehren seines Vaters aus und erklärt ausgesprochen
detailliert, wie man sich durch einfache, naturgemäße Lebensweise gesund
halten kann. So schreibt er zum Thema „Masern, Röteln, Pocken" „*Die
Sorglosigkeit, mit welcher gerade der Städter mit der Zimmerluft seiner
Wohnungen umzugehen pflegt [...] schwächt den Körper durch jahrelange
Vergiftung.*"[147] Masern, Röteln, Pocken und Scharlach seien ferner lediglich
auf die Vergiftung des Blutes durch andauernde Einatmung der sog. Men-
schengifte zurückzuführen. Hier spiegelt sich also ein zentraler Punkt wieder, der auch bereits in Oberst Spohrs Lehren zu finden ist: Abgestandene
und verbrauchte Luft als Ursache für Infektionskrankheiten wie Pocken,
Masern und Röteln. Ein von staatlicher Seite angeordneter Schutz in Form
von Impfung wurde auch von Roderich Spohr abgelehnt. Beispielsweise
zweifelte er in seinem Artikel „Zur Impffrage" den allgemeinen Nutzen von
Impfungen an: „*So starben z.B. in Schweden noch im Jahre 1800: 12082,
1801:6057 an den Pocken. Dann aber sank die Zahl der Pockentoten plötzlich auf 1500 im Jahr 1803, obgleich nur 8000 Impfungen unter einer
Bevölkerung von 3,5 Millionen vollzogen waren und obgleich das erste
Impfgesetz erst 1811 erlassen wurde.*" Mit ironischem Unterton kommentiert er auch den Umgang der Impfärzte mit Epidemien:

---

146 Spohr, Roderich: Zur Impffrage. In: Frankfurter kleine Presse Nr. 177 (1895)
147 Spohr, Roderich: Gesundheits-Brevier. Oder: Was haben wir zu tun und zu
    lassen, um uns gesund zu erhalten bezw. um gesund zu werden? Grundzüge
    einer populären Gesundheitslehre. Frankfurt: de Gruyter 1907

„Solange es keine Epidemie gibt, wie eben jetzt, verdanken wir diese glückliche Zeit dem Impfschutze, der allgemein besteht. Treten aber die Blattern [Pocken] auf, so finden sich plötzlich eine Menge Leute, bei denen der Impfschutz abgelaufen, und die der Ansteckung zugänglich sind."[148]

Ob es sich in den Jahren 1800 und 1801 in Schweden um Epidemien handelte, kann nicht mehr nachvollzogen werden. Sollten jedoch tatsächlich nur 8000 der 3,5 Millionen Schweden geimpft gewesen sein, so hätte man daraus weder über Wirksamkeit noch über Unwirksamkeit der Impfung urteilen können. Der Anteil der Geimpften an der Gesamtbevölkerung wäre zu gering gewesen, um eine statistisch signifikante Aussage treffen zu können.

Im Jahr 1912 gab Roderich Spohr unfreiwillig den Anstoß zu einer Diskussion über einen offeneren Umgang mit der Impfung innerhalb des Impfgegnerlagers. Einer seiner Patienten war an den Pocken erkrankt und wurde von Spohr entsprechend seiner naturheilkundlichen Einstellung behandelt. Dabei handelte es sich um eine aus Riga angereiste Frau M., die von R. Spohr ab dem 27.03.1912 wegen eines „nervösen Leidens" behandelt werden sollte. In der Vorgeschichte war diese im Januar und Februar desselben Jahres in einem Spital in Riga wegen Scharlach behandelt worden. Nachdem Spohr mit deren Behandlung begonnen hatte, wurde auch deren Schwester Anfang April 1912 bei ihm vorstellig – allerdings wegen Wasserblattern[149]. Auch die zweite Schwester der eingangs behandelten Frau M. stellte sich in der Folge Mitte April vor, auch bei ihr diagnostizierte Spohr die Wasserblattern. Diese wandte sich dann jedoch Ende April wegen eines Augenleidens an einen Augenarzt. Dieser stellte bei ihr die Pocken fest, welche bei schwerem Verlauf häufig zu Erkrankungen der Augen führen konnten. Zwischenzeitlich waren auch Spohr selbst, der Ehemann der Frau M., eine 68jährige Dame und deren 55jähriges Hausmädchen sowie der 46jährige Hausarzt der beiden erkrankt. In der Folge verstarb das 55jährige Hausmädchen an der Infektion.

Spohr wurde vor Gericht zur Last gelegt, die Pockenepidemie weder erkannt zu haben, noch rechtzeitig interveniert zu haben.

„Der Reichsverband zur Bekämpfung der Impfung" wehrt sich in der Januarausgabe 1913 des „Impfgegners" in einem 6seitigen Sonderbericht

---

148 Spohr, Roderich: Zur Impffrage. In: Frankfurter kleine Presse Nr. 177 (1895)
149 Windpocken

vehement gegen die Vorwürfe. In dem reichlich ungeordneten Plädoyer für den Impfgegner Roderich Spohr fasst ein Satz das Hauptargument wie folgt zusammen:

„Sodann: Alle anderen Personen waren geimpft, von 12 Erkrankungsfällen nur 2 ungeimpfte Personen, davon eine, die die echten Blattern schon früher gehabt hatte. Das ist für den objektiven Beurteiler zunächst ein Beweis dafür, dass jedenfalls bei den früher geimpften Personen kein Impfschutz mehr bestand."[150]

Ferner heißt es zum Verlauf der Infektion im Hause Spohr:

*„Ende April erkrankte Dr. med. R.S. [Roderich Spohr] Er fühlte sich zunächst sehr unwohl, ohne zunächst feststellen zu können, was es sein könnte. An Blattern dachte er so wenig, dass etwa am 5ten Tage seiner Erkrankung, als sich helle Bläschen zeigten, seine Ehefrau an den Bruder ihres Mannes schrieb, sie wüßten jetzt was es sei, es seien Wasserblattern, die er sich wohl bei einer von ihm daran behandelten Familie eingeholt hatte. [...] Einige Tage darauf verschlimmerte sich der Zustand und dann entwickelten sich sehr schwere Blattern. Schon bei den ersten Anzeichen einer Verschlimmerung des Zustandes wurden die Kinder nach auswärts zu den Verwandten gegeben und der Kranke wurde völlig isoliert; nur seine Ehefrau kam mit ihm in Berührung und eine Cousine des Kranken, die zur Unterstützung herbeieilte, dann aber ebenfalls um die Zeit erkrankte, als für den Ersterkrankten die Krisis überwunden war. [...] Tatsache ist nun, dass beide Patienten **nicht geimpft** waren. Tatsache ist aber ferner, dass der erkrankte Arzt als Kind und zwar mit 4 ½ Jahren, nämlich im April 1874 schon die echten Blattern gehabt hat. Auch sein jüngerer Bruder hat sie damals gehabt."*[151]

An dieser Stelle lassen sich die diversen Verbindungen des hessischen Impfgegnernetzwerkes aufzeigen. Bei Roderich Spohr handelt es sich um den erstgeborenen Sohn des Oberst Spohr, bei seinem jüngeren Bruder um den zweitgeborenen Curt Spohr. Wie Oberst Spohr in seinem 1881 zu Ehren Dr. Oidtmanns erschienen Buch „die Rolle der Medizin in meinem Leben" schreibt, hatten sich seine beiden Söhne im Winter 1874 durch eine Unachtsamkeit des Kindermädchens mit den Pocken angesteckt. Dr. Oidtmann war wiederum der Gründer des „Impfgegners", in welchem nun der „Reichsverband zur Bekämpfung der Impfung" das Plädoyer für den Angeklagten Roderich Spohr abhielt. Erster Vorsitzender dieses Reichsverbandes

---

150 Autorenkollektiv: Offener Brief an die Herren Reichstagsabgeordneten. In: Der Impfgegner Nr. 1 (1913), S. 3f
151 Ebd., S. 2f

war zu diesem Zeitpunkt wiederum Curt Spohr.[152] Auf der Titelseite eben
dieser Ausgabe rief der spätere „Hauptschriftführer" des „Impfgegners"
(siehe Impressum der September Ausgabe 1912), Hugo Wegener, dazu auf,
ihm Impfschäden zu melden. Diese verwendete er für seine impfkritischen
Bücher und seine Zeitschrift „Die Impffrage", welche beide in Frankfurt
am Main im Verlag von Luise Wegener erschienen. (mehr dazu im Kapitel 4.2.7)

Unklar ist, ob die beiden Söhne Spohr im Winter 1874 tatsächlich an
den echten Pocken oder aber an den Windpocken erkrankt waren. Auch
aus Spohrs Beschreibung lässt sich dies nicht ableiten.

Spohrs Verkennung der Pockeninfektion führte also durch eine Verknüp-
fung diverser Umstände zu einer Endemie, für die er sich vor Gericht ver-
antworten musste. Dieses verurteilte Roderich Spohr 1912 zur höchsten
zulässigen Geldstrafe wegen Verstoßes gegen das Reichsseuchengesetz.[153]

Der Prozess ist aber auch deswegen interessant, weil ihm sogar unter den
Impfärzten Beachtung geschenkt wurde. Reaktionen von deren Seite waren
selten und meist nur knapp gehalten. Umso bedeutender muss dieser Prozess
gewesen sein, dass ihm Prof. Neisser (Frankfurt) in seinen „Bemerkungen
zum ‚Pocken-Prozeß Spohr-Bachem' " in der Deutschen Medizinischen
Wochenschrift im Juni 1914 knapp drei Seiten widmete. Er leitet seinen
Kommentar wie folgt ein:

> *„Der bekannte ‚Pocken-Prozeß' gegen die Naturärzte Dr. Spohr und Dr. Bachem*
> *ist erneut verhandelt worden, da das Reichsgericht dem Revisionseinspruch des*
> *Staatsanwaltes stattgegeben hatte. Diesmal wurde Dr. Spohr der fahrlässigen*
> *Körperverletzung für überführt erachtet und deshalb zu der höchsten zulässigen*
> *Geldstrafe – abgesehen von der Bestrafung wegen Übertretung des Seuchenge-*
> *setzes –, Dr. Bachem nur wegen Übertretung des Seuchengesetzes verurteilt."*[154]

Ankläger war also die Staatsanwaltschaft Frankfurt. Neben Roderich Spohr
wurde auch der befreundete Impfgegner Dr. Max Bachem aus Frankfurt

---

152 Spohr, Curt Dr. (1. Vorsitzender des Reichsverbandes): Aufruf zur Bildung
eines Rednerfonds. In: Der Impfgegner Nr. 1 (1913), S. 13 [Hervorhebung im
Original kursiv]
153 Neisser: Bemerkungen zum Pocken-Prozeß Spohr-Bachem. In: Deutsche Medizinische Wochenschrift Ausgabe 25 (1914), S. 1273
154 Ebd., S. 1274f

angeklagt und verurteilt (siehe Kapitel 4.2.8). Neisser beruft sich als nächstes auf den Ehemann der Schwester Roderich Spohrs, Dr. Strünckmann:

„Wie nun in seinem Aufsatze von Dr. Strünckmann, der im ‚Impfgegner' 1913 Nr. 2 abgedruckt ist, zu lesen steht, gibt es auch unter den impfgegnerischen Ärzten allerhand Schattierungen, und er meint, dass es heute kaum ein Dutzend impfgegnerische Ärzte in Deutschland gäbe, die jede Schutzwirkung der Pockenimpfung leugnen. Dies ist ein interessanter Ausspruch aus diesem Lager, der noch vor wenigen Jahren nicht möglich gewesen wäre und der vielleicht als direkte Folge der Erfahrungen in der Sache Spohr anzusehen ist."[155]

Strünckmann äußert sich in besagter Februarausgabe unter anderem wie folgt: *„Nach meinen sorgfältigen Forschungen beweisen die Frankfurter Pockenfälle trotz aller öffentlichen Polemik nichts zu Gunsten der prinzipiellen Impfgegner, aber auch nichts zu Gunsten der Verteidiger des bestehenden Impfgesetzes."*[156] Im weiteren Text finden sich auch die von Neisser zitierten Aussagen. Demnach halten die Impfgegner die Impfung nicht nur für gefährlich, sondern die alleinige Isolation und Desinfektion auch für ausreichend. Aus diesem Umstand würden sich Fälle wie der vorliegende ergeben. Neisser porträtiert auch die Familie Spohr eingehend:

„Die Familie Spohr ist in der Impffrage in weiten Kreisen bekannt, das Haupt der Familie, der jetzt über 80 jährige Oberst a.D. Spohr, ist seit dem siebziger Kriege ausgesprochener Impfgegner und öffentlich oft genug in Wort und Schrift für seine Meinung eingetreten; er ist noch heute Mitarbeiter des ‚Impfgegners'. Von seinen Söhnen ist der eine, Rechtsanwalt Dr. Spohr, ausgesprochener Impfgegner; [...] Er ist ebenfalls Mitarbeiter des ‚Impfgegners', ebenso wie sein Bruder, der an Pocken erkrankte Dr. Spohr"[157]

Dieses Zitat zeigt, wie die Familie Spohr von außen wahrgenommen wurde. Besonders in medizinischen Kreisen schien sie durchaus einen gewissen Bekanntheitsgrad erreicht zu haben. Neisser bezeichnete Curt Spohr zudem als „ausgesprochenen Impfgegner". Nach Durchsicht von Spohrs Schriften und Beiträgen entstand der Eindruck, dieser sei eher einem gemäßigten Spektrum zuzuordnen. Eventuell steht Neisser aber auch unter den

155 Ebd. S. 1274
156 Strünckmann, Carl Christoph: Impfschutz und Impfzwang. In: Der Impfgegner Nr. 2 (1914), S. 24,
157 Neisser, Maximilian: Bemerkungen zum Pocken-Prozeß Spohr-Bachem. In: Deutsche Medizinische Wochenschrift Ausgabe 25 (1914), S. 1275

Eindrücken des kürzlich verhandelten Pockenprozesses. Über Oberst Spohr schreibt dieser am Ende seines Beitrages in der Deutschen Medizinischen Wochenschrift: „*Die irrige Lehre des Vaters hat sich in der eigenen Familie bitter gerächt*" und dazu in einer Fußnote:

> „*Oberst a.D. Spohr hat im Jahre 1905 [...] über die Pocken folgendes geschrieben: ‚Dicht besetzte, schlechtgelüftete Wohnungen, enge Schlafräume sind die Brutstätten dieser Krankheiten. Bei dem Scharlach scheinen dann noch Abort- und Kloakengase, bei den Pocken Unreinlichkeit der Haut, mangelhafte Waschungen, bei allen übermäßiger Eiweißgehalt und Muskelgifte in der Nahrung (Fleisch) mitzuwirken.*"[158]

An dieser Stelle treten wieder Spohrs Steckenpferde gute Durchlüftung, Reinlichkeit und Vegetarismus hervor (Siehe auch Kapitel 4.2.1.). Spohrs Lehren schienen bei den Schulmedizinern auf nicht viel Zustimmung zu treffen.

Wie der sechsseitige Sonderbericht im „Impfgegner" zeigt, schlug dieses Urteil hohe Wellen. Es hatte nun einen Protagonisten aus der Mitte der Impfgegnerschaft getroffen und man tat sich schwer, ihn von seiner Schuld loszusprechen. Schließlich konnte man von ihm als erklärtem Impfgegner erwarten, dass er sich mit der Materie auskenne und eine Pockeninfektion identifizieren und vor allem alternativmedizinisch behandeln könne. Das Urteil fiel in eine Zeit, in der der anfängliche Ansturm gegen das Reichsimpfgesetz langsam an Fahrt verlor. Immerhin waren seit Einführung des Gesetzes nunmehr beinahe 40 Jahre vergangen und alle Bemühungen der Impfgegnerschaft schienen wirkungslos. Eventuell bereiteten so manchem Impfgegner auch die immer stärkeren geopolitischen Spannungen im Vorfeld des Ersten Weltkrieges Sorge, so dass er der Impffrage nur noch eine untergeordnete Rolle zugestand. Die Finanzierung des „Impfgegners" geriet in Schieflage, wie das verzweifelte Werben um Spenden in den Jahren vor Ausbruch des Weltkrieges zeigt (Kapitel 4.1.3).

Die „Galionsfigur" des „Impfgegners" – Oberst Spohr zog sich mit seinen 84 Jahren immer weiter aus dem tagespolitischen Geschehen zurück. Der Prozess seines Sohnes fiel also in eine vulnerable Phase der Impfgegnerschaft. Daher führte dieses Ereignis zu einem graduellen Umdenken innerhalb des Lagers. So erklärte eingangs erwähnter Dr. Strünckmann,

---

158 Ebd. S. 1276

dass „[...] die prinzipiell verneinende Anschauung, wie sie von den alten Impfgegnern vertreten wurde, [sich] nicht mehr aufrecht erhalten lässt"[159] Sechs Jahre später verstarb Roderich Spohr im Alter von nur 48 Jahren an den Folgen einer Grippe, knapp drei Jahre vor seinem Vater. Dies kann als besonders herber Schicksalsschlag für den damals 90jährigen Oberst Spohr gelten, für den Krankheiten stets Zeichen ungesunder (falscher) Lebensweise waren und welchen der Tod seines eigenen Sohnes als persönliche Niederlage im Kampf für langes und gesundes Leben erschienen sein muss.

4.2.3) Dr. jur. Curt Spohr (Gießen)

Curt Spohr wurde am 5.7.1872 in Jülich geboren. 1881 zog die Familie Spohr über Straßburg weiter nach Gießen, wo sich Curt Spohr im Mai 1890 an der juristischen Fakultät für das Studium der Rechte und Kameralwissenschaften immatrikulierte. Curt Spohr ist der Sohn Oberst Peter Spohrs und der Bruder Roderich Spohrs. Er verbrachte seine Jugend und Studienzeit im elterlichen Haus in der Bismarckstraße in Gießen. Über das persönliche Leben des Curt Spohr ist relativ wenig bekannt.

Juristisch beratend war Spohr wohl in seinem persönlichen Umfeld tätig: Als sein Bruder Roderich Spohr 1912 von einem Frankfurter Gericht zur Zahlung von rund 1950 Mark Strafe verurteilt wurde, erschien im „Impfgegner" ein 6seitiger Artikel zu seiner Verteidigung (siehe dazu auch Kapitel 4.2.2, Roderich Spohr). Da Curt Spohr zu diesem Zeitpunkt erster Vorsitzender des Reichsverbandes der Impfgegner war, ist anzunehmen, dass er diesen Artikel zumindest stark beeinflusste.

In der Märzausgabe des Jahres 1913 verfasste Spohr im „Impfgegner" einen zweiseitigen Text zur „Handhabung des Reichsimpfgesetzes vom 8.4.1874 und seine[r] Handhabung vor Gerichten"[160]. Darin schreibt er:

---

159 Strünckmann, Carl Christoph: Impfgegnerschaft und Naturheilkunde, Archiv für physikalische diätetische Therapie, Jg.15, (1913), S. 27–45. Zitiert nach: Heyll, Uwe: Wasser, Fasten, Luft und Licht. Die Geschichte der Naturheilkunde in Deutschland. Frankfurt: Campus Verlag 2006, S. 177 [Hervorhebung M.P.]
160 Spohr, Curt: Das Reichsimpfgesetz vom 8.4.1874 und seine Handhabung vor Gerichten und Behörden. In: Der Impfgegner Nr. 3 (1913), S. 34ff

„In allen Gesetzen, vor allem den **Kranken- und Unfallversicherungsgesetzen,** *den verschiedenen Seuchengesetzen etc. und so im Impfgesetz dokumentiert sich diese eine Richtung der Heilkunde mit der Anmaßung sie sei die einzig richtige und allein wahre, sie sei die Wissenschaft. [...] Was das Impfgesetz anlangt, so ist es nicht so schlecht, wie es die Behörden und Gerichte in ihrer Rechtsprechung und durch ihre Anwendung machen* [Hervorhebung M.P.]. *Das Gesetz hat Rücksichten genommen, die von der herrschenden Bürokratie im Fahrwasser der oben gekennzeichneten medizinischen Richtung außer Acht gelassen werden. [...] Wir leisten den Bestimmungen des Gesetzes Folge – aber die* **Behörden und Gerichte** *handeln nicht in dem Geiste, der diesem Gesetz innewohnt, sondern im Geiste derer, die um jeden Preis den Impfzwang durchsetzen wollen, den das Gesetz verwirft."*[161]

Hier ist die Tendenz zur gemäßigten Einstellung zu sehen, die insbesondere ab dem Gerichtsfall um Roderich Spohr zu Tage trat. Curt Spohr bezeichnet das Gesetz wörtlich als *„nicht so schlecht"*, was für einen Impfgegner der ersten Stunde ein großes Zugeständnis war. Vom zweiten großen Kritikpunkt möchte Spohr aber weiterhin nicht abrücken. Der Impfzwang sei im Gesetz so nicht vorgesehen gewesen und würde von der Bürokratie und den Gerichten seit Einführung ohne rechtliche Grundlage angewandt. Um das Problem zu lösen, spricht er sich im weiteren Text abermals für die Einführung der Gewissensklausel aus. Er scheint sich dabei an der englischen Lösung orientieren zu wollen, fordert mehrmals eine Gewissensklausel „nach englischem Vorbild". Diese ließ die Entscheidungsgewalt in der Impffrage beim Bürger. Auf sie wird später im Kapitel näher eingegangen. Die Formulierung der Forderung entspricht der vom November 1912.

Als einziger aktiv und regelmäßig publizierender Jurist im „Impfgegner" kam ihm eine Sonderstellung zu, da er das Geschehen aus fundierter juristischer Sicht beleuchten konnte, während dieser Blickwinkel seinen medizinischen Mitstreitern verschlossen blieb. Seine Tätigkeit beschränkte sich daher nicht nur auf das Publizieren juristischer Abhandlungen, sondern beinhaltete auch eine rechtlich beratende Komponente.

Zwischenzeitlich stieg Spohr dadurch sogar zum ersten Vorsitzenden des Reichsverbandes der Impfgegner auf.[162] Er verfasste verschiedene Artikel

---

161 Ebd.
162 Spohr, Curt („Rechtsanwalt, 1. Vorsitzender des Reichsverbandes"): Aufruf zur Bildung eines Rednerfonds. In: Der Impfgegner Nr. 1 (1913), S. 13

zur „Lage der Nation", welche das aktuelle Tagesgeschehen aus Sicht der Impfgegnerschaft beleuchteten, zum Beispiel im November 1912 unter dem Titel „Richtlinien für unsere Bewegung":

> „Unsere auf dem Hamburger Kongreß im September d. Js. revidierte Satzung bezeichnet dieses Ziel klar und deutlich: Es gilt die Aufhebung des Impfzwanges in jeder Form. Alle unsere Kräfte müssen sich hierauf konzentrieren: Dem unerträglichen Zwange gilt unser Kampf in erster, allererster, ja bis er gefallen ist, in einziger alleiniger Reihe."[163]

Auch hier zeigt sich, wie wichtig aus Spohrs Sicht die Abschaffung des Impfzwanges war. Alle Kräfte müssten dafür mobilisiert werden, um dann sachlich über die eigentliche Impffrage diskutieren zu können. Die Abschaffung des Zwanges könnte für Spohr eine Art Etappenziel gewesen sein, auf dem Weg zur völligen Abschaffung der Impfung.

Wie auch sein Bruder Roderich Spohr wurde Curt Spohr maßgeblich durch die väterliche Einstellung zum Impfthema geprägt. Während Oberst Peter Spohr jedoch noch einen gemäßigten, naturheilkundlichen Ansatz vertrat, führten seine beiden Söhne den Kampf gegen das Impfen mit zunehmender Vehemenz. Zwar wurde auch Peter Spohr in eine von unter diesem Gesichtspunkt brisante Zeit geboren: Zu Zeiten seines Geburtsjahres 1828 nahm der Impfgedanke in Europa zunehmend an Fahrt auf, was auch die Einführung der Impfung beim preußischem Heer im Jahr 1834 zeigt. Allerdings betrachtete Oberst Spohr diese während seiner prägenden Phase nicht wirklich als „Gefahr" für die Naturheilkunde, sondern als eine von vielen Strömungen, die eben nebeneinander koexistierten, um das Pockenproblem anzupacken. Während Peter Spohrs Ausbildung und Zeit im Heer gewannen Impfungen dann zwar zunehmend an Bedeutung, das Reichsimpfgesetz fiel jedoch auf das Jahr 1874 – eben die Zeit, in die Roderich und Curt Spohr geboren wurden. Es bot ein klares „Feindbild" für Spohrs Söhne, auf welches sie sich konzentrieren konnten, während Peter Spohr mit seinen damals 56 Jahren seine „stürmischen Jahre" eventuell schon hinter sich hatte. So ist es auch zu erklären, dass die beiden Spohr-Söhne einen offensiveren Kampf gegen die Impfbefürworter führten und durch Artikel in Zeitschriften wie dem „Impfgegner", durch Bücher, oder auch durch Vorträge und Reden

---

163 Spohr, Curt: Richtlinien für unsere Bewegung. In: Der Impfgegner Nr. 11 (1912), S. 129

Werbung für ihre Agenda machten, während Peter Spohr diesbezüglich
eher wenig in Erscheinung trat. Auch die Aufzweigung der Impfgegnerschaft in immer weitere Strömungen sowie die Diskussionen im Rahmen
des Reichsimpfgesetzes dürften Peter Spohr nicht unbedingt zu einer aktiven
Beteiligung angeregt haben. Spohr war – seines Zeichen verdienter Militär
im Ruhestand und geachteter Mediziner aus einfachem Haus – ein Mann
klarer Linien und Strukturen. Das Reichsimpfgesetz erschien ihm als Gegner, die Notwendigkeit seiner Abschaffung war für ihn keine Diskussions-
grundlage, sondern ein Faktum.

1911 verfasste Curt Spohr im „Antivaccinator" – einem Ableger des
„Impfgegners" den Artikel „Recht oder Impfzwang". Er setzt sich hier mit
dem Gesetzestext des Reichsimpfgesetzes auseinander. Ein „Zwang" zur
Impfung sei zwar in ersten Entwürfen des Gesetzes vorgesehen gewesen,
sei allerdings explizit und einstimmig gestrichen worden.[164] So wurde die
Überschrift des Gesetzestextes von „Gesetz über den Impfzwang" umge-
ändert in „Impfgesetz vom 8.April.1874", Spohr zufolge eine „Überschrift
von absoluter Farblosigkeit"[165]. Zudem wurde §15, welcher den Passus „so
kann die Impfung mittels Zuführung zur Impfstelle erzwungen werden"
enthielt, gestrichen und durch die allgemeinen Strafbestimmungen in §14
ersetzt. Diese sehen aber eine einmalige Bestrafung vor und keinen mittel-
baren Zwang durch „Strafwiederholungen ohne Ende"[166], wie in der Praxis
gehandhabt. Spohr schließt daher mit den Worten „Das Gesetz kennt nichts
als die einmalige Bestrafung gemäß §14 Abs. 2 und keinerlei Zwangsmaß-
regeln"[167].

Seiner Ansicht nach setzte man sich in der Praxis jedoch über diesen
Paragraphen hinweg, wodurch unter anderem „das Preußische Oberver-
waltungsgericht selbst [...] nicht nur den klaren Wortlaut, sondern auch den
unzweideutigen Sinn des Impfgesetzes vergewaltigt"[168]. Diese Missachtung

164 Vgl. Spohr, Curt: Recht oder Impfzwang. In: Der Antivaccinator. H. Molenaar
     (Hg.). München-Solln: 1911, S. 97ff.
165 Spohr, Curt: Recht oder Impfzwang. In: Der Antivaccinator. H. Molenaar
     (Hg.). München-Solln: 1911, S. 97
166 Ebd., S. 98
167 Ebd.
168 Ebd.

allgemein anerkannter Rechtsgrundsätze war gemäß Spohr auf eine gänzliche Unwissenheit und Unkenntnis der Richter im Gebiet der Heilkunde und Gesundheitspflege zurückzuführen. Beratende Sachverständige seien Teil des etablierten Systems und der Mehrheitsmeinung und somit *„abweichenden Meinung[en] gegenüber ungerecht und meist in der ungerechtfertigten dogmatischen Voraussetzung befangen, dass die von ihr vertretene Wissenschaft die allein echte Wissenschaft sei"*[169].

Ihre Motivation läge in einem Wunderglauben an die Wirkung der Impfung gegen die Pocken begründet und missachte dabei sowohl Gesetzesauslegung, als auch Heilauftrag und Menschenwohl.

Laut Reichsimpfgesetz sei nur eine zweimalige Impfung eines jeden Impflings vorgesehen. Damit könne sich ein Impfling auch nur zweimal einer Impfung entziehen und somit nur zweimal bestraft werden, wobei eine amtliche Aufforderung vorausgegangen sein müsse. In der Praxis sei jedoch durch mehrmaliges Bestrafen ein und desselben Vergehens ein indirekter Impfzwang geschaffen worden, welcher im Impfgesetz nicht vorgesehen sei. Dazu schreibt Spohr *„Wiederholte Bestrafung auf Grund des §14 Abs. 2 des Impfgesetzes ist unzulässig, insbesondere kann durch fortwährende Strafwiederholung die Impfung nicht erzwungen werden"*[170].

Problematisch sah Spohr zudem die Rolle der Polizei als Ausführungsorgan, für welche nicht geklärt war, welche Art von Zwang sie auf den Impfverweigerer ausüben dürfe. Gemäß §132 des preußischen Gesetzes läge dies in der Hand der Polizei, die je nach Sachlage die Wahl zur Ergreifung entsprechender Mittel habe. Da diese Umstände laut Spohr weder Volk noch Staat zumutbar seien, fordert er eine Gewissensklausel „nach englischem Vorbild".[171] Diese Forderung wiederholte er in der Zeitschrift „Impfgegner", in der er ab 1912 vermehrt aktiv war:

> *„Sichere Hilfe kann nur die Einführung einer Gewissensklausel bringen, wie wir sie formuliert haben: Jeder Erwachsene, der vor seinem zuständigen Richter auf Pflicht und Gewissen an Eidestatt versichert, dass er mit seinen Überzeugungen und seinem Gewissen nicht vereinbaren könne, sich, seine Kinder, seine Mündel oder Pflegebefohlenen impfen zu lassen, ist für sich, seine Kinder, seine Mündel*

---

169 Ebd., S. 99
170 Ebd., S. 101f
171 Ebd., S. 104

oder Pflegebefohlenen von jeder gesetzlich oder behördlich angeordneten Impfung befreit".[172]

An dieser Stelle treten mehrere Argumentationsstränge der Impfgegnerschaft zu Tage:

Erstens ein Plädoyer für die Eigenverantwortlichkeit des Bürgers im Staat. Spohr hält den Bürger für mündig, seine eigene richtige Entscheidung in der Impffrage zu treffen. Ein Zwang staatlicherseits sei nicht notwendig.

Zweitens eine Kritik an der Rechtspraxis. Im Reichsimpfgesetz war kein Impfzwang vorgesehen, wenngleich die Judikative diesen in der Praxis so durchsetze. Spohr muss dieser Umstand als Jurist besonders störend erschienen sein. Hinzu kommt, dass Gerichte und Richter neben der Polizei vor Ort als Speerspitze des Impfzwanges gelten konnten. Der Zwang wurde durch Polizisten ausgeübt, jedoch von Richtern angewiesen. Den Richtern kam also eine besondere Rolle als anordnendes Organ zu, und das auf Grundlage einer – so Spohr – fälschlichen Auslegung des Reichsimpfgesetzes.

Drittens lehnte Spohr natürlich nach wie vor die Impfung als solche ab, wobei diese Tatsache hier in den Hintergrund trat: Eine Abschaffung oder gar ein Verbot der Impfung könnte erst am Ende einer Reihe von Maßnahmen stehen, deren vorrangiges Ziel die Aussetzung der Zwangsimpfung war.

Spohr bezweckte laut eigener Aussage auch eine großangelegte Vergleichsstudie zwischen Geimpften und Ungeimpften:

„Wir werden dann in unserem Vaterland zwei ungleich große Gruppen haben: Auf der einen Seite einige Tausend, wenn es hochkommt Zehntausende, oder gar Hunderttausende unter Berufung auf die Gewissensklausel ungeimpfte Personen – auf der anderen Seite weit über 60 Millionen einwandfrei Impfgeschützte. Diese beiden Gruppen geben dann für die Erfahrungen der nächsten beiden Jahrzehnte ein ausgezeichnetes Vergleichsmaterial. [...] Eine paritätisch aus Impffreunden, Impfgegnern, Ärzten und Laien zusammengesetzte Kommission wird jeden vorkommenden Blatternfall einwandfrei untersuchen und aufklären."[173]

---

172 Spohr, Curt: Das Reichsimpfgesetz vom 8. April 1874 und seine Handhabung vor Gerichten und Behörden. In: Der Impfgegner Nr. 3 (1913), S. 35; [Hervorhebung M.P.]
173 Spohr, Curt: Richtlinien für unsere Bewegung. In: Der Impfgegner Nr. 11 (1912), S. 130

Die Grundidee war an sich bedenkenswert: Die Impfbefürworter wären die unangenehme Impfgegnerschaft los, jene indes hätte ihren Willen zumindest teilweise durchgesetzt und dürften auf eigene Gefahr hin auf eine Impfung verzichten. Zudem hätte man eine groß angelegte Fall-Kontroll-Studie geschaffen, deren Ergebnisse die Wahrheit mit der Zeit zu Tage fördern müsste. Aus heutiger Sicht sprach gegen diesen Vorschlag die sogenannte Herdenimmunität: Nicht alle Kinder konnten gegen die Pocken geimpft werden. Diese Tatsache gilt für die damalige Zeit genauso wie für das 21. Jahrhundert. In einigen Fällen erlaubt der Gesundheitszustand eines Kindes die Impfung nicht, da es dabei zu einer unverhältnismäßigen Verschlechterung kommen könnte (beispielsweise bei angeborener Immunschwäche). Diese Kinder können nicht geimpft werden, da eine Impfung ihr Immunsystem zu sehr schwächen würde. Solche Kinder sind zwar nicht aktiv gegen Infektionskrankheiten geschützt, da in der Regel aber alle anderen Kontaktpersonen gegen die entsprechende Krankheit geimpft sind, besteht keine Ansteckungsgefahr. Es besteht ein „Herdenschutz". Ob das Konzept der Herdenimmunität damals bereits bekannt war, ist anzuzweifeln. Unter anderem dürfte aber das jahrelange Machtspiel zwischen Impfbefürwortern und -Gegnern dafür verantwortlich gewesen sein, dass Spohrs Vorschlag auf keinen fruchtbaren Boden fiel. Vielmehr aber hätte sich der Staat durch etwaige Zugeständnisse erpressbar und schwach gezeigt. Die Signalwirkung auf andere impfkritisch- bis skeptische Bewegungen in und außerhalb des Medizinwesens hätte verheerend sein können.

Als solche sind unter anderem Naturheilvereine wie die in Marburg und Kassel, sowie naturverbundene Kleingartenvereine (wie in Frankfurt und Wiesbaden) zu nennen. Hätte man sich auf ein solches Verfahren eingelassen, hätte dies einen Präzedenzfall dargestellt, auf den sich andere Organisationen berufen hätten können. Die Folge wäre ein Machtverlust des Staates gewesen und die Gefahr des Aufflammens innenpolitischer Konfliktherde, welche sich dann zu den außenpolitischen der Vorkriegszeit gesellt hätten. Zudem sah man sich in Anbetracht der Tatsache, dass die Impfgegnerschaft gegenüber der etablierten Medizin nur eine kleine Minderheit darstellte, auch nicht genötigt, in Verhandlungen mit dieser einzutreten. Ihr fehlte schlicht das politische Gewicht, um von der Regierung als Bedrohung wahrgenommen zu werden. Selbst wenn man der Impffrage gewogen gewesen wäre, waren die Fronten zwischen den beiden Parteien doch zu verhärtet, als dass man dem Gegner eine Chance gegeben hätte, sich zu beweisen. Curt Spohrs Spuren verlieren sich nach 1914, über seinen weiteren Lebensweg kann keine Aussage getroffen werden.

4.2.4) Dr. med. Eugen Bilfinger (Kassel und Eisenach)

Dr. med. Eugen Bilfinger wurde am 12.02.1846 in Welzheim in der Nähe von Stuttgart geboren und verstarb am 21.01.1923 in Radebeul. Er gilt als bedeutender Vertreter der Naturheilkunde und naturheilkundlicher Literatur. Sein Weg führte ihn von seinem Geburtsort unter anderem nach Kassel, wo er zeitweise ärztlicher Leiter des Sanatoriums Heinrich Gossmann war.[174] Neben seiner ärztlichen Tätigkeit tat er sich besonders als Autor[175] und Vertreter von Schwitzkuren hervor.

Auf der Titelseite des „Impfgegners" 1908 Ausgabe Juli/August lud Bilfinger zu einer „Impfgegner-Versammlung" in Eisenach ein und bat um zahlreiches Erscheinen. Diese sollte am 28. Juni 1908 stattfinden.[176] Obwohl der Termin bereits in der Vergangenheit lag, folgte seinem Aufruf scheinbar eine erhebliche Zahl von Impfgegnern: In der darauffolgenden September/Oktober Ausgabe 1908 berichtete der „Impfgegner" stolz von der Gründung des „Vereins impfgegnerischer Ärzte" und veröffentlichte ein Portrait Bilfingers auf der Titelseite:

„So besäßen wir denn – wie wir schon in der letzten Nummer berichtet haben – seit einigen Wochen unter dem Vorsitz des Sanitätsrates Dr. Bilfinger – Eisenach und unter der Mit-Vorstandschaft der Herren Dr. Böhm, Dr. med. Gelß, Dr. med.

---

174 Mosse, Rudolf: Werbung für Gossmanns Natur-Heilanstalt. In: Beiblatt der fliegenden Blätter, Ausgabe Nr. 2964, Band 116. (1902)

175 Als Gastautor in diversen Ausgaben des „Impfgegners". Als Autor des Werkes „Eine ernste Volksgefahr! – Aus meinem dreißigjährigen Kampfe gegen die höchst bedenkliche Impfzwangs-Einrichtung", erschienen 1909 im Lebensreform-Verlag Berlin. Als Befürworter von Schwitzkuren beispielsweise bei der Bekämpfung der Influenza: *„War der Körper einmal infiziert, sah Bilfinger, ein vehementer Impfgegner, in einer Schwitzkur das Mittel der Wahl; das Gift sollte durch die 2,5 Millionen Hautporen einen Ausweg finden."* In: Radebeuler Amtsblatt, Ausgabe Februar 2014, S. 6

176 Bilfinger, Eugen: Einladung zu einer Impfgegner-Versammlung in Eisenach. In: Der Impfgegner, Ausgabe Nr. 7/8 (1908), S. 49 (Titelseite)

*Winkler, Dr. med. Winsch und Dr. med. Ziegelroth einen „Verein impfgegneri-
scher Ärzte".* Wir begrüßen die Konstituierung gerade dieses Vereins mit hohem
Interesse und mit umso größerer Freude deshalb, weil die Begründung desselben
gewissermaßen auch eine **Genugtuung** für unseren ‚Impfgegner' aber auch für
jeden einzelnen Gesinnungsgenossen bildet."[177]

Auch das „Nachrichtenblatt des Vereins für naturheilgemäße Gesundheitspflege, Lebens und Heilweise (Naturheilverein Marburg)" begrüßte diese
Gründung:

> *„Sehr begrüßt wurde, dass sich ein Verein impfgegnerischer Ärzte gegründet hat.
> Der Kampf gegen den Impfzwang schreitet immer mehr vorwärts [...]. Hoffen
> wir, dass der Impfzwang bald ganz beseitigt wird."*[178]

Der „Impfgegner" berichtet indes deutlich ausführlicher von der Gründung
in einem dreiseitigen Artikel „Der Impfgegner-Kongreß in Eisenach". Die
nachfolgenden Zitate beziehen sich auf eben diesen Artikel.[179]

> *„Am Sonnabend den 27.Juli*[180]*, fand in dem großen Saale des Gewerbehauses eine
> sehr zahlreich besuchte Propagandaversammlung statt, mit folgenden Vorträgen:*
>
> *1. Von Herrn Dr. Max Böhm (Friedrichroda) über „Der Impfzwang im Lichte
> der Hygiene und Naturheilkunde"*
>
> *2. Von Herrn Sanitätsrat **Dr. med. Bilfinger**[181] (Eisenach) über „grauenhafte
> Impfschädigungen"*
>
> *3. Von Herrn **Dr. med.** R. Spohr (Frankfurt a. M) über „Die Impferei ein ver-
> hängnisvoller Irrweg der medizinischen Wissenschaft"*
>
> *Nach diesen Vorträgen, zu denen auch die Impffreunde*[182] *von Eisenach und
> Umgebung geladen worden waren, fand eine sehr lebhafte Diskussion statt, an
> der sich aber keine Anhänger des Impfgeschäfts beteiligt hatten. Inhalt und Form
> der Vorträge waren aber auch derart, dass ein Impffreund, der da versucht hätte,*

---

177 Anonym: Ein Wort zur Gründung des Vereins impfgegnerischer Aerzte. In: Der
   Impfgegner, Nr. 9/10 (1908), S. 66
178 Anonym: Eine Tagung der Impfgegner. In: Nachrichtenblatt des Naturheilvereins Marburg, Nr. 12 (1908), S. 2
179 Anonym: Der Impfgegner-Kongreß in Eisenach. In: Der Impfgegner, Nr. 9/10
   (1908), S. 66ff
180 Hier ist von „Juli" die Rede. Vermutlich handelte es sich im Impfgegner um
   einen Druckfehler
181 Diese und nächste Hervorhebung: M.P.
182 Hier im Sinne von „Impfbefürworter"

für Jenners immer fadenscheiniger werdende Hinterlassenschaft einzutreten, sich unsterblich blamiert haben würde."

Bei R. Spohr handelte es sich um Roderich Spohr, den Sohn Oberst Spohrs aus Gießen (Siehe Kapitel 4.2.2). Bilfinger selbst hielt als späterer Begründer des Vereines und Initiator der Versammlung ebenfalls einen Vortrag. Unter den Anwesenden befand sich auch der Oberlehrer Prof. Paul Mirus aus Dortmund. Dieser gab im Verlauf zusammen mit dem Frankfurter Diplomingenieur Hugo Wegener „Die Impffrage" heraus, deren Gründung auf diesem Kongress beschlossen werden sollte. Am darauffolgenden Tag wurden die Statuten des Vereines festgelegt. Im Vorwort wurde die Motivation beschrieben, die die Impfgegner vorantrieb:

*„Die Engländer haben ihren Erfolg, nämlich die Befreiung aller wirklichen Impfgegner von jeglicher Bestrafung nur durch massenhafte Unzufriedenheit erreicht. In Deutschland haben wir zwar auch unzufriedene genug, aber sie ballen die Faust in der Tasche, wo sie niemand sieht. Deshalb muss das ganze Volk aufgerüttelt werden und zwar durch eine **Neuordnung unserer Tätigkeit**"*

Der Verweis auf „die Engländer" bezieht sich auf die Einführung der Gewissensklausel in England am 12.8.1898. In einer „Denkschrift zur Beurteilung des Nutzens des Impfgesetzes (...)", verfasst 1925 durch das Reichsgesundheitsamt, heißt es zu deren Entstehungsgeschichte:

„Die Regierung gab sich aber der trügerischen Hoffnung hin, dass, wenn dem Gesetze das Aufreizende des Zwanges genommen würde, die Bevölkerung einsichtig genug sein würde, von der Maßregel der Impfung freiwillig Gebrauch zu machen."[183]

Dieses Kalkül schien nicht aufzugehen, denn in der Folge sanken erstens die Zahlen der Erstimpfungen und zweitens stieg die Zahl der Pocken-Todesfälle. Weiter erleichtert wurde der Impfentzug im Jahr 1908:

„Für England ist seit dem 1. Januar 1908 ein neues Impfgesetz in Kraft getreten, das dem Vertreter des Kindes es noch mehr erleichtert, die Impfung zu vermeiden: Die Erklärung der Gewissensbedenken braucht nicht mehr bei der zuständigen Behörde zu Protokoll gegeben werden, es genügt eine schriftliche Mitteilung und deren Übersendung mit der Post."[184]

---

183 Reichsgesundheitsamt: Blattern und Schutzpockenimpfung. Denkschrift zur Beurteilung des Nutzens des Impfgesetzes vom 8. April 1874 und zur Würdigung der dagegen gerichteten Angriffe. Berlin: Springer Verlag 1925, S. 147
184 Ebd.

De Facto bedeutete dies eine gänzliche Rückabwicklung des englischen Impfgesetzes. Schließlich konnte sich jeder frei entscheiden, ob er sich impfen lassen möchte, oder nicht. Einzig die Durchführung der Impfung selbst war wie auch im deutschen Reichsimpfgesetz verpflichtend geregelt. Natürlich erschienen diese Entwicklungen der deutschen Impfgegnerschaft als Vorbild und gaben ihr die Motivation, weiter für ihre Agenda zu kämpfen. Das Beispiel England zeigte ja eindrücklich, dass die Impfzwanggegner ihren Willen durchgesetzt hatten. Um auf deutschem Boden Gleiches zu erreichen, sollte eine geeignete Organisation der Impfgegner mit klarer Kompetenzverteilung die Grundlage bilden.

Hierzu führen die Statuten des Reichsverbandes der Impfgegner weiter aus, dass dieser sich in Zukunft in 1. Impfzwanggegner-Vereine, 2. fördernde Vereine und 3.in Einzelmitglieder unterteilen würde. Erstere mussten jährlich ein Zehntel ihrer Einnahmen an den Hauptverein abführen. Sonstige Vereine je nach Größe 6–10 Mark, Einzelmitglieder zahlten 2–3 Mark und erhielten im Gegenzug das Jahresabonnement des „Impfgegners". Die Tätigkeiten des Bundes umfassten unter anderem:

> „ 1. *Auskunft in Impfangelegenheiten [...]*
> 3. *Gründung neuer Vereine [...]*
> 5. *Schaffung eines monatlichen Korrespondenzblattes „Die Impffrage" für Tageszeitungen u.ä.*[185]
> 6. *Beschaffung von Geldern*
> 7. *Unterstützung von Impfgegnern [...]*
> 14. *Verkehr mit dem Auslande"*

Aufgabe der Impfzwanggegnervereine war es unter anderem, den „Impfgegner" weiter zu verbreiten, des Weiteren die Verteilung des Korrespondenzblattes (Die Impffrage) an örtliche Zeitungen, Sammlung und Veröffentlichung von Impfschäden, Beschaffung von Geldmitteln und öffentliche Versammlungen und Vorträge vorzubereiten sowie abzuhalten. Ziel war es, einzelne Kräfte in Form eines im gemeinsamen Interesse agierenden Dachverbandes zu bündeln.

---

185 [Hervorhebung M.P.]; Die Impffrage erschien als ein- bis zweiseitiges Beiheft zum Impfgegner, teilweise unter der Leitung Hugo Wegeners. Sie wird in Kapitel 4.2.7. behandelt.

Nur wenige Monate später, in der Ausgabe November/Dezember 1908 des „Impfgegners" erscheint abermals ein Beitrag von Dr. Bilfinger, diesmal in Form eines Telegrammes an den Kaiser:

„Die heutige Versammlung des deutschen Vereins impfgegnerischer Ärzte in Berlin gestattet sich, Eurer Majestät hochgeneigte Unterstützung betreffs amtlicher Einberufung einer unparteilichen Kommission zur erneuten Untersuchung der strittigen Impfzwangsfrage im Interesse der gefährdeten deutschen Wehrkraft ehrfurchtsvoll nachzusuchen. Sanitätsrat Dr. Bilfinger – Eisenach "[186]

Bilfingers „Verein impfgegnerischer Ärzte" war also schnell aktiv geworden. Das Telegramm war von den sechs Gründerärzten sowie dem Arzt Max Böhm unterschrieben. Die Redaktion des „Impfgegners" berichtet im Anschluss an das Telegramm zwar, dass die Gründung des Vereines überregional gut aufgenommen wurde und der Verein bereits regen Zuwachs verzeichnen könne, bleibt aber genaue Zahlen schuldig. Jedoch ist anzumerken, dass es sich bei diesem „Verein impfgegnerischer Ärzte" wohl mehr um eine öffentlichkeitswirksame Ausgründung aus dem Dachverein handelte, und im Grunde die gleichen Ziele verfolgt wurden. Die Mitgliederzahlen waren zwar nicht bekannt, dürften allerdings nicht allzu hoch gewesen sein, da der Anteil an Ärzten unter den Impfgegner verhältnismäßig doch relativ gering zu sein schien.

Im Telegramm wurde auf einen strategisch wichtigen Punkt abgezielt, das preußische Militär. Dieses hatte die Impfung zuerst eingeführt, nämlich bereits 1834 (siehe Kapitel 2.5). Das Militär war demnach ein wichtiger Indikator für den Impferfolg und zudem ein entscheidender Faktor im geopolitischen Machtgefüge des damaligen Europa. Auf keinen Fall konnte sich die preußische Regierung Ausfälle im Militär leisten, sicherte dieses doch die militärische Vormachtstellung auf dem Kontinent. Insofern versuchten Bilfinger und seine Mitstreiter einen wunden Punkt zu treffen, was ihnen aber scheinbar nicht gelang – über eine Antwort des Kaisers wurde nie berichtet.

Bilfinger verfasste verhältnismäßig wenige Texte für den „Impfgegner", diese jedoch gleichmäßig verteilt über die Jahre 1908 bis 1914. In der Januarausgabe des Jahres 1908 leitete er das neue Jahr mit folgendem Text ein:

---

186 Bilfinger, Eugen: Ein Telegramm an den Kaiser. In: Der Impfgegner Nr. 11/12 (1908), S. 81

„Die Vaccination ist ein Verbrechen gegen die Natur.
Einige Ereignisse aus der allerjüngsten Zeit drücken mir die Feder in die Hand.
[…] Vor einigen Tagen schrieb mir ein Impfgegner aus Sachsen, dass er seit eini-
gen Jahren jedes Jahr Gefängnisstrafe erdulden müsse, weil er sich als Vegetarier
weigere, seine Kinder mit dem tierisch unreinen Impfstoff impfen zu lassen. […]
Was in der Schweiz, in Holland, England, Belgien möglich war, dass muss auch
in Deutschland trotz des heiligen Bürokratius endlich möglich sein. Wir wollen
ganz tolerant und frei von Fanatismus sein."[187]

Vegetarismus stand zwar nie im Fokus des „Impfgegners", jedoch wurden auf den letzten Seiten der Zeitschrift stets diverse vegetarische Produkte beworben. Tatsächlich werden Impfstoffe auch heute noch aus tierischen Produkten erbrütet. Pro Impfampulle werden im Schnitt zwei Hühnereier verwendet. Bei einer strengen Auslage des Vegetarismus waren (und sind, Stand 2016) Impfungen nicht möglich.[188] Die impfgegnerische Bewegung erhielt daher auch Zulauf aus dem vegetarischen und naturheilkundlichen Spektrum. Veganer und Vegetarier können daher als Verbündete der Impfgegnerschaft gelten. Auch wenn sie vermutlich nicht alle ihrer Positionen teilten, war das Bestreben doch das gleiche.

Auch Bilfinger konnte man zu diesem Spektrum zählen: Als zwischenzeitlicher ärztlicher Leiter von Heinrich Gossmanns Naturheilanstalt in Wilhelmshöhe bei Kassel war er mit der Durchführung von Naturheilverfahren betraut und praktizierte sie.

Für eben diese Naturheilanstalt machte bereits Oberst Peter Spohr 1891 in seinen Aufzeichnungen „Die Folgen der Impfung in Volk und Armee" Werbung.[189] Es wurden eine individuelle naturheilkundliche Behandlung nach Prießnitz und Kneipp, reine, kräftigende Luft sowie Dampf-, Rumpf- und Sitzbäder beworben.

Auch wenn Bilfingers Lebensmittelpunkt in Eisenach lag, so hatte er doch Verbindungen zum hessischen Impfgegnernetzwerk. Als Autor im „Impfgegner" und Begründer des Vereins impfgegnerischer Ärzte pflegte er

---

187 Bilfinger, Eugen: Aufruf an die impfzwanggegnerischen Aerzte Deutschlands. In: Der Impfgegner Nr. 1/2 (1908), S. 1f
188 Es wird jedoch an alternativen Herstellungsverfahren geforscht
189 Spohr, Peter: Die Folgen der Impfung in Volk und Armee. Ein Gutachten auf Grund 48jähriger Erfahrungen. Leipzig: Verlag der Neuen Heilkunst 1891, S. 33

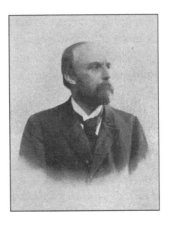

Abbildung 16: Porträt Dr. med. Eugen Bilfinger

Kontakte zu vielen der in dieser Arbeit vorgestellten Impfgegner. Zumindest zeitweise hatte er sich als ärztlicher Leiter von Gossmanns Natur-Heilanstalt in Kassel aufgehalten und war naturheilkundlich tätig gewesen. Über seinen Verbleib ist nach 1914 nichts bekannt.

4.2.5) Dr. med. Max Voigt (Frankfurt)

Über den in Frankfurt am Main tätigen Impfgegner Dr. Voigt ist nur wenig bekannt. 1908 wurde er neben Dr. Roderich Spohr und Dr. Bilfinger – dem Gründer des Reichsverbandes deutscher Impfgegner – in dessen Vorstand gewählt. Über seine familiären Hintergründe sowie über sein Studium ist nichts bekannt. Abgesehen von einigen wenigen Erwähnungen und Verweisen in Texten anderer Impfgegner trat er durch einen Artikel im „Antivaccinator" im Jahr 1911 selbst öffentlich in Erscheinung. Dort wird er mit „Dr. med. Voigt (Frankfurt a.M.)" angeführt. Sein Beitrag umfasst 13 Seiten und enthält einige interessante Ansichten, weshalb er an dieser Stelle näher betrachtet werden soll. Seine zahlreichen Erfahrungen mit Impfschäden veranlassten Voigt nach eigener Aussage dazu, ab 1893 eigene Nachforschungen anzustellen. Er sammelte Berichte über Impfgeschädigte vor Erlass des Reichsimpfgesetzes und untersuchte, auf welcher Grundlage die königlich preußische Deputation für Medizinalwesen dem Bundesrat, Kaiser und Reichstag zum Erlass des Reichsimpfgesetzes 1874 geraten hatten. „*Nach*

Feststellung der zahlreichen, amtlich zugegebenen Impfschäden versuchten wir also festzustellen, ob unter Zugrundelegung der Motive, die seinerzeit für den Reichstag und Bundesrat bei Beratung des Reichsimpfgesetzes maßgebend waren, das Impfgesetz in der heutigen Form gerechtfertigt sei, oder nicht. "[190]

Interessanterweise gibt auch der erklärte Impfgegner Voigt offen zu, dass die Impfung wohl eine gewisse Zeit lang einen Schutz vor den Pocken bietet:

> „ *Wir sind weit entfernt zu leugnen, dass seit Einführung der gesetzlichen Impfung (oder richtiger: schon ein Jahr vorher), die Pocken im Reichsgebiet ganz bedeutend abgenommen haben [...]; ebenso wie wir es für ganz verblendet halten würden, wenn jemand die Tatsache leugnen würde, dass ein großer Teil der Personen, die einmal Pocken Variolois, oder Vaccine durchgemacht haben, für eine gewisse Zeit von dieser Krankheit verschont bleiben.* "[191]

Damit befindet sich Voigt auf einer Linie mit einer Reihe anderer Impfgegner, bei denen zwischen den Jahren 1911 und 1912 eine Art Umdenken eingesetzt hatte. Eventuell kann man sogar von einem Auseinanderdriften der Impfgegnerschaft in einen gemäßigten Flügel um Curt Spohr und einen radikalen Flügel um den Ingenieur Hugo Wegener sprechen (siehe dazu auch Kapitel 4.2.3 und 4.2.7). Als Wendepunkt kann der Prozess um den Frankfurter Impfgegner Roderich Spohr gesehen werden, der für den Ausbruch einer Endemie in Frankfurt verurteilt wurde.

Voigt zweifelt ferner den Nutzen einer Impfung an, da man die Krankheit hierbei vorzieht, anstatt sie auf normale „biologische" und „physiologische" Art zu bekommen. Auf jeden Fall bedürfe die Impfung – auch wenn sie in Teilen Wirkung zeige – genauerer Erforschung, da auch keine Klarheit über die Langzeitauswirkungen bestehe.

Daher sollte niemand gezwungen werden, eine Impfung an sich vornehmen lassen zu müssen. Ohnehin sei dieser Zwang nicht im Reichsimpfgesetz vorgesehen gewesen, in der Tat sogar vom Gesetzgeber ausdrücklich verneint worden (siehe auch Kapitel „Curt Spohr"). Zum Beweis führt Voigt den Stenographie-Bericht zur Verhandlung des Gesetzestextes an: „*Der Präsident des Reichskanzleramtes selbst bezeichnete die Entfernung des Wortes*

---

190 Voigt, Max: Wie das Deutsche Reichsimpfgesetz zustande kam. In: Der Antivaccinator, H. Molenaar (Hg.). München-Solln: 1911, S. 76
191 Ebd. S. 78 [Hervorhebung aus dem Original übernommen]

„*Zwang*" *aus der Überschrift (*„*Impfzwanggesetz*"*) als eine* „*sehr dankens-werte Verbesserung.*" *[Stenogr. Bericht des Reichstages 1874 S. 270]*"[192]
Auf Grundlage dessen seien die Entscheidungen deutscher Gerichte und Behörden nicht zulässig, da niemand zu einer Impfung gezwungen werden könne. Was die Bestrafung bei Zuwiderhandlung anbetrifft, führt Voigt weiter aus, dass eine **einmalige** Bestrafung laut Stenographie-Bericht S. 102,104,260, 338/9 zulässig sei, nicht aber die mehrmalige Bestrafung für ein und dasselbe Vergehen, wie von den Behörden ausgeführt. Gegen diese Praxis verwahre er sich und sieht darin den Versuch der impffreundlichen Wissenschaft, den Impfzwang auf das gesamte Volk auszuüben – und dies „ganz entgegen dem Geiste des Impfgesetzes"[193].

Die „impffreundliche Wissenschaft" sieht er also als Manipulator im Hintergrund. Ihre Tätigkeit beschränke sich nicht nur auf die Forschung, sondern auch auf Einflussnahme, welche bis auf Regierungsebene reiche. Dies habe sich erstmalig bei der Beratung zur Verabschiedung des Reichs-impfgesetzes gezeigt und wiederhole sich nun bei der mehrmaligen Bestra-fung von Impfverweigerern.

Neben der sehr impffreundlichen und seiner Meinung nach falschen Aus-legung des Gesetzestextes geht Voigt auch mit der königlich preußischen Deputation für Medizinalwesen ins Gericht. Diese sei für das Zustande-kommen des Gesetzes verantwortlich und habe die Fakten entscheidend verfälscht, um die Legislative zur Verabschiedung des Gesetzes zu bewe-gen. Wie im Vorwort der kommentierten Ausgabe des Reichsimpfgesetzes angegeben und in Kapitel 3 bereits aufgeführt, gründete diese ihre Ent-scheidungsfindung primär auf den vier von der Deputation postulierten Grundsätzen:

> „1.) *Die Sterblichkeit bei der Blattern-Krankheit [Pocken] hat seit Einführung der Impfung bedeutend abgenommen*
>
> 2.) *Die Impfung gewährt für eine gewisse Reihe von Jahren einen möglichst gro-ßen Schutz gegen diese Krankheit*
>
> 3.) *Die wiederholte Impfung tilgt ebenso sicher für eine längere Zeit die wie-derkehrende Empfänglichkeit für die Krankheit und gewährt einen immer größeren Schutz gegen deren tödlichen Ausgang.*

---

192 Ebd., S. 79
193 Ebd., S. 80

4.) *Es liegt keine verbürgte Tatsache vor, welche für einen nachteiligen Einfluss der Impfung auf die Gesundheit der Menschen spricht*[194]

Das „umfangreiche statistische Material", auf welches die Deputation ihre Ergebnisse gegründet habe, habe von Voigt auch nach intensiver Suche nicht gefunden werden können. Vielmehr, argumentiert er, seien derartige Statistiken überhaupt erst ab 1882 geführt worden. Sein Augenmerk richtete er allerdings auf den vierten Leitsatz. Hierzu führte er – wie auch Peter Spohr – eine Untersuchung einer Sachverständigenkommission unter der Leitung von Robert Koch an, die zu folgendem Ergebnis gekommen sei:

> *„Die Impfung kann unter Umständen mit Gefahr für den Impfling verbunden sein. Bei der Impfung mit Menschenlymphe ist die Gefahr der Übertragung von Syphilis, obwohl außerordentlich gering, doch nicht gänzlich ausgeschlossen. Von anderen Impfkrankheiten kommen nachweisbar nur akzidentelle Wundkrankheiten vor."*[195]

Diese Aussage findet sich auch in „Deutschlands Gesundheitswesen – Organisation und Gesetzgebung des Deutschen Reichs und seiner Einzelstaaten"[196] wieder. Sie erschien im Kapitel „I. Beschlüsse, betr. den physiologischen und pathologischen Stand der Impffrage".

Auch Robert Kochs Beteiligung an der Sachverständigenkommission lässt sich an anderer Stelle validieren: So heißt es in Kapitel 2 mit dem Titel „die Vaccination" im Leitfaden für „Impfung, Impfgeschäft und Impftechnik" aus dem Jahr 1891:

> *„Es wurde demnach von Staatswegen eine Kommission von hervorragenden Sachverständigen berufen, welcher die Aufgabe zufiel, den physiologischen und pathologischen Stand der Impffrage [...] zu prüfen. Diese Kommission, deren Referent Robert Koch war, und welche 1884 im kaiserl. Gesundheitsamt tagte, hat die bisherigen Erfahrungen über die Vaccination gesichtet [...]"*[197]

---

194 Reichsimpfgesetz vom 8.4.1874, Berlin: Kortkampf-Verlag 1876, S. 2
195 Voigt, Max: Wie das Deutsche Reichsimpfgesetz zustande kam. In: Der Antivaccinator, H. Molenaar (Hg.). München-Solln: 1911, S. 84
196 Guttstadt, Albert: Deutschlands Gesundheitswesen. Organisation und Gesetzgebung des Deutschen Reichs und seiner Einzelstaaten. Mit Anmerkungen und einem ausführlichen Sachregister. Leipzig: Georg Thieme Verlag, 1890, S. 252
197 Schulz, Mathias: Impfung, Impfgeschäft und Impftechnik. Ein kurzer Leitfaden für Studierende und Ärzte. Berlin: Verlag von Th. Chr. Fr. Enslin 1891, S. 11

Diese Aussage stehe im kompletten Widerspruch zu Punkt vier der von der Deputation vorgetragenen Argumente für das Reichsimpfgesetz. Folgend führt Voigt noch diverse weitere Untersuchungen an, die die Deputation damals hätte beachten müssen. Er kommt zu folgendem Schluss:

> *„Es war uns anfangs ganz unverständlich, auf Grund welcher statistischen Tatsachen die Königl. Preuß. Deputation zur Normierung jenes Motiv 4 gekommen ist. Aber allmählich erkannten wir die 'Motive des Motivs'; Die wirkliche felsenfeste Überzeugung von dem als absolut sicher angenommenen Nutzen der Impfung mag sie bewogen haben, die wirklichen, zahlreichen Fälle von Impfschädigungen als quantité négligeable zu betrachten und sie offiziell zu ignorieren, um für jeden Preis die von ihnen subjektiv als segensreiche Wohltat angenommene Zwangsimpfung dem Gesetzgeber plausibel zu machen."*[198]

Mit dieser Einschätzung mag Voigt den Kern der Sache getroffen haben. Wie zu Beginn der Arbeit erwähnt, erschien die Impfung der Wissenschaft beinahe als heiliger Gral, der sie endlich in die Situation versetzte, aktiv gegen die Pocken vorgehen zu können. Bis zu diesem Zeitpunkt war stets nur ein Reagieren möglich gewesen, nicht aber ein Agieren. Auf diese Chance hatte die Medizin viele Jahre der Hilflosigkeit lang gewartet und nun schien die Lösung zum Greifen nahe. Dass das „Produkt" noch einige wenige „Kinderkrankheiten" hatte (im wahrsten Sinne), musste man aus Sicht der Impfbefürworter in Kauf nehmen – zum Nutzen des großen Ganzen. Aus ethischer Sicht mehr als problematisch, wurden einige wenige zum Vorteil der ganzen Bevölkerung geopfert. Man war sich bewusst, welche Todeszahlen die großen Pockenepidemien bisher gefordert hatten, und rechnete Menschenleben, die durch die unausgereifte Impfung verloren gingen, gegen Menschenleben, die eine Epidemie fordern würde, auf.

Gegen diese Haltung ließ sich von offizieller Seite kein Widerstand finden, wohl auch, weil sie nie öffentlich propagiert wurde, sondern „hinter verschlossenen Türen" diskutiert wurde. Zu groß wäre bei einer öffentlichen Diskussion dieser moralischen Zwickmühle wohl der Widerstand der Betroffenen gewesen, zu groß der Imageverlust des Impfwesens. Insofern lag es vermutlich im Interesse der Verantwortlichen, keinen Disput über die Risiken für Teile der Bevölkerung zum Wohle des großen Ganzen

---

198 Voigt, Max: Wie das Deutsche Reichsimpfgesetz zustande kam. In: Der Antivaccinator, H. Molenaar (Hg.). München-Solln: 1911, S. 87

anzustoßen. Dies muss jedoch vor dem Hintergrund verheerender Pocken-epidemien gesehen werden und ist nach heutigen moralischen Gesichts-punkten daher nur eingeschränkt beurteilbar.

Sicherlich war dies auch der Tatsache geschuldet, dass der Medizin von Beginn an ein großer Teil Empirie innewohnte. Von chirurgischen Verfahren wie Amputationen über anästhetische Verfahren wie die Äthernarkose bis hin zur Pharmakologie der Neuzeit – schon immer waren großen medizini-schen Ergebnissen Versuchsreihen mit vielen Misserfolgen vorangegangen. Diese Tatsache war auch für das Medizinalwesen im 19. Jahrhundert nicht ungewöhnlich. Als berühmtes Beispiel kann Kochs Tuberkulin dienen.

Zwar war man sich bis zu einem gewissen Punkt sicher, dass das Grund-konzept funktionieren würde – schließlich waren Jenners Beobachtungen bei den Kuh-Melkerinnen nachvollziehbar und reproduzierbar. Der genaue Modus Operandi musste aber noch gefunden werden – und wie hätte an der „Feinjustierung" besser gefeilt werden können, wenn nicht durch Imp-fungen an einem Kollektiv von 41 Millionen Menschen.[199]

Heutzutage wird die Erprobung neuer Impfstoffe an Menschenaffen durchgeführt und falls diese keinen Schaden genommen haben, an einer kleinen freiwilligen Probandengruppe. Diese Praxis scheint aus Sicht von Ethikkommissionen akzeptabel – aber auch nur, weil einem Tierleben weni-ger Wert beigemessen wird als einem Menschenleben.

4.2.6) Dr. med. von Niessen (Wiesbaden)

Ebenfalls dem gemäßigten Impfgegner-Spektrum zuzuordnen ist der Wies-badener Arzt Dr. von Niessen. In seinem 1912 erschienenen Artikel „*Wie muss die Tuberkuloseimpfung beschaffen sein, wenn sie Erfolg haben soll?*" mahnt er zur Vorsicht bei der Tuberkulosebekämpfung. Man müsse sich genauestens mit der Materie befassen, um valide Aussagen zum Thema treffen zu können. Eine spätere Widerlegung sei für den Betroffenen äußerst peinlich und sollte daher vermieden werden. Anlass war vermutlich die

199 Statistisches Bundesamt (Hrsg.): Entwicklung der Gesamtbevölkerung Deutsch-lands von 1871 bis 2015. Als online-Ressource verfügbar auf der Website de.statista.com. Suchbegriff: „Entwicklung der Gesamtbevölkerung Deutsch-lands von 1871 bis 2015"

allmähliche Verbreitung des nach Calmette und Guérin benannten BCG-Tuberkuloseimpfstoffes (Bacillus Calmette-Guérin) ab 1906, vorerst in Frankreich. Allerdings scheint von Niessen das Wiederaufkommen der Tuberkulose-Thematik vorrangig für einen Seitenhieb gegen berühmte Vertreter des Medizinalwesens zu nutzen.

Auffälligerweise benutzt Niessen in seinem Artikel besonders viele lateinische Ausdrücke, eventuell, um sich von anderen Autoren abzuheben:

*„Wer aber praktisch-sanitäre Schlussfolgerungen womöglich legislativer Natur aus dieser noch so fluktuierenden Materie ziehen will, von dem muß man verlangen, dass er dieses Kapitel durchaus beherrscht, und dass er, ehe er der staunenden Menge mit Pamphleten kommt, sich überlegen, dass die Geschichte auch mit ihm unerbittlich streng ins Gericht gehen könnte. Sie lässt sich durch Rang und Titel nicht imponieren. **Non scolae sed vitae discimus** – et scribamus. Es werden zwar gerade in der medizinischen Literatur Eintagsfliegen genug geboren – für einen Professor der Medizin muss es aber immerhin nicht angenehm sein, eine Blamage über die andere noch selbst zu erleben, und zwar nicht nur von Fachgenossen innerhalb der Fachpresse abgeführt zu werden, sondern **coram publico** auch von Nichtmedizinern."*[200]

Niessen nennt keinen bestimmten Professor beim Namen, sondern hält diese Passage sehr allgemein. Er könnte sich auf Professor Martin Kirchner beziehen, jener königlich preußische Obermedizinalrat und vortragende Rat im Ministerium des Inneren, welchem bereits Hugo Wegener 1911 ein eigenes Buch widmete (Siehe dazu Kapitel 4.2.7).

Andererseits könnte jedoch Robert Koch selbst gemeint sein, welcher durch seine Beschreibung des Mycobacterium tuberculosis viel Ruhm und schlussendlich nach Behring (1901) ebenfalls den Nobelpreis für Medizin und Physiologie erhielt (1905). Kochs „Tuberkulin", welches vor der Tuberkulose schützen sollte, erwies sich jedoch als wenig wirksam.

In der Deutschen medizinischen Wochenschrift, Ausgabe 42 aus dem Jahr 1999 erfolgt eine historische Aufarbeitung Kochs Tuberkulinforschung. Darin schreibt Christoph Gradmann unter anderem:

„Koch selbst suchte allerdings ab etwa 1883 gezielt nach einem Heilmittel gegen die Tuberkulose. Der Druck, unter dem er stand, wurde dadurch nicht geringer, dass sein französischer Konkurrent Louis Pasteur in den 1880er Jahren

---

200 Von Niessen: Wie muss die Tuberkuloseimpfung beschaffen sein, wenn sie Erfolg haben soll? In: Der Impfgegner Nr. 9 (1912), S. 98 [Hervorhebung M.P.]

erfolgreich Impfstoffe gegen Krankheiten wie die Tollwut entwickelte und damit wirksame spezifische Mittel gegen Infektionskrankheiten vorweisen konnte."[201]

Koch befand sich zu dieser Zeit also in einer Art Zugzwang, um im nationalen und internationalen Vergleich nicht ins Hintertreffen zu gelangen. In der Folge führte er seine Experimente ohne genaue Dokumentierung und wissenschaftliche Methodik durch, was bis heute die Zusammensetzung seines Tuberkulin-Wirkstoffes nicht überprüfbar macht. Dies geschah unter dem Deckmantel der Geheimhaltung, wurde von der breiten Öffentlichkeit jedoch vorerst nicht kritisiert, da Patente auf Arzneimittel zu diesem Zeitpunkt noch unüblich waren. Die Geheimhaltung der „Rezeptur" war die einzige Möglichkeit des Entdeckers, vom Wirkstoff auch finanziell zu profitieren.

Zudem hielt Koch die humane und die bovine Tuberkulose für ein und dieselbe Erkrankung, sodass das Hausrind als Vektor vorerst fälschlicherweise verworfen wurde. Beide Gegebenheiten befleckten Kochs sonst tadellose wissenschaftliche Vita. Niessen könnte also auch durchaus auf Koch angespielt haben, dessen „Rang und Titel" Kirchners damals mehr als gleichzusetzen war. Eventuell ließ er diese Frage aber auch gerade deshalb bewusst offen.

Einen Großteil der Tuberkuloseinfektionen führt Niessen auf die künstliche Einbringung durch Impfungen zurück:

> „Die Tuberkulosebekämpfung wird zwar, bezw. die Ausrottung der Krankheit, selbst wenn **alle** schwachen Seiten des Gegners in Angriff genommen werden, wohl stets ein pium desiderium und mehr oder minder ein Problem bleiben, das Prohibitiv wird stets dem Curativum überlegen sein, weniger aber auf die vermeidliche **Beseitigung der Auswurfstoffe** und der infektiösen offenen Tuberkulose kommt es dabei an, als auf die **Fernhaltung künstlicher Einfuhr** künstlicher Krankheitserreger kraft des Gesetzes mittels probatorischer TR[202]- und prophylaktischer Pockenimpfung."[203]

---

201 Gradmann, Christoph: Robert Koch und das Tuberkulin. Anatomie eines Fehlschlags. In: DMW 124/42 (1999), S. 1253

202 T.R.: Tuberkulinreaktion

203 Von Niessen: Wie muss die Tuberkuloseimpfung beschaffen sein, wenn sie Erfolg haben soll? In: Der Impfgegner Nr. 9 (1912), S. 99 [Hervorhebungen im Original kursiv]

Auch hier fällt von Niessens verschachtelter Schreibstil auf, der sich vieler lateinischer Ausdrücke bedient und sich dadurch von dem der anderen „Impfgegner"-Autoren unterscheidet.

Wie auch von Dr. Voigt, erschien von von Niessen im „Antivaccinator" 1911 ein längerer Beitrag zum Impfzwang. Hier griff er einen Vorfall in der Provinzial-Heil- und Pflegeanstalt Altenberg[204] auf, bei dem es 1910 zu einer Pockenepidemie gekommen war. Erst nach mehreren Fehldiagnosen wurden die Pocken diagnostiziert, bis zu diesem Zeitpunkt waren bereits 37 Männer und 18 Frauen erkrankt. Die anschließende Schutzimpfung habe die weitere Ausbreitung der Epidemie gestoppt und binnen zwei Wochen zur Genesung aller Betroffenen geführt. Von Niessen steht diesem Bericht kritisch gegenüber: „*Wer diese paar Zeilen aufmerksam und unvoreingenommen liest, hat darin eine solche Fülle offener Fragen, dass ihre sachgemäße und eingehende Beantwortung eine umfangreiche Abhandlung notwendig machen würde.*"[205] Erstens stellt er die Frage, wie es in einer deutschen Heilanstalt möglich sei, dass es zu einem Pockenausbruch kommen könne, wo doch das Personal vorschriftsmäßig geimpft sein müsse. Dieser Umstand könne nicht auf eine Einschleppung aus dem Ausland geschoben werden, wie sonst üblich, da von Niessens Meinung nach der Ursprung in der Pflegeanstalt läge. Es handle sich demnach auch nicht um eine Epidemie, sondern um eine Endemie, die sich innerhalb der Pflegeanstalt ausgebreitet und erst später auch in den umliegenden Orten Opfer gefordert habe. Er fragt: „*Wo bleibt hier überhaupt der viel gerühmte Impfschutz, wenn der Erfolg der Seuchenbekämpfung erst offenbar ein völliger wurde, als (NB. nach monatelangem Bestehen der unerkannten Seuche) die Schutzimpfung ausgeführt wurde, nachdem man den Feind richtig erkannte.*"[206] Er fordert eine lückenlose Aufklärung des Vorfalles mit Feststellung der Impfverhältnisse der Insassen sowie Veröffentlichung der Ergebnisse.

Auf den folgenden Seiten spekuliert von Niessen über die Evidenz der „Wassermann-Reaktion", einem von August von Wassermann entwickelten Verfahren zum Nachweis der Syphilis. Von Niessen war der Überzeugung,

---

204 Erzgebirge, heutiges Sachsen
205 Von Niessen: Pocken, Impfung und Syphillis. In: Der Antivaccinator. H. Molenaar (Hg.). München-Solln: 1911, S. 90
206 Ebd.

126

einen Zusammenhang zwischen Pocken und Syphilis gefunden zu haben, welcher sich jedoch (aus heutiger Sicht) nicht bewahrheitet hat. Er schließt seinen Artikel abermals mit der Mahnung, Forschungen mit größter Sorgfalt und Genauigkeit zu betreiben und Diagnosen nicht überall und irrtümlich zu stellen. Dies scheint ihm besonders wichtig gewesen zu sein:

„Also: Mehr gründliches, antiologisches [sic] Studium, mehr Erfahrung und Vorsicht bei der Diagnose, mehr Selbstkritik bei der Einführung und Überschätzung neuer, nicht genügend erprobter diagnostischer und therapeutischer Mittel – dagegen weniger verallgemeinernde Rückschlüsse und Autoritätenglaube bei Schaffung folgenschwerer, womöglich dabei gesetzlich sanktionierter Maßnahmen zu Eingriffen infektiöser Art in die Unversehrtheit des Menschengeschlechts."[207]

Von Niessens Aussagen und deren Inhalt lassen darauf schließen, dass ihm die wissenschaftliche Forschung und ihr Ruf besonders am Herzen lagen. Tatsächlich gab es neben ihm und Voigt kaum einen Impfgegner, welcher das Thema ähnlich medizinwissenschaftlich aufarbeitete. Darf man von Niessens Ausführungen und Forderungen Glauben schenken, so hatte er sich äußerst tiefgreifend mit den physiologischen, pathologischen, aber auch gesellschaftlichen Auswirkungen der Impfung beschäftigt, mehr noch als alle anderen Impfgegner und -befürworter.

Er gab sich mehr als Forscher denn als Geschäftsmann und mehr konservativ als visionär. Die Wissenschaft in Verruf zu bringen war ein Übel, welches es seiner Ansicht nach um jeden Preis zu vermeiden galt. Da er Impfungen für unausgereift hielt, bargen diese auf Grund ihrer Nebenwirkungen die Gefahr, Schaden am „Menschengeschlecht" zu verursachen und in zweiter Instanz auch die Wissenschaft, den Stand der Ärzte und deren Agitatoren zu schädigen. Dies wird auch in seinem zweiteiligen Beitrag im „Impfgegner" von 1914 mit dem Titel „Videant!" (Mögen sie sehen) deutlich:

„Das Vorwärtsstreben und Forschen in der Dunkelkammer des Impfwesens resp. Unwesens grade im Sanitätskorps [...] stehen allerdings mit dem Mitschleppen und Wiederauftischen des abgetanen Krams aus der Kinderstube und Rumpelkammer des Impfwesens im Widerspruch. Zu leicht werden eben in der Forschung und speziell auf diesem Gebiet die alten Fehler begangen."[208]

---

207 Ebd., S. 96
208 Dr. von Niessen: Videant! In: Der Impfgegner Nr. 8 (1914), S. 114

Von Niessen trat mehr für eine genaue und wissenschaftliche Medizin als gegen die Impfung ein. Von der Impfkommission könne man erwarten, dass sie auf *„eine Verbesserung und Reinigung der [Impf]-Lymphe hinarbeitet [...] und ein gründliches Reinemachen vornehmen wird"*[209], schreibt er im „Impfgegner" 1914. Wenn dann durch eine unabhängige und unbestechliche Impfkommission eine neutrale Betrachtung des Impfthemas vorgenommen werden könne, so solle man nicht vergessen, dass dieser Umstand *„in erster Linie der unverdrossenen und selbstlosen, weidlich unverstandenen und undankbar herabgewürdigten Arbeit der ‚Impfgegner', darunter Gott sei dank einiger ‚Outsider' von Ärzten, zu verdanken ist"*.[210]

Seine beiden Kinder Bruno und Edith ließ von Niessen nicht impfen. Aus diesem Grund kam es im Jahr 1909 zu einer Anklage seitens des königlichen Amtsanwaltes, welche jedoch abgewiesen wurde. Von Niessen hatte den Nachweis erbracht, dass seine beiden Kinder dauerhaft nicht geimpft werden könnten. Gegen dieses Attest legte der Amtsanwalt wiederholt Beschwerde ein, mit der Begründung, ein Attest könne immer nur für ein Jahr, nicht aber lebenslang ausgestellt werden. Diese Beschwerde wurde vom königlichen Landgericht in Wiesbaden jedoch mit Verweis auf §10, Absatz 2 des Reichsimpfgesetzes von 1874 abgelehnt. Dort sei sehr wohl eine dauerhafte Befreiung vom Impfzwang vorgesehen:

„Die Beschwerde ist jedoch unbegründet, denn das Impfgesetz vom 8. April 1874 kennt sehr wohl eine dauernde Befreiung von der Impfpflicht. Es spricht in §10 Absatz 2 von einer gänzlichen oder vorläufigen Befreiung von der Impfung[...]."[211]

1910 verfasste von Niessen die 11seitige Abhandlung „Vivos voco![212] – ein Mahnruf zur Aufklärung über die Pockenimpfung". Er beschreibt den Widerstand gegen die Impfung als ein *„[...] paar begeistert für ihre Überzeugung kämpfende[n] und sich ihrer Haut tapfer wehrende[n] Impfgegner,*

---

209 Dr. von Niessen: Videant! (Fortsetzung/Schluss) In: Der Impfgegner Nr. 10 (1914), S. 149
210 Ebd. [Der Begriff „Outsider" wurde so aus dem Original übernommen]
211 Von Niessen: Gesetzlich vorgesehene „dauernde Impfbefreiung" In: Der Impfgegner Nr. 7/8 (1909), S. 57f
212 „Ich rufe die Lebenden"

darunter letzthin freilich auch ein Verein impfgegnerischer Ärzte, eine ver-schwindende Minorität, das ist alles. "[213]
Die Tragweite des Impfgegnervereins schien also nicht allzu groß zu sein. In seiner Abhandlung setzt sich von Niessen auf philosophisch-wissen-schaftliche Art und Weise mit der Impffrage auseinander und kritisiert dabei vor allem auch die Syphilisimpfung. Er schließt seinen Text mit den Worten:

> *„Das Wort von hoher Stelle: ‚Völker Europas, wahrt eure heiligsten Güter' sollte nicht nur einseitig, gegen geistigen Sumpf und hygienische Rückständigkeit der asiatischen Barbaren gerichtet, aufgefasst werden, denen wir mit dem Import von Krankheitsstoffen sicher keine ‚Kulturträger' im ethischen, wenn auch leider im hygienischen Sinne sind, sondern wir, die sich mit ‚ihrer hohen Zivilisation und Kulturstufe' vielfach grundlos selbstbewusst brüsten, sollten **bei uns** mit der Wahrung der heiligen Güter größten einem endlich Ernst machen und einen **europäischen** Pagoden in Stücke schlagen, mit dem heute im sonst so aufgeklärten Zeitalter noch ein Heidenkultus und gar Mission getrieben wird und dem zahlreiche Hekatomben Menschen als Balsopfer jahraus, jahrein dargebracht werden. Vivos voco!* "[214]

Zwar lässt sich aus dieser Passage kein Erkenntnisgewinn für die Impf-frage ziehen, jedoch veranschaulicht sie von Niessens Schreibstil und Denkweise. Von Niessen gab sich stets gebildet und philosophisch, seine Aussagen verloren dadurch stellenweise an Struktur. Sicherlich wandte er sich mit solchen Schriften nicht an die breiten Massen, sondern an eine gehobene, intellektuelle Schicht, zu der er sich augenscheinlich auch selbst zählte.

Neben seiner Tätigkeit als Arzt und Impfgegner war er auch als Erfinder tätig und ließ sich 1906 einen speziellen Tubenverschluss (zum Verschluss von Gefäßen) patentieren.[215] Sein Sohn Bruno von Niessen war unter anderem als Regisseur an der Staatsoper Unter den Linden in Berlin tätig.

---

213 Von Niessen: Vivos voco! Beilage zur Petition des Verbandes Deutscher Impfgegner-Vereine; den Mitgliedern des Reichstages und des Bundesrates gewidmet! Wiesbaden: Verlag des Verbandes Deutscher Impfgegner-Vereine 1910, S. 3f

214 Ebd., S. 11; Europa trat zu Beginn des 20. Jahrhunderts verstärkt in den Handel mit Asien, insbesondere mit Japan ein.

215 Patentschrift des Kaiserlichen Patentamtes vom 20.01.1906, Patent Nummer 180066

4.2.7) Dipl.-Ing. Hugo Wegener (Frankfurt)

4.2.7.1) *Publizistisches und impfkritisches Wirken*

In dem Frankfurter Hugo Wegener fand sich eine der schillerndsten Persönlichkeiten des hessischen Impfgegnernetzwerkes. Hugo Wegener war von Beruf Diplomingenieur. Seine fachfremde Ausbildung hielt ihn aber nicht davon ab, in der Zeit vor dem Ersten Weltkrieg zu einem der heftigsten Kritiker der Impfung zu werden. Er gründete seinen Widerstand auf drei Säulen:

Erstens: Wegener schrieb 1911 und 1912 insgesamt drei impfkritische Bücher: „Segen der Impfung", „Impffriedhof" und „Unerhört". In seinem 1911 erschienenen Buch „Unerhört – Verteidigung und Angriff eines Staatsbürgers"[216] greift Wegener, wie der Untertitel „Gegen Kirchner" schon verrät, Prof. Dr. Martin Kirchner an. Kirchner war Professor für Medizin, königlich preußischer Obermedizinalrat und vortragender Rat im Ministerium des Inneren. Seine Funktion war die Beratung in Ausbildungsfragen des Medizinalwesens und der Seuchengesetzgebung.[217]

Als solcher war er für den Impfgegner Wegener ein gefundener Gegner. Im Vorwort schreibt er:

> *„Unerhört ist es, was der Arzt Kirchner in seiner Schrift ‚Schutzpockenimpfung und Impfgesetz' als fachwissenschaftliche und medizinische Wahrheit verbreitet; unerhört ist es, dass er wagt, mit solchen Kenntnissen im Namen der Regierung vor das Volk zu treten. Unerhört ist es, dass die vertretenen Regierungen diesen Mann dauernd und ungestraft Unheil anrichten lassen."*[218]

In der Folge kommentiert Wegener beinahe jeden Absatz von Kirchners kürzlich erschiener Schrift „Schutzpockenimpfung und Impfgesetz". Das Buch schließt mit der Abbildung diverser angeblicher Impfunfälle und deren

---

216 Wegener, Hugo: Unerhört!! Verteidigung und Angriff eines Staatsbürgers. Gegen Kirchner! Frankfurt a.M. – Offenbach a.M.: Verlag von Frau Luise Wegener 1911

217 Gerabek, Werner: Kirchner Martin. In: Werner E. Gerabek, Bernhard D. Haage, Gundolf Keil, Wolfgang Wegner (Hrsg): Enzyklopädie Medizingeschichte Bd. 1. Berlin: de Gruyter 2005, S. 752

218 Wegener, Hugo: Unerhört!! Verteidigung und Angriff eines Staatsbürgers. Gegen Kirchner! Frankfurt a.M. – Offenbach a.M.: Verlag von Frau Luise Wegener 1911, S. 3

Beschreibung. Es war erhältlich für 40 Pfennig (100 Stück für 32 Mark und 1000 Stück für 280 Mark) und erschien im Luise-Wegener-Verlag in Frankfurt am Main (1911). Hier einige Beispiele:[219] (Aussagen Kirchners unterstrichen, Kommentare Wegeners nicht unterstrichen)

„Seite 11, In den ersten 20 Jahren des 19. Jahrhunderts war infolge der Einführung der Impfung ein Nachlassen der Pocken zu konstatieren.
Und dann eine Verschlechterung über das Alte hinaus. Ich möchte bitten, dass Kirchner unter diese seine leere Behauptung seinen Haupt- und Normalstempel setzt: Das hat mit der Impfung garnichts zu tun!"[220]

In Anbetracht der Fülle an Kommentaren sollen an dieser Stelle nur einige für diese Arbeit besonders relevante gezeigt werden:

„Seite17: Gewisse übertragbare Krankheiten befallen den Menschen in seinem Leben in der Regel nur 1mal;.... bei den Pocken ist es aber sicher der Fall. Menschen, die 2mal an den Pocken erkranken sind nicht häufig. Solche aber, die 3mal oder gar noch häufiger befallen werden – es soll auch solche geben – gehören zu den größten Seltenheiten.
Wenn man, sobald man die Pocken 1mal überstanden hat sicher nicht wieder davon befallen wird, so ist der zweite Satz überflüssig; Er widerlegt das sicher des ersten Satzes, selbst wenn die Zweiterkrankungen nicht häufig sind. Der Schlusssatz mit den größten Seltenheiten wirkt dann nur noch belustigend."[221]

Wegener bemüht sich also nicht nur um eine inhaltliche Wiederlegung Kirchners, sondern scheinbar auch um eine philologische. Die penibel genaue Auslegung Kirchners Aussagen steht dabei im klaren Kontrast zum empirischen Kenntnisstand der Wissenschaft, auf dessen Grundlage Kirchner argumentieren musste. Ein zusätzliches Problem in der Diskussion über die Pockenimpfung war, dass lange Zeit der Unterschied zwischen den echten Pocken und den Windpocken nicht bekannt war. Die Pocken wurden erst 1906 vom Hamburger Bakteriologen Enrique Paschen im Lichtmikroskop beschrieben.[222] Erst ab diesem Zeitpunkt war es prinzipiell möglich,

---

219 Kirchner, Martin: Schutzpockenimpfung und Impfgesetz. Unter Benutzung amtlicher Quellen. Berlin: Schoetz Verlag 1911
220 Wegener, Hugo: Unerhört!! Verteidigung und Angriff eines Staatsbürgers. Gegen Kirchner! Frankfurt a.M. – Offenbach a.M.: Verlag von Frau Luise Wegener 1911, S. 5
221 Ebd., S. 15
222 Eckart, Wolfgang: Geschichte der Medizin. Berlin-Heidelberg: Springer Verlag 1990, S. 269

den Pockenerreger vom Windpockenerreger zu differenzieren. (siehe Kapitel 2.1). Dass selbst Impflinge, die erfolgreich gegen die Pocken geimpft wurden, in der Folge noch die sich klinisch ähnlich präsentierenden Windpocken bekommen konnten, führte zu einiger Verwirrung. Diese nutzte Wegener und verwendete jegliche Unsicherheit auf Seiten der Impfärzte für seine Agenda.

„Seite 130: Die Impfgegner setzen die Mütter in Furcht und Schrecken, indem sie solch traurige Ereignisse wie Rose und Tod, die doch nur ganz ausnahmsweise einmal auftreten, als Regel und als unvermeidbar hinstellen und dadurch die Impfung im Auge des Volkes herabsetzen.
Wir stellen Rose und Tod nicht als Regel hin, haben aber die Pflicht, allein schon nach dem ganz kleinen hier in dieser Schrift gelieferten Auszug aus den Werken medizinischer Wissenschaftler und Impffreunde, die Impfung in den Augen des Volkes ‚herab zu setzen‘ und verächtlich zu machen und das Volk vor diesem grauenhaften, kindermordenden, wissenschaftlichen Unfug und besonders vor dem von den Behörden geübten Gesetzeswidrigkeit zu warnen.“[223]

An dieser Stelle legt Wegener seine Motivation als Impfgegner dar. Stellte dies seine tatsächliche Motivation dar, oder nur einen Vorwand, lässt sich natürlich schwer sagen. Darf man seiner Ausführung Glauben schenken, so ging es ihm einerseits um das Kindeswohl, andererseits um die angebliche Rechtswidrigkeit der Behörden. In Anbetracht der Tatsache, dass Wegener sich in beinahe allen seinen Schriftstücken mit der Justiz, Medizinalbeamten, oder dem Staat ganz allgemein anlegte, könnte man ihm gewisse querulatorische Züge unterstellen.[224]

---

223 Wegener, Hugo: Unerhört!! Verteidigung und Angriff eines Staatsbürgers. Gegen Kirchner! Frankfurt a.M. – Offenbach a.M.: Verlag von Frau Luise Wegener 1911, S. 89
224 Einen interessanten Einblick in das Querulantentum gibt der Beitrag „Querulantenwahnsinn" von Rebecca Schwoch und Heinz-Peter Schmiedebach. Dieser setzt sich mit der Diagnose „Querulantenwahnsinn" auseinander, welche Mitte des 19. Jahrhunderts einen Aufschwung erfuhr. Schmiedebach führt diesen auf rechtliche und politische Veränderungen zu dieser Zeit zurück. Die „Psychiatrisierung von Straftätern" eröffnete psychiatrischen Gutachtern ein neues Beschäftigungsfeld und stellte die Judikative vor neue Herausforderungen. Die gleichzeitige Öffnung der Gerichtsprozesse für die Allgemeinheit führte jedoch dazu, dass Psychiatriekritiker diese nutzten, um angeblichen Machtmissbrauch der Psychiatrie offenzulegen. Schmiedebach schreibt dazu, „der

„Seite 105: Das neueste ist eine Sammlung von Photographien, richtiger sagt man Photogrammen, angeblicher Impfopfer, welche Hugo Wegener unter dem Titel ‚Segen der Impfung. Wenig von Vielen', 1911, im Verlag von Frau Luise Wegener, Frankfurt a.M. herausgegeben hat."

Kirchner hatte anscheinend bereits Kenntnis von Wegeners ebenfalls 1911 erschienenem Buch „Segen der Impfung" genommen. Dieses erschien, wie auch schon sein Buch „Unerhört" (1911), im Luise-Wegener-Verlag, Frankfurt. Es handelt sich dabei um einen 64seitigen Band mit je einem Bild pro Seite inklusive Beschreibung. Es sind – wie Kirchner es bereits richtig beschreibt – Fotographien angeblicher Impfopfer.

Die Bilder zeigten Kinder meist im Alter von ein bis 12 Jahren, seltener auch Erwachsene. Meist sind die abgebildeten Impflinge körperlich entstellt, was laut Beschreibung auf eine Impfung zurückzuführen sei.

Wegeners „Segen der Impfung" ist nicht sein einziger Band dieser Art, kann aber als exemplarisch gelten und soll daher näher untersucht werden. Es enthält 54 Fälle auf 64 Seiten. Von Art und Inhalt unterscheiden sich diese Einsendungen untereinander nicht. Wegener rekrutierte diese Fälle aus Zusendungen diverser Organe: Mit 20 Einsendungen waren darunter die Privatpersonen am häufigsten vertreten. Unter den 11 verschiedenen Einsendern sind diverse Impfärzte zu finden, aber auch erklärte und befreundete Impfgegner, wie beispielsweise Dr. Voigt (Frankfurt), S. 34 und 35, Dr. Bilfinger (Kassel), S. 5 und S. 31, sowie Dr. Max Böhm (Frankfurt) S. 13 und S. 16. Des Weiteren diverse Einsendungen eines bisher unbekannten Felix Oswald aus New York (5) und zwei Fälle aus der deutschen medizinischen Wochenschrift.[225]

Querulantenwahnsinn schien dafür geradezu prädestiniert zu sein". Schwierig sei auch die Differenzierung zwischen Querulant und Pseudoquerulant gewesen. Für diese, wie auch für das Verhalten Hugo Wegeners kann gelten, dass eine eindeutige Diagnosestellung nicht immer möglich war.
Vgl. Schmiedebach, Heinz-Peter; Schwoch Rebecca: „Querulantenwahnsinn", Psychiatriekritik und Öffentlichkeit um 1900. In: Medizinhistorisches Journal 42. Stuttgart: Franz Steiner Verlag 2007, S. 30–55

225 Wegener, Hugo: Der „Segen" der Impfung. Wenig von Vielem. Frankfurt am Main: Verlag von Frau Luise Wegener 1911 S. 24 und 25; Wegener bleibt allerdings eine genaue Quellenangabe schuldig.

Die zweitgrößte Position machen 16 Einsendungen des Impfgegnervereins Leipzig aus. Leipzig galt ebenfalls als Hochburg der Impfgegner, weswegen dies wenig erstaunlich ist. Dementsprechend schien Wegener gute Beziehungen zu seinen Leipziger Gesinnungsgenossen zu haben.

Jeweils fünf Fälle entnahm Wegener früheren Ausgaben des „Impfgegners"[226], sowie einem Buch von S. Blochmann, Tübingen mit dem Titel „Ist die Schutzpockenimpfung mit allen notwendigen Kautelen umgeben?"[227]

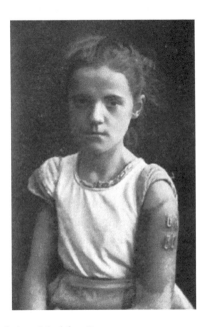

Abbildung 17: „12jähriges Mädchen"

---

226 Der „Impfgegner" Nr. 4, 1899: Der Fall des Friedrich Benreuthers;
Der „Impfgegner" Nr. 4, 1899: Der Fall der Marie Käßler;
Der „Impfgegner" Nr. 4, 1899: Der Fall des Josef Ziegler;
Der „Impfgegner" Nr. 3, 1901: Das Kind Gottlob Knaitingen;
Der „Impfgegner" Nr. 12, 1902: Der Fall des Walter Bulgrin;
227 Blochmann, Friedrich: Ist die Schutzpockenimpfung mit allen notwendigen Kautelen umgeben? Erörtert an einem mit Verlust des einen Auges verbundenen Falle von Vaccineübertragung. Tübingen: Verlag von Franz Pietzcker 1904, ohne Seitenangabe

Einige Fälle blieben ohne Quellenangabe, wie beispielsweise der eines „12jährigen Mädchens mit geschwollenem hochrotem Arm", oder der des Johannes Pfänder.

Tatsächlich wurde dem Fall Johannes Pfänder jedoch an anderer Stelle eine mehrseitige Abhandlung gewidmet. In dieser zitiert Wegener den Kölner Regierungspräsidenten wie folgt und ergänzt das Zitat am Ende sinnentstellend, um seine eigene Meinung einzubringen (fett gedruckt):

> *„Der Gerichtsdiener Karl August Pfänder zog am 1.10.1879 von Forst in Brandenburg mit dem damals an eitrigen Geschwüren erkrankten, vier Jahre alten, in Cottbus geborenen Johann Richard Pfänder und zwei anderen gesunden Kindern nach Königswinter. Pfänder schrieb die Erkrankung und Ansteckung seines Sohnes der in Cottbus oder Forst geschehenen Impfung zu. [...] Er starb am 2o. August 1886, 10 Jahre und 10 Monate alt. Genauer erklären ließ sich der Fall jetzt nicht mehr. Die Abbildungen enthalten keine genaueren Angaben, das Leiden ist augenscheinlich auf Knochentuberkulose zurückzuführen: dafür, dass es die Folge der Impfung – nicht – war, ist jeder Beweis schuldig geblieben. Knochentuberkulose hat mit der Impfung nichts zu tun;"*[228]

So viel zur offiziellen Stellungnahme zum Fall Johannes Pfänder. Es folgt eine knapp einseitige Abhandlung Wegeners über Aussagen Martins Kirchners zu diesem Fall, welche ihm undurchsichtig und haltlos erschienen. Diese sollen im Folgenden über eine längere Passage zitiert werden, um einen Eindruck von Wegeners Argumentationsweise zu vermitteln. Folgende Passage schließt sich naht- und lückenlos an obiges Zitat des Regierungspräsidenten an:

> *„Kirchner macht wieder Seitensprünge. Ich habe nirgends behauptet, dass das Kind in Königswinter geimpft worden sei. Selbst wenn das behauptet wäre, ist das kein Beweis gegen den bestehenden Impfschaden. Was der Regierungspräsident angibt, hat mit dem Impfschaden gar nichts zu tun! (Stempel.)*
> *Ich habe bis heute trotz eifrigen Nachsuchens, an keiner einzigen Stelle die Behauptung finden können, dass das Kind in Königswinter geimpft worden sein soll. In der Gerlingschen Schrift*[229]*steht:*

---

228 Wegener, Hugo: Unerhört!! Verteidigung und Angriff eines Staatsbürgers. Gegen Kirchner! Frankfurt a.M. – Offenbach a.M.: Verlag von Frau Luise Wegener 1911, S. 110f

229 Gemeint ist vermutlich Reinhold Gerling, Autor diverser naturheilkundlicher Ratgeber und Impfgegner um 1900 in Berlin.

„Johann Pfänder aus Königswinter. Eltern und Geschwister gesund. Kräftiger
gesunder Knabe wurde von Dr. Leitmann geimpft. Wenige Tage nach der Imp-
fung wurde Schwellung der Füße beobachtet, es bildeten sich Eiterbeulen am gan-
zen Körper; Glieder der Finger und Fußzehen, sowie Zähne faulten und eiterten
heraus, endlich starb der Knabe 6 Jahre alt.'
Gleiches fand ich auch auf Flugblättern, in einer englischen und einer schweizeri-
schen Schrift über diesen Fall. Vielleicht gibt mir Kirchner an, wo etwas von der
Impfung in Königswinter steht.“[230]

Diese Passage alleine wirft eine Vielzahl von Fragen und Ungereimtheiten
auf. Erstens ist festzustellen, dass der Regierungspräsident das Todesalter
des Kindes auf zehn Jahre und zehn Monate feststellt, die „Gerlingsche
Schrift" (welche Wegener kommentarlos einwirft) spricht von sechs Jahren.
Zweitens besteht Wegener darauf, dass die Impfung nicht in Königswinter durchgeführt wurde. Dies schien ihm ohne Angabe von Gründen sehr
wichtig zu sein. Im nächsten Absatz zitiert er jedoch besagte „Gerlingsche
Schrift", nach welcher der kleine Johannes Pfänder in Königswinter von
Dr. Leitmann geimpft wurde und widerspricht sich damit selbst. Drittens
stellt sich die Frage, wieso Wegener die Diskussion des Impfortes so wichtig
war – es findet sich auch hierzu keine weitere Ausführung seinerseits.

Viertens schien der Fall unabhängig von Wegeners Berichterstattung auch
bis in die Schweiz und nach England bekannt geworden zu sein und schien
den Impfgegnern dort als Exempel zu dienen. Diese Behauptung belegt
Wegener jedoch nicht.

Seinen Abhandlungen ist stellenweise nur schwer Folge zu leisten, was
eine differenzierte Betrachtung und Analyse erschwert. Zwar kann er als
einer der aktivsten Impfgegner gelten, publizierte auch weitaus die meisten
impfkritischen Werke, die Analyse erlaubte jedoch relativ wenige eindeutige
Ergebnisse.

Bei den Einsendungen des Felix Oswald aus New York handelte es sich
ausschließlich um Zeichnungen. Ob diese authentische Vorlagen hatten
oder frei erfunden waren, oder Oswald keine anderen technischen Möglichkeiten hatte, bleibt unklar. Zwischen den Bildern positionierte Wegener Propaganda gegen den Impfzwang und gegen diverse Impfärzte, deren

---

230 Ebd.

Impflinge zu Schaden gekommen waren. Auch fanden sich kurze Beschreibungen der Fälle.

Naturgemäß sah der Impfarzt Kirchner den Band kritisch und stellte die Echtheit der Fotografien in Frage. Zwar wurden unter manchen Bildern Datum, Ort und Person vermerkt, eine tatsächliche Verifizierung der Impfschäden dürfte aber dennoch schwierig bis unmöglich gewesen sein. Einerseits waren viele der abgebildeten Personen bereits verstorben (unter einigen Fällen war ein Todestag vermerkt). Andererseits bestanden nicht die technischen Möglichkeiten, die Pockenimpfung als Ursache zu diagnostizieren oder auszuschließen (siehe auch oben).

Wegeners drittes Buch trägt den Namen „Impffriedhof". Es erschien am 17.08.1912. Es zeigt „mehr als 36.000 Impfschäden und 139 Abbildungen"[231], verteilt über 771 Fälle samt Beschreibung. Auf eine genauere Betrachtung soll an dieser Stelle verzichtet werden, da es von Aufbau, Duktus und Gliederung dem eingangs beschriebenen Buch „Segen der Impfung" entspricht. Ob es sich tatsächlich um 36.000 unabhängig belegte Fälle handelt, ist nicht klar und vermutlich auch unwahrscheinlich. Alleine die Nennung einer solchen Zahl dürfte aber beim Leser Eindruck gemacht haben, wenn auch einschränkend festgestellt werden muss, dass im Inhaltsverzeichnis nur knapp 800 Fälle aufgelistet werden. Diese sind wiederum nach Ort, Zeit und nach Krankheit geordnet. Bei der Einteilung nach dem Ort wird zudem unterschieden in „Einwandfreie, d.h. Von den Staatsmedizinern oder Klinikern anerkannte Impfschäden" (ca. 50 Stück) und „allgemeine Impfschäden" (die restlichen ca. 750 Fälle).

Wegeners Bücher erschienen allesamt im Luise-Wegener-Verlag in Frankfurt am Main. Bei Luise Wegener handelte es sich vermutlich um Hugo Wegeners Ehefrau.

Während „der Segen der Impfung" für 30 Pfenning und „Unerhört" für 40 Pfennig erhältlich waren, wurde für das Buch „Impffriedhof" vermutlich auf Grund der vielen Abbildungen 1,50 Mark verlangt. Zumindest für „Unerhört" gewährte Wegener bei größerer Abnahme Mengenrabatt.

---

231 Wegener, Hugo: Impffriedhof. Was das Volk, die Sachverständigen und die Regierungen vom „Segen der Impfung" wissen. „Erster Band mit mehr als 36000 Impfschäden und 139 Abbildungen." Frankfurt a.M. – Offenbach a.M.: Verlag von Frau Luise Wegener 1912

So wies er auf der ersten Seite des Buches den Grundpreis von 40 Pfennig pro Ausgabe aus, bei Abnahme von 100 Stück 32 Mark (32 Pfennig pro Exemplar) und bei 1000 Stück 28 Mark (28 Pfennig pro Exemplar). Ob diese Vermarktungsstrategie aufging kann nicht sicher geklärt werden. Da Wegener aber in seinen Briefen an Wilhelm Schwaner (siehe entsprechendes Kapitel) von Geldproblemen schreibt, ist nicht davon auszugehen.

Als Wegeners zweite Säule kann seine Aktivität in der Zeitschrift „Der Impfgegner" gesehen werden. Insbesondere ab 1912 trat er dort vermehrt in Erscheinung. Seine Texte stachen stets durch eine besonders scharfe Rhetorik und teilweise beleidigende Formulierungen hervor. Damit glichen sie seinen 1911 und 1912 erschienenen Büchern. In einem seiner Gastbeiträge aus dem „Impfgegner" veröffentlichte er einen von eingangs erwähnten Dr. Richard Blumm, Leiter einer Irrenanstalt aus Bayreuth und erklärtem Impfbefürworter, an ihn gerichteten Brief (in Auszügen):

> *„Auf ihre ebenso laienhaften, wie einseitig-fanatischen Ausführungen, die abgrundtiefen Mangel jeglicher naturwissenschaftlicher Bildung und Erfahrung auf Ihrer Seite kennzeichnen, des weiteren einzugehen, halte ich als Naturwissenschaftler, hauptsächlich aber als ehemaliger Irrenarzt für unangebracht, da fanatische Querulanten sich wohl durch gleich krankhaft fühlende Laien, durch Kurpfuscher und ärztliche Außenseiter, nicht aber durch fachmännisch gebildete ‚Staatsmediziner' zu überzeugen zu lassen pflegen."*[232]

Wegener kommentiert diesen Brief folgendermaßen:

> *„Es erübrigt sich, auf diese Ausführungen einzugehen, da ihre Anschauungen den gesunden Menschenverstand zur Vermutung drängen, dass Dr. Blumm bei der Behandlung Irrsinniger den sachlichen Verkehr mit vernünftigen Menschen verlernt hat. Logische Schlussfolgerungen und gewissenhafte, wissenschaftliche Feststellungen erfordern ein normales, von keinerlei einseitigem, irrenärztlichem Spezialwissentum beeinflusstes Urteil."*[233]

Derlei Kommentare haben sich im Verlauf der Recherche als typisch für Hugo Wegener erwiesen. Sein Hauptaugenmerk lag in all seinen Texten auf der direkten Widerlegung anderer, oder zumindest dem direkten Angriff gegen deren Aussagen. Ebenfalls typisch für seinen Schreibstil war es,

---

232 Wegener, Hugo: Offener Brief an Hugo Wegener. In: Der Impfgegner Nr. 8 (1912), S. 86 [Hervorhebung M.P.]
233 Ebd.

Veröffentlichungen von Impfärzten Satz für Satz (teilweise auch Wort für Wort) aufzufächern und jede Aussage einzeln zu kommentieren. Nicht selten ging dabei die Kernaussage des Textes verloren bzw. wurde verfälscht.

Ab 1914 gab sich Wegener zunehmend kämpferisch, was eventuell auch mit dem Ausbruch des Ersten Weltkrieges am 28.7.1914 zusammenhing. Mit der Februarausgabe 1914 startete er eine „Serie" unter dem Titel „Vom Impf-Schlachtfeld", die in unregelmäßigen Abständen, insgesamt aber in sieben Ausgaben des Jahres 1914 erschien. Die Berichte folgten dem üblichen Muster: Ein einst gesundes Kind wurde von einem namentlich genannten Impfarzt geimpft und erkrankte schwer oder starb:

> „Erich, bis zur Impfung ebenso gesund wie seine Schwester, wurde am 12. Mai 1905 von Dr. Geisler geimpft. Einige Zeit danach bekam er Beulen am Hals und am Kopf, die geschnitten wurden. Dr. Sauer meinte, das Gift müsse noch im Kinde stecken. Es behielt den Ausschlag, kränkelte dauernd und starb im März 1907."[234]

Diese Beschuldigungen blieben von den Impfärzten unkommentiert bzw. wurden ignoriert. Eventuell erreichten sie sie auch nicht, da sich wohl die wenigsten Impfärzte mit Wegeners Schriften beschäftigten. Der Tragweite Wegeners Handelns wird in Kapitel 4.2.7.2 behandelt.

Ferner heißt es in der Aprilausgabe desselben Jahres:

> „Frankfurt am Main. Heinrich Leonhardt, Juliusstr.3, am 29.April 1910 geboren, erkrankte im Alter von ¼ Jahr an Magen- und Darm-Katarrh[235] mit Krämpfen. Auf Anraten des Dr. Böhm kam er in's städtische Krankenhaus, woselbst er ohne jeden Erfolg ¼ Jahr behandelt wurde, um dann den Eltern zurückgegeben zu werden. Die dann einsetzende Behandlung des Dr. Bachem[236] war zwar von Erfolg begleitet, doch war das Kind noch zu Krämpfen geneigt und verfiel denselben bei den leisesten Angriffen auf seine Gesundheit, weshalb Dr. Bachem das Kind von der Impfung zurückstellte. Selbstverständlich, zumindest nach den heutigen Inquisitionsverfahren, erklärte die Behörde den Fall für zweifelhaft und die Zwangsvorführung vor dem Impfarzt, Dr. Dauba, der ja für nichts zu haften braucht, ergab, dass das Kind impffähig sei. [...] Endlich erfolgte die Impfung am 17. März 1914 durch Dr. Keil. Die bis dahin fast ganz ausgebliebenen Krämpfe

---

234 Wegener, Hugo: Vom Impf-Schlachtfeld. In: Der Impfgegner Nr. 2 (1914), S. 20
235 Schleimhautentzündung des Magen-Darm-Traktes
236 Dr. Max Bachem (Frankfurt am Main): Erklärter Impfgegner und Gastautor im „Impfgegner". Er wird im Kapitel 4.2.8 näher vorgestellt.

traten nunmehr so häufig und so schwer auf, auch schrie das Kind so fürchterlich, dass die Eltern um das Leben ihres Kindes besorgt sind. "[237]

Da Dr. Bachem in einschlägigen Kreisen als Impfgegner bekannt war, schien „die Behörde" (vermutlich das zuständige Gesundheitsamt) direkt zu intervenieren und den Fall genauer zu überprüfen. Bei der Recherche entstand der Eindruck, dass auch staatliche Organe nicht immer objektiv bzw. neutral urteilten. Ob Bachems Rückstellung des Kindes in diesem Fall gerechtfertigt war, lässt sich jedoch nicht mehr beurteilen. Die Impfärzte Dr. Dauba und Dr. Keil traten im weiteren Verlauf nicht mehr in Erscheinung und scheinen nur zufällig beteiligt gewesen zu sein. Sie werden daher nicht weiter verfolgt.

Wegeners Einfluss im „Impfgegner" mehrte sich Zusehens. Ab September 1912 wurde er im Impressum als „Hauptschriftführer" geführt. Ab August 1912 bis Dezember 1914 erschien die Zeitschrift mit dem Zusatz:

> *„Meldestelle für alle Impfschäden, wie Impfgesetzwidrigkeiten ist: Hugo Wegener, Frankfurt a. M., Weserstr.17 I."*

Es ist davon auszugehen, dass Wegener seine Informationen aus den zahlreichen Einsendungen „stummer" Leser rekrutierte. Neben Büchern und Beiträgen im „Impfgegner" arbeitete er mindestens seit August 1913 an der Zeitschrift „Impffrage". Diese gab er zusammen mit dem Dortmunder Oberlehrer Professor Paul Mirus heraus und sie kann als sein drittes Standbein bezeichnet werden. Die Gründung der „Impffrage" war 1908 vom „Reichsverband impfgegnerischer Ärzte" unter der Leitung Dr. Bilfingers (Eisenach und Kassel) auf einem Impfgegnerkongress in Eisenach beschlossen worden.[238] Zwar waren weder Mirus noch Wegener Ärzte, dies schien für den Reichsverband allerdings keine Rolle zu spielen. „Die Impffrage" erschien in unregelmäßigen Abständen alle zwei bis vier Wochen, ebenfalls im Luise-Wegener-Verlag, Offenbach am Main, Körnerstr.18. Ein Jahresabonnement konnte für 1.50 Mark erworben werden. Auf der Titelseite war zudem der Hinweis zu lesen: *„Die Impffrage erscheint zeitweise, nach Bedarf, monatlich 1 oder 2mal; Sie ist in Stärke und Umfang abhängig vom vorliegenden*

---

237 Wegener, Hugo: Vom Impf-Schlachtfeld. In: Der Impfgegner Nr. 4 (1914), S. 73
238 Siehe Kapitel „Dr. Bilfinger"

Stoff“.[239] Dies lässt darauf schließen, dass Wegener kein genaues Konzept für seine „Impffrage“ hatte, sondern dass es vielmehr ein Sammelwerk für Impfschäden sein wollte. Der Aufbau war einfach: Unter der einzigen Rubrik „Impfschäden“ wurden „je nach Umfang“ zwei bis drei Seiten mit Berichten von angeblichen Impfschäden aufgelistet. Die meisten Fälle starteten mit einer Ortsangabe, einer kurzen Beschreibung, Datum, Name des Kindes und Impfarztes und umfassten zwei bis zehn Zeilen, z.B.:

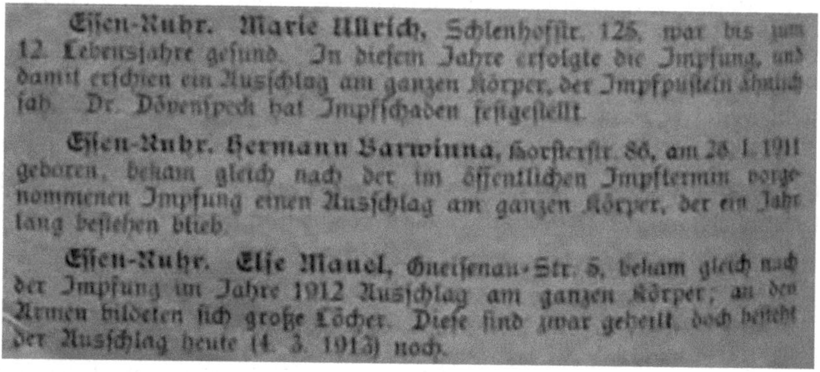

Essen-Ruhr. Marie Ullrich, Schlenhofstr. 125, war bis zum 12. Lebensjahre gesund. In diesem Jahre erfolgte die Impfung, und damit erschien ein Ausschlag am ganzen Körper, der Impfpusteln ähnlich sah. Dr. Dövenspeck hat Impfschaden festgestellt.

Essen-Ruhr. Hermann Barwinna, Horsterstr. 86, am 26. 1. 1911 geboren, bekam gleich nach der im öffentlichen Impftermin vorgenommenen Impfung einen Ausschlag am ganzen Körper, der ein Jahr lang bestehen blieb.

Essen-Ruhr. Else Mauel, Gneisenau-Str. 5, bekam gleich nach der Impfung im Jahre 1912 Ausschlag am ganzen Körper; an den Armen bildeten sich große Löcher. Diese sind zwar geheilt, doch besteht der Ausschlag heute (4. 3. 1913) noch.

Abbildung 18: „Die Impffrage“, Ausgabe vom 20.9.1913

> „Essen-Ruhr*: Marie Ullrich, Schlenhofstr. 125 war bis zum 12ten Lebensjahr gesund.In diesem Jahre erfolgte die Impfung, und damit erfolgte ein Ausschlag am ganzen Körper, der Impfpusteln ähnlich sah. Dr. Dövenspeck hat Impfschaden festgestellt.* “[240]

Wegener bat zudem auf der Frontseite nun nicht mehr nur um die Einsendungen von bekannt gewordener Impfschäden, sondern auch um die Mitteilung von Berichten anderer Zeitungen über Impfschäden. Diese würden dann in der „Impffrage“ übernommen. Zudem wurde auf der Frontseite der „Leitsatz“ der Impffrage abgedruckt:

> *„Wir Impfzwanggegner kämpfen, auf dem Boden des Reichsimpfgesetzes von 1874 stehend, gegen die Ungerechtigkeiten im Vorgehen der Behörden, gegen*

---

239 So zu lesen beispielsweise auf der Titelseite von „Die Impffrage“, Ausgabe Nr. 55 vom 20.9.1913

240 Autor und Titel unbekannt. In: Die Impffrage, Ausgabe Nr. 55 (1913), S. 2

die Missachtung der Verfassung seitens der Behörden und gegen die willkürliche Auslegung des Gesetzes seitens der Gerichte"[241]

Zu beachten ist hier der Unterschied zwischen Impfgegnern und Impfzwanggegnern. Während erstere gegen die Impfung als solche eintraten, ging es letzteren vor allem um die Abschaffung des Zwanges. In der „Impffrage" schien Wegener einen juristischen Ansatz zu verfolgen, den Zwang auszusetzen. In seinen Büchern kritisiert er aber auch den medizinischen Ansatz, beispielsweise die Zusammensetzung der Impflymphe und das Impfverfahren. Dort bezieht er ganz klar gegen die Impfung selbst Stellung.

Die letzte Seite des Blattes war regelmäßig mit Werbung gefüllt. Dabei handelte es sich im Wesentlichen um dieselben Werbenden wie auch schon im „Impfgegner".

Zusammenfassend war Hugo Wegener als Autor im „Impfgegner", Herausgeber der „Impffrage" und Verfasser dreier Bücher zum Impfthema eine der aktivsten Persönlichkeiten im hessischen Impfgegnernetzwerk. Gleichgesinnten stand er wohlwollend und lobend gegenüber, während er Impfärzte und Vertreter des Staates teilweise aufs schärfste beleidigend anging. Seine Beiträge waren weniger von Inhalten geprägt, als von Stimmungsmache. Ob seine Aufzählungen von Impfschäden nachweisbar sind und inwieweit er die Zahlen und das fotografische Material als objektiv einstufte, bleibt dahingestellt. Ohnehin hätte er sich als Diplomingenieur damit schwer getan, da seine fachliche Reputation als medizinischer Laie nicht unbedingt hoch war.

Seine Motivation bleibt trotz der Fülle des analysierten Materials unklar. Den Kampf gegen die Impfung führte er mit allen Mitteln, was sich in seinen Büchern zeigt.

Seinem Schreibstil und seiner Arbeitsweise zufolge, könnte er sich auf einer emotionalen Ebene in das Thema hinein gesteigert und die offene Provokation und den Konflikt mit den Behörden gesucht haben.

Eventuell war er vom Schaden der Impfung aber auch tatsächlich überzeugt und wollte Kinder und Familien vor den Konsequenzen bewahren. Das wäre eine ausgesprochen altruistische Einstellung. Dafür spricht, dass er sich wie kein anderer öffentlich mit dem Thema auseinandersetzte und die Bevölkerung in seinen Büchern weniger mit komplizierten

---

241 Anonym: Leitsatz. In: Die Impffrage, Ausgabe Nr. 55 vom 20.9.1913, S. 1

wissenschaftlichen Abhandlungen, sondern mit einfachen Fällen inklusive „Schockbildern" zu überzeugen versuchte.

Andererseits verkauften sich Bilder mit „Schockwirkung" natürlich besser als eben wissenschaftliche Abhandlungen und spülten vermutlich mehr Geld in die Kassen des Verlages seiner Ehefrau. Insbesondere diese Konstellation lässt eine monetäre Motivation zumindest nicht abwegig erscheinen. Der Gedanke drängt sich auch deshalb auf, weil er den „Impfgegner" nutzte, um Werbung für seine Bücher zu machen. Diese ließ er dann von seiner Ehefrau verlegen. Material für diese Bücher und seine eigene Zeitschrift, die „Impffrage", sammelte er unter anderem mit Aufrufen im „Impfgegner". Die Stimmung heizte er durch scharfe Rhetorik und persönliche Angriffe auf Impfärzte an. Eventuell war er auch einfach sehr von seiner Sache überzeugt und wollte möglichst viele Menschen vor dem „Impffriedhof"[242] bewahren.

4.2.7.2) Öffentlichkeitswirksamkeit Wegeners

Hugo Wegener kann mit seinen diversen Werken zu angeblichen Impffehlern, seinen Anfeindungen des Medizinalwesens im „Impfgegner" und seinen öffentlichen Auseinandersetzungen mit Kirchner als eine dem Impfwesen durchaus bekannte Person gelten. Umso erstaunlicher wirkt es, dass bei der Recherche zu Wegener kaum Reaktionen auf sein Handeln zu finden waren. Einzig die Abhandlung Martin Kirchners in seinem Buch „Schutzpockenimpfung und Impfgesetz. Unter Benutzung amtlicher Quellen" greift in einem Kapitel die Impfgegnerschaft als solche auf, und darunter auch Wegener. Eine Analyse dieser Auseinandersetzung erfolgte bereits in Kapitel 4.7.2.1 und soll an dieser Stelle nicht weiter thematisiert werden.

Einen interessanten Einblick in die Reichweite und Resonanz der Impfgegnerbewegung würden auch die Auflagen Wegeners Schriften geben. Leider sind diese ebenso wenig überliefert wie die des „Impfgegners". Einzig aus dem von Wegener gewährten Mengenrabatt, beispielsweise bei Abnahme von 1000 Stück oder mehr, lassen sich indirekt Rückschlüsse

---

242 Wegener, Hugo: Impffriedhof. Was das Volk, die Sachverständigen und die Regierungen vom „Segen der Impfung" wissen. Erster Band mit mehr als 36000 Impfschäden und 139 Abbildungen. Frankfurt a.M. – Offenbach a.M.: Verlag von Frau Luise Wegener 1912

ziehen. Ob diese hohen Auflagen jedoch immer erreicht wurden, bleibt fraglich.

Das Werk „Impffriedhof", welches mit seinen mehr als 36.000 Impfschäden wirbt, hätte Wegener sicherlich nicht ohne fremde Hilfe erarbeiten können. Diese bekam er dabei namentlich von dem Impfgegner Dr. Voigt in Hamburg, welcher ihm 556 Fälle zur Verfügung stellte. Allerdings bat er in seinen Büchern, wie auch im „Impfgegner" um Einsendungen etwaiger Impfschäden. Anscheinend folgten viele Leser seinem Aufruf:

> *„Da bei vielen Meldungen über Impfschäden verschiedene und verschiedenartige Krankheiten angegeben worden sind, so habe ich meistens, z.B. bei Todesfällen, die Schlusskrankheit, oder die hervorstechendste Krankheit im Verzeichnis vermerkt."*[243]

Aus dieser Textstelle lässt sich auch ableiten, dass Wegener unmöglich alle Einsendungen selbst auf Wahrheitsgehalt überprüft haben konnte. Alleine die schiere Masse von 36000 Fälle scheint eine persönliche Nachkontrolle höchst unwahrscheinlich zu machen.

Im Epilog seines „Impffriedhofes" bewirbt er unter anderem sein 1911 erschienenes Werk „Segen der Impfung" und schreibt dazu:

> *„Zur Massenverbreitung geeignet! [...]*
> *Der Verlag setzte in den ersten 4 Tagen nach Erscheinen über 1000 Stück ab."*[244]

Ein Absatz von 1000 Stück binnen vier Tagen würde tatsächlich von einer großen Nachfrage zeugen. Allerdings wurden diese Aussagen nicht belegt und könnten schlicht zu Werbezwecken gedient haben. Zudem ist nicht überliefert, wie sich die Absatzzahlen nach den ersten vier Tagen entwickelten. In einschlägigen Kreisen schienen seine Werke jedoch Anklang zu finden, so veröffentlichte Wegener zu seinem Werk „Unerhört – Gegen Kirchner!" (1911) mehrere Rezensionen:

> *„Oberst Spohr – Gießen in der ‚Deutschen Warte', Berlin.*
> *Wer die Kunst dieses Schweigens noch nicht durchschaut hat, der kennt ihn nicht, den Haupttrick der Impfverteidiger; dem rate ich die mustergültige Abfertigung des Geh. Obermedizinalrates Kirchner in der Schrift des Ingenieurs Wegener zu lesen, die unter dem Titel ‚Unerhört' in unerhört schlagender Weise und zu unerhört billigem Preise [...] das ganze Impfschutzgebäude jener Herren in*

---

243 Ebd., S. 336
244 Ebd., S. 339

144

Trümmer schlägt. Wer diese Schrift gelesen, wird dann wohl fragen, ob auch jetzt noch für den Geh. Obermedizinalrat Kirchner Schweigen Gold ist. "[245]

Neben dem bereits in Kapitel 4.2.1 besprochenen, prominenten Vertreter der Impfgegnerschaft Peter Spohr äußerten sich auch andere Impfgegner zu Wegeners Werk:

> *„Dr. med. von Niessen. [...]*
> *Dass diese Arbeiten z.T. polemischen Charakters sind, nimmt ihnen nichts von ihrem hohen sachlichen Wert und gibt ihrer Lektüre einen ganz besonderen Reiz, etwas Erfrischendes. Wer darunter allerdings eine mit Keulen dreinschlagende, wuchtige Streitschrift mit einer geradezu erstaunlichen Fülle an Anlage-Material kennen lernen will, der lasse sich die Broschüre ‚Unerhört' von Ingenieur Wegener kommen. Sie wendet sich in sehr scharfer Weise gegen Kirchner und blieb bis jetzt unbeantwortet.*"[246]

Hier zeigt sich, dass selbst von Niessen (Kapitel 4.2.6) die Schrift als „mit Keulen dreinschlagend" bezeichnete. Sowohl Spohr, als auch von Niessen thematisierten Wegeners schriftliche Auseinandersetzung mit Kirchner. Über diesen schrieb Wegener am Ende einer dreiseitigen Auflistung von Rezensionen zu „Unerhört":

> *„Medizinaldirektor Prof. Dr. Martin Kirchner:*
> *erhielt diese unerhörten schweren Angriffe, die ihn, sein System und die Regierung schwer belasten, am 8.9.[19]11 zugeschickt und – schwieg. Scheinbar hat dieser Dreibund nichts mehr hinzuzufügen.*"[247]

Tatsächlich war Kirchners Abhandlung über die Impfgegner „Schutzpockenimpfung und Impfgesetz" am 1. April 1911 erschienen, Wegeners „Unerhört" am 31. Mai 1911. Über eine darauf folgende öffentliche Reaktion Kirchners ist nichts überliefert. Eventuell wollte sich dieser nicht weiter mit Wegener auseinandersetzen, oder er sah die Impfgegnerschaft allgemein als zu unwichtig an, um ihr weiter Bedeutung beizumessen. Auch eine Recherche zu Reaktionen anderer Impfärzte, wie beispielsweise eine Verteidigung Kirchners, oder Anklagen gegen die Impfgegnerschaft verlief ergebnislos.

---

245 Ebd., S. 341
246 Ebd.
247 Ebd., S. 343

Zusammenfassend erreichte Wegener im Kreise der Impfgegnerschaft sicherlich ein gewisses Maß an Anerkennung und Bedeutung. Über die größtenteils ausbleibende Reaktion der Impfärzte und des Medizinalwesens kann nur spekuliert werden. Der naheliegendste Grund hierfür scheint die relative Bedeutungslosigkeit Wegeners, sowie die stellenweise frustrane Gesprächsführung mit Impfgegnern gewesen zu sein.

4.2.8) Weitere Vertreter innerhalb Hessens:

Im Folgenden sollen die beiden Impfgegner, Dr. med. Bachem und Dr. med. Hohenhausen, vorgestellt werden. Beide verfassten nur sehr sporadisch Artikel im „Impfgegner". Max Bachem lebte in Frankfurt am Main. Einer seiner wenigen Artikel handelte von der Anaphylaxie. In der Oktoberausgabe 1912 schreibt er:

> „Wie sehr ich mit meinen Ausführungen über eine bisher wenig beachtete Seite der Gefährdung durch Impfung, nämlich die Anaphylaxie, recht hatte (vergl. Meinen Aufsatz Dezember 1911 und Februar 1912 über ‚Prophylaxe und Therapie der Impfschäden' im ‚Archiv für physikalisch-diätetische Therapie in der ärztlichen Praxis'[248]) beweisen die Ausführungen verschiedener Kollegen aus der 23. Sitzung vom 13. April 1912 in der „Gesellschaft für Natur- und Heilkunde zu Dresden" [...]"[249]

Die Anaphylaxie, also die allergische Reaktion auf eine Substanz, kann nach Coombs und Gell[250] in vier Typen eingeteilt werden. Allergische Reaktionen auf Arzneimittel oder beispielsweise auf Insektenstiche sind allergische Reaktionen vom Typ1- Soforttyp. Innerhalb von Minuten kommt es in der Regel zu einer Reaktion des Körpers, wie Schwellung, Rötung, Schmerz, oder – bei Beteiligung der Atemwege – Luftnot. Insofern handelt es sich durchaus um ernst zu nehmende Nebenwirkungen. Auch heute beginnt die Liste der Kontraindikationen auf einem Beipackzettel mit dem

---

248 Das „Archiv für physikalisch-diätetische Therapie in der ärztlichen Praxis" erschien unter der Leitung von Dr. Ziegelroth, der dort bereits Dr. Spohr verteidigt hatte, nachdem ein Wiener Impfarzt diesen schriftlich angegriffen hatte (s.o.).

249 Bachem, Max: Impfgefahr und Anaphylaxie. In: Der Impfgegner Nr. 10 (1912), S. 121

250 Coombs und Gell unterteilten 1963 allergische Reaktionen nach Pathomechanismus in vier verschiedene Typen. Diese Einteilung wurde bis dato beibehalten.

146

Hinweis „Überempfindlichkeit gegen den Wirkstoff". Auf bestimmte Wirkstoffe reagiert der Körper, indem er plötzlich viel Histamin ausschüttet, eine Aminosäure, die Entzündungsfaktoren vermittelt. Die Gefahr von anaphylaktischen Reaktionen war natürlich auch 1912 gegeben, sodass Dr. Bachem tatsächlich auf einen wichtigen Punkt gestoßen war. Welche Rolle anaphylaktische Reaktionen zu diesem Zeitpunkt gespielt haben ist unklar, da man auch mit Problemen in der hygienischen Herstellung und Verabreichung des Impfstoffes zu kämpfen hatte. Einerseits könnten Verunreinigungen im Produktionsprozess zur Infektion mit Bakterien und schließlich zur septischen Reaktion beim Patienten geführt haben. Andererseits könnten aber gerade diese auch für anaphylaktische Reaktionen verantwortlich gewesen sein.[251]

Der Wiesbadener Impfgegner Dr. Hohenhausen soll an dieser Stelle vorgestellt werden, da er in der Augustausgabe 1913 des „Impfgegners" einen interessanten Artikel mit dem Titel „Warum ist die Zahl erklärter Impfgegner unter uns Ärzten noch relativ klein?" beisteuerte. Dieser Artikel sagt einiges über die damalige Struktur der Impfgegnerschaft aus: Einerseits schien der Anteil der impfgegnerischen Ärzte relativ gering zu sein. In Anbetracht der Tatsache, dass das Reichsimpfgesetz bereits knapp 40 Jahre zuvor verabschiedet worden war, klingt die Formulierung *„noch relativ klein"* ein wenig irritierend. Hohenhausen führt diesen Tatbestand erklärend aus:

*„Der Entschluss Impfgegner zu werden, ist für einen Arzt trotz der Erfahrungen die er selbst macht, trotz der Erfahrungen, die andere ihm mitteilen, schwerer als für einen Laien. Gerade die Schule, die er durchgemacht hat, lehrt ihn, dass alles Heil von den medizinischen Universitätsprofessoren kommt und lehrt ihn, alles als Schwindel und Kurpfuscherei abzutun, was nicht von der Seite kommt, von der er sein Wissen geschöpft hat. "[252]

---

251 Auch heute noch ist bei MMR-Impfungen die allergische Reaktion ein Thema. Da die MMR-Impfstoffe auf Hühnerfibroblasten gezüchtet werden, besteht bei vielen Eltern die Befürchtung, ihr Kind könne auf eine Impfung einen anaphylaktischen Schock entwickeln. Allerdings sind die Spuren von Hühnereiweiß im Impfserum so gering, dass nur bei extremer Prädisposition besondere Schutzmaßnahmen empfohlen werden. Vgl. „Ist eine Impfung mit MMR-Impfstoff bei Hühnereiweißallergie möglich?", FAQ des RKI, www.rki.de
252 Hohenhausen, Hans-Fischer: Warum ist die Zahl erklärter Impfgegner unter uns Aerzten noch relativ klein? In: Der Impfgegner Nr. 8 (1913), S. 116

Diese Aussage gilt damals wie heute. In der Medizin werden alternative Behandlungen traditionell sehr kritisch gesehen. Dies mag einerseits an der hierarchischen Struktur des Medizinstudiums und der sich anschließenden Facharztausbildung liegen. Bis ins mittlere Lebensalter ist man als Mediziner stets einem erfahreneren Arzt unterstellt, dessen Weisungen zu befolgen sind. Aus dieser Gewohnheit auszubrechen fällt sicherlich nicht leicht. Andererseits betreffen alternative Behandlungsmethoden in der Medizin unmittelbar die Gesundheit eines Patienten. Aus diesem Grund gibt es für jedes Fachgebiet deutschlandweit gültige Leitlinien, an denen sich jeder Arzt orientieren sollte. Ein Abweichen von den Leitlinien ist möglich, muss aber im Schadensfall plausibel begründet werden können. Damals wie heute befördern sich Ärzte mit alternativmedizinischen Konzepten wie Homöopathie oder Diätetik unter ihren Kollegen ins Abseits.

Hohenhausen führt weiter aus:

„Ganz speziell in der Heilwissenschaft aber ist eine ungeheure Anzahl von Reformen von der Laienwelt ausgegangen – die Leser des ‚Impfgegner' werden in dem Augenblick ohne weiteres die Namen Prießnitz, Rikli, Kneipp, usw. auf den Lippen haben und werden wissen, gegen welch zähen, von fast fanatischem Hass organisierten Widerstand diese erleuchteten Männer zu kämpfen hatten."[253]

Der erbitterte Kampf der akademischen Medizin manifestierte sich laut Hohenhausen in vielerlei Form: Neben der gesellschaftlichen Ächtung sei es bei ihm insbesondere zu Verdienstausfällen gekommen, da viele Patienten ihn mieden. Verträge seien gekündigt worden, aus Vereinen sei er ausgeschlossen worden, selbst am Stammtisch sei er nicht mehr länger erwünscht.[254] Am härtesten träfe einen impfgegnerischen Arzt aber die finanzielle Belastung:

„Ich gehöre nun zu den Leuten, die laut und offen ihre Meinung bekennen – und das bekam mir schlecht genug! Wäre ich nicht unabhängig, ich wäre längst verhungert oder hätte zu Kreuz kriechen müssen!"[255]

Seiner Meinung nach sei der Rückhalt innerhalb der Ärzteschaft dem Impfen gegenüber lange nicht so groß wie es scheinte. Die meisten Ärzte trauten

---

253 Ebd.
254 Ebd., S. 117
255 Ebd.

148

sich jedoch aus oben genannten Gründen nicht öffentlich gegen das Impfen Stellung zu beziehen. Sie würden lieber zu „Nihilisten", die *„jeden günstigen oder ungünstigen Ausgang einer Krankheit als Zufall erklären, der nicht im geringsten Zusammenhang mit [ihrer] Therapie steh[t].* "[256]

Eben darin sieht Hohenhausen die Gründe für den relativ geringen Anteil der Ärzte unter den Impfgegnern: *„Aber – öffentlich sich als Gegner all der ‚Fortschritte' zu bekennen?! Liebe Leser! Das können die wenigsten Ärzte! Darum ist unsere Zahl noch so klein.* "[257]

Ob Hohenhausens Einschätzung, unter der Ärzteschaft seien viele „verdeckte" Impfgegner, tatsächlich zutrifft, lässt sich schwer beurteilen. Tatsache ist, dass das öffentliche Bekenntnis zur Impfgegnerschaft Konsequenzen nach sich ziehen konnte, die einige Mediziner davon abgehalten haben dürfte. Für den medizinischen Argumentationsstrang der Impfgegner war es jedoch wichtig, auch entsprechendes „Fachpersonal" auf ihrer Seite zu haben, da man dieses weniger leicht ignorieren konnte. Laienhaftem Widerstand von Seiten fachfremder Gegner konnte man schließlich mit dem Verweis auf mangelnde Qualifikation viel leichter beikommen.

4.3) Interaktionen hessischer Impfgegner

4.3.1) Regionale Beziehungen hessischer Impfgegner

Zwar muss auf der einen Seite festgestellt werden, dass die Impfgegnerschaft in Hessen wie auch im gesamten deutschsprachigen Gebiet im untersuchten Zeitraum durchaus medial präsent war. Hierfür können Wegeners Werke, „Der Impfgegner" und öffentliche Versammlungen und Kongresse als Beispiele dienen.

Allerdings schienen diese Agitationen von Seiten des Medizinalwesens wenig Beachtung zu finden, wenn nicht sogar ignoriert zu werden. Eine online-Recherche in der „Deutschen Medizinischen Wochenschrift" (DMW) zum Thema Impfgegner für den Zeitraum 1908 – 1914 brachte keine relevanten Treffer.[258] Die DMW kann als Leitmedium und Informationsblatt

---

256 Ebd.
257 Ebd.
258 Diese Zeitspanne wurde ausgewählt, da auch die Auswertung des Periodikums „Der Impfgegner" für diesen Zeitraum erfolgte. Die Suche wurde auf dem online Portal der DMW (https://www.thieme.de/de/dmw-deutsche-medizinische-wochenschrift)

der deutschen Ärzteschaft gelten. Eine Behandlung der Impfgegnerschaft wäre daher besonders in diesem Publikationsorgan zu erwarten gewesen.

Auch die Ausgaben des „Impfgegners" zwischen 1908 und 1914 enthalten erstaunlicherweise relativ wenige Dialoge zwischen Impfgegnern und Impfärzten. Sie erscheinen nur in kommentierender Form. Schriftwechsel wurden nicht abgedruckt. Dies kann einerseits daran liegen, dass das Medizinalwesen nicht auf die Impfgegner eingegangen ist, diese also schlicht ignorierte. Andererseits wurden etwaige Antworten der Impfärzte eventuell nicht oder an anderer Stelle veröffentlicht.

Über die Gründe der ausgebliebenen Berichterstattung kann also nur spekuliert werden. Einen interessanten Kommentar zur Impfgegnerschaft liefert einzig Martin Kirchners mit seinem Werk „Schutzpockenimpfung und Impfgesetz. Unter Benutzung amtlicher Quellen", welche im Folgenden analysiert werden soll (siehe auch Kapitel 4.2.7).

Martin Kirchner hatte innerhalb der Impfgegnerschaft einen schweren Stand: Der Berliner Militärarzt, Hygienearzt und Mitglied in der wissenschaftlichen Deputation für das Medizinalwesen geriet auf Grund seiner Position überaus häufig unter Beschuss aus dem Impfgegnerlager. 1911 bemühte er sich in seinem Buch um eine sachliche Auseinandersetzung mit dem Thema. Ohne im Detail auf diese Publikation eingehen zu können, ist in diesem Rahmen folgendes Kapitel von Interesse: Kirchner schreibt gleich zu Beginn über die Struktur der Impfgegnerschaft:

> „Die Impfgegner lassen zwei Richtungen erkennen, eine mildere, die sich nur gegen den Impfzwang wendet, die Bedeutung der Impfung an sich jedoch anerkennt, und eine schroffere, die die Impfung überhaupt verwirft, und womöglich verboten wissen will. Die maßvolleren Impfzwanggegner befinden sich gegenüber den entschlossenen Impfgegnern in der Minderzahl."[259]

Diese Einschätzung konnte nach umfassender Recherche bestätigt werden. Wie bereits in den vorigen Kapiteln angesprochen, fand insbesondere seit dem Gerichtsfall zu Roderich Spohr (Kapitel 4.2.2) eine öffentliche Spaltung

---

mit den Suchbegriffen „Impf-", „Impfgegner", „Impfung" unter freundlicher Mithilfe der zuständigen Ansprechperson, Frau Dr. Ute Mader, für die Publikationsjahre 1908 bis 1914 durchgeführt.

259 Kirchner, Martin: Schutzpockenimpfung und Impfgesetz, Berlin 1911, S. 100

des Impfgegnerlagers statt. Ob Spohrs Prozess tatsächlich den Anlass zur Spaltung gab oder sich die gemäßigtere Strömung schon längere Zeit formiert hatte, lässt sich nicht mehr mit Sicherheit sagen. Auf jeden Fall war ab 1912 eine Radikalisierung der Protagonisten um Spohr zu beobachten. Insbesondere Curt Spohr trat ab diesem Zeitpunkt publizistisch stark in Erscheinung und füllte große Teile des „Impfgegners". Selbst Peter Spohr verfasste einen seiner seltenen Beiträge für den „Impfgegner", nur, um seine beiden Mitstreiter Bilfinger und Vogt zu maßregeln (siehe Kapitel 4.2.1.2). Der in Gießen geborene und nach Bern emigrierte Vogt vermutete zumindest einen temporären Impfschutz:

> „Auf dem letzten Kongress wurde mir leider die Möglichkeit genommen, auf bestimmte Angriffe, besonders von Seiten des von mir sonst hochgeschätzten Herrn Professor Dr. Molenaar mündlich zu antworten. Dieser hat bekanntlich mir in der Deutschen Warte[260], impulsiv wie er ist, Rückständigkeit und Kleben an Vorurteilen vorgeworfen, weil ich mir erlaubt habe, die Möglichkeit eines bedingten Impfschutzes öffentlich zu bekennen."[261]

Prof. Molenaar war ein bekennender Impfgegner aus dem Münchner Stadtteil Solln, der insbesondere ab 1912 diverse Artikel im Impfgegner publizierte. Vogt hatte bereits in seinem 1879 veröffentlichten Buch „Für und wider die Kuhpockenimpfung und den Impfzwang" die Möglichkeit eines zumindest kurzzeitigen Impfschutzes diskutiert:

> „[...] weil gerade die Statistik uns lehrt, dass der Einfluss der Vaccination auf die epidemische Ausbreitung der Krankheit bis jetzt noch gar nicht deutlich erkannt werden kann, also jedenfalls nur ein geringer ist, und dass ihre Schutzkraft, auch wenn man sie anerkennt, blos eine verhältnissmässig kurz dauernde sein kann."[262]

Als Dr. Bilfinger Vogts Buch Jahre später aufgreift und ebenfalls einen temporären Impfschutz diskutiert, widerlegt ihn Spohr und schließt mit dem

---

260 Gemeint ist vermutlich das Berliner Periodikum „Deutsche Warte", ein Tagesblatt für Politik und Gesellschaft

261 Vogt, Adolf: Nachtrag zum Leipziger Impfgegner-Kongress. In: Der Impfgegner Nr. 10 (1913), S. 144

262 Vogt, Adolf: Für und Wider die Kuhpockenimpfung und dem Impfzwang. Polemische, kritische und statistische Beiträge zur Pocken- und Impffrage. Bern: Dalp. 1879, S. 159

Satz „*Ich glaube, dass damit*[263] *alles wesentliche des von Herrn Sanitätsrat Bilfinger erörterten vermeintlichen temporären Impfschutzes völlig erledigt ist*"[264] (siehe auch Kapitel 4.2.1.2).

Es zeigt sich also, dass das Impfgegnerlager nicht nur in einen gemäßigten und einen extremen Flügel gespalten war, sondern dass auch zwischen den beiden Flügeln Unstimmigkeiten herrschten. Diese wurden teilweise öffentlich ausgetragen, wobei der „Impfgegner" als Medium diente. Kirchner schreibt über die Struktur der Impfgegner weiter:

> „*Die Kreise, aus denen sich die Impfgegner rekrutieren sind sehr verschieden. Ihre Mehrzahl bilden Freunde einer naturgemäßen Lebensweise, Anhänger der Naturheilmethode, Antivivisektionisten, Homöopathen und Anhänger ähnlicher Bestrebungen. Viele sind Gegner der Ärzte und der wissenschaftlichen Heilkunde überhaupt. Bei anderen spielen politische Beweggründe mit, sie lehnen sich gegen die Bevormundung seitens des Staates auf im Namen der persönlichen Freiheit und der Unantastbarkeit des Körpers und der Seele.*"[265]

Damit beschreibt Kirchner relativ treffend das Spektrum, aus welchen sich die Impfgegner rekrutierten. Ergänzend sind noch Vegetarier zu nennen, die sich gegen die Einbringung tierischer Stoffe in ihren Körper verwahrten. Die Impfgegnerschaft war also eine Art Sammelbecken für verschiedene naturheilkundliche Strömungen, die auf irgendeine Art und Weise gegen die Impfung oder gegen den Staat aufbegehrten. Daraus lassen sich auch Parallelen zur heutigen Impfgegnerschaft ziehen, die in Kapitel 8.2 näher aufgesetzt werden sollen. Nicht zuletzt fanden sich aber auch Protagonisten, die sich gegen eine Bevormundung durch den Staat und gegen Verhaltensvorschriften wehrten. Als Beispiel hierfür kann unter anderem Hugo Wegener gelten.

Aus der Zusammensetzung des Impfgegnerlagers ergaben sich jedoch Probleme, die Kirchner wie folgt beschreibt:

> „*Mit Kußmaul und Robert Koch bin ich der Ansicht, dass die Entscheidung der Frage, ob die Schutzimpfung Wert hat oder nicht, lediglich vor das Forum*

---

263 Spohr bezieht sich auf frisch Geimpfte, die während der Aachener Pockenepidemie in den 1890er Jahren wieder von Pocken befallen wurden. Seine Ausführungen bringen an dieser Stelle keinen Erkenntnisgewinn und werden daher nicht näher erörtert.

264 Spohr, Peter: Zur Aufklärung über den „Impfschutz". In: Der Impfgegner Nr. 11 (1913), S. 162

265 Kirchner, Martin: Schutzpockenimpfung und Impfgesetz, Berlin 1911, S. 100

wissenschaftlich durchgebildeter Ärzte gehört, während ich mit namhaften Juristen anerkenne, dass das Urteil über Notwendigkeit und Durchführbarkeit des Impfgesetzes eine juristische Frage ist. Die Laien – Nichtärzte und Nichtjuristen – können sich ihr Urteil nur auf Grund der Information aus ärztlichen und juristischen Kreisen bilden und operieren daher vielfach, ohne sich davon Rechenschaft abzulegen, mit Schlagworten. "[266]

Zwar schreibt Kirchner, die Impffrage sei mitunter eine juristische, allerdings fanden nach Erlass des Reichsimpfgesetzes keine juristischen Debatten darüber statt. Natürlich gab es im Zuge der Verabschiedung des Reichsimpfgesetzes eine breite rechtliche und politische Diskussion über die genauen Ausführungen, wie das Sitzungsprotokoll zeigt. Nach der Verabschiedung gab es aus Sicht der Politik jedoch scheinbar keinen Diskussionsbedarf mehr, und so beschäftigte sich primär Curt Spohr im „Impfgegner" mit einer juristischen Aufarbeitung. Insofern ist Kirchners Aussage, nur Juristen dürften die Impffrage diskutieren, ein wenig scheinheilig – schließlich gab es diese Diskussion in juristischen Kreisen nicht.

Einige der aktivsten Vertreter der Impfgegner, wie beispielsweise Hugo Wegener in Hessen oder Paul Mirus in Nordrheinwestfalen, waren in diesem Sinne Laien und wurden von Vertretern des Medizinalwesens nicht ernst genommen. Über Curt Spohr schreibt Kirchner, er versuche maßvoll zu urteilen: „*Von Juristen haben sich namentlich Justizrat Martini in Leipzig und Rechtsanwalt Dr. Spohr in Frankfurt am Main als Impfgegner schriftlich betätigt. Letzterer versucht maßvoll zu urteilen. Ersterer beeinträchtigt durch zahllose Schimpfworte.*"[267] Über Dr. Bilfinger könne man zudem nicht sagen, dass er seinen Arbeiten mit Fleiß und Eifer nachginge.[268] Zu Wegeners Buch „Segen der Impfung" bemerkt Kirchner „*Jedes Bild enthält eine kurze Notiz über die Geschichte des Falles und ein Schlagwort aus dem Munde eines Impfgegners oder eines hervorragenden Arztes.*"[269] Sowie einige Seiten später:

„*Die von Herrn Wegener mitgeteilten Abbildungen beziehen sich auf 55 Fälle. Auf alle einzugehen, verbietet der Umfang dieser Schrift. Das, was ich über die*

---

266 Ebd., S. 101
267 Ebd.
268 Ebd.
269 Ebd., S. 105

mitgeteilten 18 Fälle sagen konnte, genügt, um die Beweiskraft der Wegenerschen Agitationsschrift zu beleuchten."[270]

Leider verzichtet Kirchner im Folgenden auf eine Diskussion Wegeners „Agitationsschrift" und führt schlicht an, die aufgelisteten Erkrankungen stünden zwar in einem zeitlichen, nicht aber in einem kausalen Zusammenhang mit der Impfung. Er verweist dazu auch auf ein Gutachten der Wissenschaftlichen Deputation für das Medizinalwesen vom 5.12.1906 und schließt das Kapitel Wegener mit dem Satz: „*Wir sehen, die Hauptwaffen, welche die Impfgegner gebrauchen, in der Hoffnung, dadurch die Schutzpockenimpfung zu Fall zu bringen, sind stumpf. Sie schmelzen vor der Kritik dahin, wie der Märzschnee vor der Sonne.*"[271]

Kirchners Eindrücke bestätigen sich nach Sichtung der Schriften obiger Autoren. Dem radikaleren Flügel ist neben Oberst Spohr und Hugo Wegener auch der verurteilte Roderich Spohr zuzuordnen. Im gemäßigten Flügel fanden sich Dr. Voigt und Dr. von Niessen. Curt Spohr und Dr. Bilfinger nahmen eine Zwischenposition ein. Curt Spohr ging es primär um die Abschaffung des Impfzwanges, erst danach könne man sich mit der Impfung als solcher beschäftigen. Er verfasste zwar viele Schriften im „Impfgegner" und reichte mehrere Petitionen im Reichstag ein, tat dies aber größtenteils auf eine gemäßigte und respektvolle Weise. Bilfinger kann als Gründer des Reichsverbandes deutscher Impfgegner gelten, nachdem er zu dessen Gründung nach Eisenach geladen hatte. Jedoch erkannte er Vogts (Bern) Konzept des temporären Impfschutzes an, wofür er wiederum von Spohr kritisiert wurde.

Zusammenfassend bestand das Lager der Impfgegner aus vielen verschiedenen Strömungen, deren Motivation auf naturheilkundlicher, religiöser, revolutionärer, oder auch medizinischer Basis stand. Dem Reichsverband deutscher Impfgegner gelang es bis zu einem gewissen Maße, diese Strömungen zu bündeln und sie gegen das Reichsimpfgesetz zu lenken. Das Feindbild war klar, allein der Weg nicht. Da die verschiedenen Strömungen aus unterschiedlichen Motivationen heraus handelten, bildete sich keine geschlossene Agenda. Es entstanden Meinungsverschiedenheiten innerhalb

---

270 Ebd., S. 144
271 Ebd., S. 145

der Impfgegner. Erschwerend wirkte sich ferner der hohe Anteil an Laien aus, der die Kredibilität der Impfgegner minderte. Oftmals wurden diese deshalb auch als „Outsider"[272] bezeichnet, waren also weit entfernt von der Mitte der Gesellschaft.

4.3.2) Überregionale Beziehungen hessischer Impfgegner

In den folgenden Kapiteln sollen Beziehungen hessischer Impfgegner über Hessen und die Impffrage hinaus erörtert werden. Dies soll einerseits zeigen, dass die Impfgegnerschaft weder ideologisch noch geographisch isoliert war. Andererseits erlaubt eine Betrachtung von Themen außerhalb der Impffrage eine Charakterisierung der Protagonisten auf anderen Ebenen. So lassen sich für zwei wichtige Charaktere der Impfgegnerbewegung im heutigen Hessen, Spohr und Wegener, Rückschlüsse auf das private Umfeld und anderweitige Interessensgebiete ziehen.

4.3.2.1) Oberst Spohr und Prof. Ludwig Schemann

Prof. Ludwig Schemann wurde am 16.10.1852 in Köln geboren und starb 1938 in Freiburg. Er galt als Rassentheoretiker und war Mitglied der deutschen Gesellschaft für Rassenhygiene. Seine Beziehung zu Oberst Spohr war allerdings nicht auf rassentheoretische Fragestellungen beschränkt, sondern thematisierte auch die Werke Spohrs und Schemanns. Im Folgenden soll eine rund 200seitige Korrespondenz zwischen Spohr und Scheemann erörtert werden, welche sich über die Jahre 1896 bis 1914 erstreckt.

Der Bestand umfasst hauptsächlich die Briefe Spohrs, was daran liegen könnte, dass dessen Nachlass nicht gesichert wurde und mit ihm die Briefe Schemanns verloren gingen. Der erste Brief des Oberst an Professor Schemann vom 4. Oktober 1896 liest sich in Auszügen wie folgt:

> *„Hochverehrter Herr Professor!*
> *Seit vorgestern von der Reise zurück und morgen wieder zu einer langen Vortragsreise gerüstet, komme ich erst heute dazu, Ihren liebenswürdigen Brief vom 11.9. und die zugleich erhaltenen Glückwünsche Ihrer Frau Gemahlin zu beantworten. Immer habe ich auf einen Moment der Ruhe und Sammlung gewartet,*

---

272 Von Niessen: Videant! (Fortsetzung/Schluss). In: Der Impfgegner Nr. 10 (1914), S. 149

*aber ein solcher ist bis heute nicht gekommen. Tag um Tag neu gingen und gehen Briefe von schwer Kranken ein und ich habe deren während der Reise wohl an 100 zu beantworten gehabt, so daß ich oft Tage lang an den Schreibtisch gefesselt war. Dazu die Herausgabe meiner neuen Schrift über die „Geschlechtskrankheiten der Männer" und die Ausarbeitung meiner Vorträge. [...] **Ich habe Ihre Übersetzung der Renaissance vom Grafen Gobineau mit einem tiefen Interesse gelesen, ergriffen von der Wahrheit der tragischen Darstellung und der objektiv melancholischen Auffassung der geschilderten Ereignisse.**"*[273]

Die Beziehung schien freundschaftlich und respektvoll zu sein. Zudem zeigt sich, dass Spohr als bekannter Naturheilkundler wohl tatsächlich sehr gefragt und anerkannt war. Daraus lassen sich Rückschlüsse auf die Aufnahme seiner Werke in der Gesellschaft ziehen. Da Spohr laut eigener Aussage gut 100 Briefe während seiner Reise beantworten musste, scheint seine Meinung zumindest in einschlägigen Kreisen sehr gefragt gewesen zu sein. Dies spiegelt sich auch in seinem 1896 erschienenen Buch „Geschlechtskrankheiten der Männer, ihre Entstehung, Verhütung und naturgemäße Heilung nach 50jähriger Erfahrung dargestellt" wieder. Spohr verfasste, wie bereits in Kapitel 4.2.1. erörtert, eine Reihe Werke über naturheilkundliche Behandlungsweisen. Der Klappentext seiner 1914 erschienenen Autobiographie zählt derer 11 und noch einmal so viele zur Behandlung und Dressur von Pferden. Hätten diese Ratgeber keine Abnehmer gefunden, wären vermutlich nicht über 20 verschiedene Bücher aus seiner Feder verlegt worden.

Die Kommunikation zwischen Spohr und Schemann lief scheinbar auf Augenhöhe – auch wenn Schemann durch seine Übersetzung Gobineaus schlagartig einen höheren Bekanntheitsgrad als Spohr erlangte.

Scheeman befasste sich als Rassentheoretiker mit den Lehren Gobineaus, dessen 1853 bis 1855 erschienen „Essai sur l'inégalité des races humaines" er unter dem Titel „Essay über die Ungleichheit der Menschenrassen" zwischen 1893 und 1902 übersetzte. Dies führte zu einer Steigerung seines Bekanntheitsgrades und in der Folge auch zu seinem Aufstieg innerhalb

---

273 UB Freiburg, NL 12/2892 Spohr, Peter; Schemann, Ludwig [Adr.] Nachlass L. Schemann (NL 12/2892): Korrespondenz zwischen Peter Spohr, Ludwig Schemann am 04.10.1896 [Hervorhebung M.P.]

des NS-Regimes: 1937 wurde Schemann von Adolf Hitler mit der Goethe-Medaille für Kunst und Wissenschaft ausgezeichnet.[274]

Spohr schien den Rassengedanken in Schemanns Übersetzung jedoch vorerst nicht aufzugreifen. Vielmehr vertrat er eine eigene Auslegung von Gobineaus Werk beziehungsweise fand seine eigene Wahrheit darin. Er kommentiert Schemanns Übersetzung in seinem Brief an ihn wie folgt:

> *„Die Fortschritte, welche die Menschheit seit der Renaissance gemacht hat, sind mehr äußerliche, formelle, als innerliche und essentielle. Die Barbarei der Leidenschaften hat eine gefälligere, übertünchtere Form angenommen, versteckt sich hinter Aberglauben und ‚Wissenschaft‘, ist aber im Grunde noch furchtbarer, als ihr grob sinnlicher Ausbruch in Schwert, Dolch und Haß in der Renaissance. Die Trauerspiele, welche uns die Medizin in unendlicher Folge und Falle bereitet, sind langweiliger, trostloser und entsetzlicher als der wüste, aber unverhülltere und drastischere Ausbruch derselben in der Renaissance sie uns bietet.“*[275]

Es zeigt sich abermals Spohrs Geringschätzung für die wissenschaftliche Medizin, welche in Deutschland praktiziert wurde. In ihr sah Spohr den Grund für den schlechten Gesundheitszustand der deutschen Bevölkerung. Eine Abwendung von jeglichen wissenschaftlichen Behandlungsmethoden und eine Rückkehr zu traditionellen Konzepten lässt sich aus jedem einzelnen von Spohrs Werken herauslesen. So zogen er und Schemann aus dem gleichen Werk scheinbar unterschiedliche Schlüsse. Dies schien dem Meinungsaustausch jedoch keinen Abbruch getan zu haben, der Briefwechsel zog sich über gut weitere 20 Jahre hin. Im Verlauf der Korrespondenz gibt Spohr Ratschläge zur Behandlung der Ehefrau seines Briefpartners, die an einem Herzleiden erkrankt zu sein schien, und an ihn selbst, der an einer Zahnerkrankung litt. Offenbar hatte Schemann ihn um seine Einschätzung und Behandlungsmöglichkeiten gebeten: *„ Wollte und könnte ich auf alles Einzelne so eingehen, wie sie es zu wünschen scheint, ich müßte ein Buch schreiben!“*[276] schreibt Spohr einleitend. Er empfiehlt Luft- und

---

274 Klee, Ernst: Das Personenlexikon zum Dritten Reich. Wer war was vor und nach 1945. 2. Auflage. Frankfurt am Main: Fischer Taschenbuch Verlag 2005, S. 530.

275 UB Freiburg, NL 12/2892 Spohr, Peter; Schemann, Ludwig [Adr.] Nachlass L. Schemann (NL 12/2892): Korrespondenz zwischen Peter Spohr, Ludwig Schemann am 04.10.1896 [Hervorhebung M.P.]

276 Ebd.

Wasserkuren und bekräftigt diese Entscheidung mit Behandlungserfolgen bei anderen Patienten mit ähnlichen Leiden.

Gegen Schemanns Zahnleiden empfiehlt Spohr, auf keinen Fall Desinfektionsmittel anzuwenden: *„Ich warne dabei sehr vor dem üblichen Desinficiren beim Plombiren!"*[277] Das Desinfizieren bringe nichts als Übel und sei prädestinierend für künftigen *„Zahnverderb"*[278]. Grundsätzlich empfiehlt Spohr ihm stattdessen: *„[...] fahren Sie fort mit Bergsteigen, [...] wenn Witterung und Wärme es erlaubt, vegetarisches Leben, Vermeidung aller Narkotika und Alkoholika und beachten nur noch folgende Winke."*[279] Die „Winke" umfassen unter anderem, den Hals möglichst frei zu tragen, um diesem „Luft, Luft, Luft"[280] zu verschaffen, sowie Hinterkopfbäder bei 25–27° Wassertemperatur. Dies entspricht Spohrs Vorstellungen von gesunder Lebensführung. Bereits bei seinem an Pocken erkrankten Adjutanten strich er die Wichtigkeit einer guten Durchlüftung heraus. Von Wasserbädern war er nach eigenem Bekunden seit dem Erwerb des Ratgebers „Wasser tut's freilich!" (siehe auch Kapitel 4.2.1) des deutschen Heinrich Friedrich Francke überzeugt.

Die Empfehlungen schienen sich jedoch nicht nur auf Schemanns Zahnleiden zu richten, sie enthielten auch allgemeine Ratschläge: *„Bezüglich der Verdauung bitte ich zunächst öfter bis zu 6 mal täglich, natürlich mäßig, zu essen und also keine zu langen Zwischenpausen zu machen, sondern Ihr Verlangen gehörig zu berücksichtigen [...]"*[281]. Ferner erteilte er den Ratschlag, die Füße stets warm zu halten, wenn nötig mit warmen aufsteigenden Wasserbädern. In seinen Empfehlungen fanden sich, wie schon zuvor, Konzepte der Diätetik (cibus et potus, aer) sowie der Kneippschen Säule der Hydrotherapie wieder.

In einem Brief vom 25. Februar 1898 entschuldigte sich Schemann bei Spohr für eine Geburtstagsfeier zu Ehren dessen 70. Geburtstages, bei der Schemann federführend gewesen zu sein schien:

277 Ebd.
278 Ebd.
279 Ebd.
280 Ebd.
281 Ebd.

*„Wenn ich heute als Wortführer Ihrer engeren Gemeinde, und speciell auch der
kleineren Gruppe, die ich als ‚Comité' zur Feier Ihres Festes geworben habe, vor
Sie hintrete, so geschieht dies nicht so freien und gehobenen Sinnes, wie ich wohl
gehofft und gedacht hatte, und dies zwar aus dem Grunde, weil ich leider habe
hören müssen, daß unser Vorgehen, an das wir schöne Erwartungen knüpften,
Ihnen vorzeitig bekannt geworden sei und eher Unmuth als Zustimmung bei
Ihnen hervorgerufen habe."*[282]

Spohr schien generell nicht viel Freude an Geburtstagsfeiern zu haben.
Als sich eine ähnliche Situation gut 10 Jahre später – zu Ehren seines 80.
Geburtstag – wiederholte, sah er sich veranlasst, im „Impfgegner" darum
zu bitten, von künftigen Beglückwünschungen Abstand zu nehmen. (siehe
Kapitel 4.2.1.2)

Allerdings lässt sich daraus ableiten, dass Spohr und Schemann relativ
eng verbunden waren, zählte sich doch Letzterer zur „engeren Gemeinde".
Diese Aussage ist umso wichtiger, nachdem Schemanns Briefe, wie eingangs
erwähnt, größtenteils verloren gegangen zu sein scheinen und wenig über
dessen Gesinnung gegenüber Spohr bekannt ist. Schemann schließt diesen
Brief mit den Worten *„Ihr treudankbarer des engeren Kreises Ihrer Verehrer
L. Schemann".*[283]

1912 verfasste Spohr abermals einen Brief an Schemann, in welchem er
für die *„Übersendung [des] so schönen Buches von und über Graf Gobineau"*[284] dankt. Schemann hatte diesem anscheinend ein weiteres Exemplar
seiner Übersetzung zugeschickt. Es könnte sich dabei um das 1913 in Straßburg im Tübner-Verlag erschienene Werk „Gobineau – eine Biographie"
handeln. Diese „große Schrift" habe ihn so gepackt, dass er deren Lektüre
habe abbrechen müssen, da sich sein Dankesbrief sonst auf unbestimmte
Zeit verschoben hätte.[285] Weiter schreibt er seine Gedanken zu Gobineaus
Lehre nieder und betont:

---

282 UB Freiburg, NL 12/2892 Spohr, Peter; Schemann, Ludwig [Adr.] Nachlass
   L. Schemann (NL 12/2892): Korrespondenz zwischen Peter Spohr, Ludwig
   Schemann am 25.02.1898
283 Ebd.
284 UB Freiburg, NL 12/2892 Spohr, Peter; Schemann, Ludwig [Adr.] Nachlass
   L. Schemann (NL 12/2892): Korrespondenz zwischen Peter Spohr, Ludwig
   Schemann am 23.06.1912
285 Ebd.

„Der Rassegedanke Gobineaus ist der allein richtige – und welche Spuren noch in die Germanische Rasse hereingewirtschaftet haben, wissen sie alle wieder, wir sind, das ist nicht zu leugnen, stark degeneriert, dazu hat die Medizin mit ihrem materialistischen Wunderglauben am meisten beigetragen, aber wir müssen wieder auferstehen durch den Verantwortungsgedanken für unsre Nachkommenschaft."[286]

Der „materialistische Wunderglaube" beschreibt vermutlich Spohrs Ablehnung gegenüber der Ärzteschaft, dem mit ihrem Vertrauen in ihre Instrumente und „Heilmittel" Spohrs Vorstellung von der natürlichen Selbstheilkraft des Körpers entscheidend gegenüberstand. Seiner Meinung nach bedarf es keiner künstlichen Hilfsmittel, um den Körper zu heilen, alleine die Einhaltung grundlegender naturheilkundlicher Regeln (siehe dazu Kapitel 4.2.1.) reiche für ein langes und gesundes Leben aus, wofür er seiner Meinung nach wohl das beste Beispiel war. Warum also auf körperfremdes Material (Materialismus!) vertrauen, wenn doch der Körper selbst schon darüber verfügt?

Auffällig ist auch, dass Spohr einen aggressiveren Ton anschlägt als nach Zusendung der 1896 erschienenen Übersetzung Schemanns 16 Jahre zuvor. Ob Spohr seine Denkweise grundlegend geändert hatte, kann nicht sicher gesagt werden: Zwar sieht er auch weiterhin die Medizin als den „*Wunderglauben, der am meisten [zur Degeneration] beigetragen"* habe. Sein einleitender Satz, Gobineaus Rassengedanke sei der allein richtige, zeigt jedoch eine klare Überzeugung von dessen Doktrin. Möglicherweise hat sich Spohrs Auffassung dahingehend verändert, denn aus seinem 1896 verfassten Brief liest sich noch keine so klare Stellung zu Gobineau heraus. Jedoch ist diese Äußerung auch unter Einbezug seines hohen Alters von 84 Jahren und der allgemeinen nationalistischen Tendenz vor dem Ersten Weltkrieg zu sehen. Was allerdings geblieben ist, ist der Vorwurf der Mitschuld der Medizin am Niedergang des deutschen Volkes.

Irmtraut Sahmland greift diese Thematik in ihrem Beitrag „Eugenik und Rassenhygiene im medizinischen Diskurs in der Weimarer Republik"[287]

---

286 Ebd. [Hervorhebung M.P.]
287 Sahmland, Irmtraut: Eugenik und Rassenhygiene im medizinischen Diskurs während der Weimarer Republik. In: Andreas Hedwig, Dirk Petter (Hrsg.): Auslese der Starken – „Ausmerzung" der Schwachen. Eugenik und NS-„Euthanasie" im 20. Jahrhundert (Schriften des Hessischen Staatsarchivs Marburg, Bd. 35), Marburg 2017, S. 27–45

auf. Die Rassenhygiene erlebte in der Weimarer Republik einen deutlichen Aufschwung:

> *„Die Zwangssterilisation, von der etwa 400.000 Personen in Deutschland betroffen waren, wie die Krankenmorde im Rahmen des NS- >>Euthanasie<< -Programms, die etwa 216.000 Menschen im Deutschen Reich das Leben kosteten und denen im besetzten Europa eine Gesamtzahl von 300.000 Menschen zum Opfer fiel, waren die katastrophalen Auswüchse einer [...] >>Ausmerzung<< politisch-ideologisch unerwünschter Anteile des Genpools des deutschen Volkes."*[288]

Ideologisch lassen sich die Briefwechsel über Gobineau zwischen Schemann und Spohr hier einordnen. Letzterer lastet den Niedergang des deutschen Volkes mitunter der Medizin an, bezieht sich dabei allerdings mutmaßlich auf die Gefährdung durch die Impfung. Seine Sympathie für Gobineaus Rassengedanken mag seinem langjährigen Dienst in der Armee und damit am deutschen Volk geschuldet sein. Eine dahingehende Entwicklung in der Weimarer Republik muss Spohr daher günstig erschienen sein, auch wenn er sie nur bis zu seinem Tod im Februar 1921 erlebte. So wie für Spohr die Impfung die „Ausmerzung" des deutschen Volkes bedeutete, standen Rassenhygiene, Zwangssterilisation und Euthanasie Jahre später für die *„Ausmerzung politisch-ideologisch unerwünschter Anteile des Genpools".*

Sahmland sieht die Gründe für das Aufkeimen der Rassenideologie in der Wiederentdeckung der Mendelschen Gesetze um 1900:

> *„Innerhalb dieses ideengeschichtlichen Zeitstrahls ließe sich die Situation zu Beginn des 20. Jahrhunderts mit dem Bild eines Zuges fassen, der abfahrbereit auf den Gleisen stand. In der Phase der Weimarer Republik hatte der Zug den Bahnhof bereits verlassen; nun nahm er volle Fahrt auf."*[289]

Der Briefwechsel fiel also in eine Zeit, in der der Rassengedanke langsam Fahrt aufnahm. Trug die Medizin gemäß Spohr in den Jahren nach Erlass des Reichsimpfgesetzes 1874 noch zur Dezimierung des deutschen Volkes bei, sah er in der Rassenideologie nun eventuell die Chance auf eine Wende in die „richtige" Richtung.

---

288 Ebd., S. 27 [Hervorhebung M.P.]
289 Ebd., S. 28

Interessant ist dieser Brief des Oberst an Schemann auch, weil Spohr einleitend erklärt, wieso er dermaßen beschäftigt sei. Er fasst dabei prägnant zusammen, wie er sein eigenes Tätigkeitsfeld und seine Aufgaben sieht:

> *„[...] mußte ich auch noch bitter-ernsteste Kämpfe schwerster Art ausfechten.*
> *Als <u>Bekämpfer</u> 1. der <u>Giftheilkunde</u> bei Menschen und Tieren*
> *2. der <u>Serumtherapie</u>[290] und <u>Impferei</u> im Speziellen*
> *[3. unleserlich]*
> *4. des <u>Alkoholismus</u>*
> *[Als] Vorkämpfer: 1. für eine naturgemäße Lebensweise und Heilkunde*
> *[2. und 3. unleserlich]*
> *4. des Fortschritt und Aufklärung nach dem religiösen Gebot"*[291]

Als Bekämpfer der „Giftheilkunde" trat Spohr im Laufe seines Lebens unzählige Male in Erscheinung. Nicht zuletzt seine Kindheitserfahrungen durch den Hausarzt Dr. Kalt, sowie seine zahlreichen naturheilkundlichen Behandlungsversuche machten ihn zum erklärten Gegner jeglicher medikamentöser Behandlungen (oder auch „Giftheilkunde", wie er sie zu nennen pflegte). Zu dieser gehörte insbesondere auch die Impfung, die er gesondert aufführt. Alkoholismus und der Verzehr von Fleisch waren für ihn nicht mit einer naturheilkundlichen Lebensweise vereinbar.

4.3.2.2) Dipl. Ing. Hugo Wegener und Wilhelm Schwaner

Zwischen Juli 1911 und Februar 1914 ist ein Briefwechsel im Umfang von 9 Briefen[292] zwischen dem Frankfurter Hugo Wegener und dem gebürtigen Korbacher Wilhelm Schwaner dokumentiert. Schwaner arbeitete als

---

290 Da es zu diesem Zeitpunkt keine anderen „Seren" gab, muss mit Serumtherapie Behrings „Diphtherieheilserum" gemeint sein, welches ab 1894 von den Behringwerken produziert wurde.

291 Peter Spohr an Ludwig Schemann, 23.6.1912.
Ferner führt Spohr aus: *„5.) Eine veredelte und auf Grund der Physiologie und Muskelmechanik des Pferdes aufgebaute <u>Reitkunst.</u>"*
Nicht zuletzt galt ein großer Teil Spohrs Leben auch den Pferden, deren Dressur und Reitkunst, derer er sich mit ebenso großem Eifer widmete.

292 UB Kassel, Kassel: 2° Ms. hist. Litt. 38[Wegener,H.:01, Brief von Hugo Wegener an Wilhelm Schwaner vom 19.04.1911

162

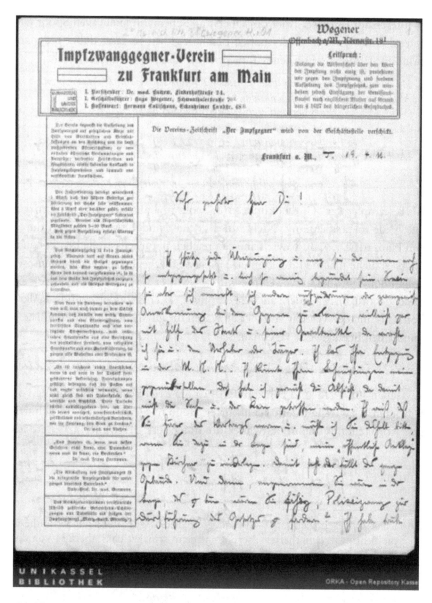

Abbildung 19: Brief Hugo Wegeners an Wilhelm Schwaner auf eigens
angefertigtem Briefpapier, 19.04.1911

Publizist, Verleger und Pädagoge.[293] Ähnlich dem Briefwechsel zwischen Spohr und Schemann sind auch hier nur die Briefe Wegeners an Schwaner erhalten. So können nur indirekt Rückschlüsse auf Letzteren gezogen werden, das Verhältnis beider ist dennoch gut zu charakterisieren.

Während Wegener seinen ersten Brief an Schwaner noch mit „Sehr geehrter...“ beginnt, wechselt im zweiten überlieferten Brief vom 18.05.1913 die Anrede bereits zu „Mein lieber Wilhelm!“. Als Briefpapier verwendete Wegener scheinbar eigens angefertigte Werbebroschüren seines „Impffriedhofes“. Auch für seine anderen Werke „Unerhört!“ und „Segen der Impfung“ macht er auf diesem Werbung.

Der Brief selbst handelt von einem geplanten Treffen in England:

> *„Mein Lieber Wilhelm,*
> *ich habe in den diesjährigen Arbeitsplan mitaufgenommen, dich für 3–4 Tage in England von der Arbeit abzuhalten, um mit dir England unsicher zu machen. Wann könnte das wohl am vorteilhaftesten geschehen?“*[294]

Es folgt eine Aufzählung von Terminen, zu welchen Wegener bereits durch seine Tätigkeit als Impfgegner verhindert ist. Er beklagt, seine diversen Reden und Vorträge nähmen seine Zeit sehr in Beschlag. Auch persönliche Termine gestalten ein etwaiges Treffen anscheinend schwierig:

> *„Am 10. oder 14.6. [1913] gehen mein Weib und ich ins Hochgebirge [...] nebst Gletscherwanderung auf den Eiger, Mönch und Jungfrau. Am 26.06. [1913] habe ich Oberlandesgerichtssitzung in Darmstadt wegen noch nicht erfolgter Impfung meiner Ältesten, für die ich bis heute noch nicht einmal Strafe zahlte. Außerdem habe ich diese Ungetaufte noch nicht mal in die Schule gestopft trotz ihrer 8 Jahre. Ein Verbrechen folgt dem anderen.“*[295]

Wegener schien generell nicht viel von staatlicher Einflussnahme und Regulierung zu halten. Den querulatorischen Eindruck, den er mit seinen impfgegnerischen Werken erweckte, bestätigt sich in Aussagen wie der obigen.

---

293 Personensuche im Kalliope-Verbund, verfügbar über die Website des Kalliope Verbundes: http://kalliope-verbund.info/de/eac?eac.id=117351261. Letzter Zugriff: 9.3.2017

294 UB Kassel, Kassel: 2° Ms. hist. litt. 38 [Wegener,H.:01, Brief von Hugo Wegener an Wilhelm Schwaner vom 18.05.1913

295 Ebd.

In einem zweiten Brief vom 21.09.1913 schreibt er Schwaner: „*Die Impffrage hat doch mächtig angezogen. Dieses Jahr hebt's in allen Ecken und überall soll ich gleichzeitig vortragen.*"[296] Dieser Satz muss nicht weiter erläutert werden, kann aber gut in den Zusammenhang mit Wegeners zunehmender Aktivität im „Impfgegner" gesetzt werden (siehe Kapitel 6.4). Anscheinend war er in seinem Umfeld eine gefragte Person, anders ist die Nachfrage an Vorträgen nicht zu erklären. Weiter schreibt Wegener, „*Z.Z. liegen 6000 Umschläge mit 30.000 Druckblättern vollgestopft in meinem Zimmer und warten auf die 180 Mark [in] 3 Pfennig Marken, die ich nicht habe, erst am 28. mit dem Gehalt bekomme.*"[297] Dies widerspricht der Annahme, Wegener würde mit seinen Büchern und Mitautorschaft in einschlägigen Medien seinen Lebensunterhalt bestreiten. Anscheinend war mehr das Gegenteil der Fall, er investierte sein Gehalt als Ingenieur, um in der Impffrage Erfolge erzielen zu können. Auch dies spricht für eine tendenziell staatskritische bis auflehnende Einstellung.

Er schließt den Brief „*mit herzinnigem Kampfgruß dir u. der lieben Deinen*"[298]. Die Beziehung zwischen Wegener und Schwaner kann also durchaus als freundschaftlich bis hin zu vertraut bezeichnet werden. Schwaner schien in der Impffrage d'accord zu sein, auch wenn keiner seiner Brief überliefert ist. Wegener schreibt sehr offenherzig von seinen Vorträgen und scheint auch bezüglich der Impfverweigerung seiner Tochter seinen Schriftpartner auf seiner Seite zu wissen. Einem seiner Briefe hängt er zudem die Oktoberausgabe des „Impfgegners" 1914 an.

Rita Panesar schreibt zu Schwaner:

„*Nachdem Schwaner, enttäuscht von den bisherigen Versuchen, seine 'Volkserzieherarbeit' gesamtgesellschaftlich wirksam zu machen, zurückgezogen hatte (sic) [...] spielte er 1911 mit dem Gedanken, innerhalb des politischen Parteisystems aktiv zu werden. [...] Als Verbündete seines Plans hoffte er auf Kollegen anderer Reformbewegungen und religiöser Vergemeinschaftungen.*"[299]

---

296 Ebd., 21.09.1913.
297 Ebd.
298 Ebd.
299 Panesar, Rita: Medien religiöser Sinnstiftung. Der „Volkserzieher", die Zeitschriften des „deutschen Monistenbundes" und die „neue metaphysische Rundschau" 1897 – 1936. Stuttgart: Kohlhammer-Verlag 2006, S. 84

Eventuell hatte Schwaner Wegener also auch nur für seine Agenda benutzt, möglichst viele kleinere Strömungen hinter sich zu vereinen, um politisch erfolgreich zu sein.

4.3.2.3) Oberst Peter Spohr und Dr. Adolf Vogt (Bern)

Der Berner Impfgegner Dr. Adolf Vogt und Oberst Peter Spohr trafen anlässlich des ersten Impfgegnerkongresses in Köln 1881 aufeinander:

> *„Ich habe Herrn Professor A. Vogt auf dem ersten Kongreß der Impfgegner in Köln im Jahre 1881, also zwei Jahre nach Abfassung jenes Werkes persönlich kennen gelernt und habe seitdem mit ihm stets, teils in mündlich-persönlicher, teils in brieflicher Verbindung gestanden."* [300]

Leider ist besagte Korrespondenz nicht mehr erhalten. Es soll an dieser Stelle jedoch Spohrs Aussage festgehalten werden, dass er mit Dr. Vogt in mündlich-schriftlichen Kontakt stand.

Anlässlich des Todes Vogts titelte der „Impfgegner" 1908:

> *„Die impfgegnerische Bewegung hat der herbste Schlag getroffen. Soeben kommt uns die Nachricht zu von dem Ableben des seit über einem halben Jahrhundert mitten im impfgegnerischen Kampfe gestandenen Professor Dr. med. Adolf Vogt in Bern"* [301]

---

300 Spohr, Peter: Zur Aufklärung über den Impfschutz. In: Der Impfgegner Nr. 11 (1913), S. 162

301 Anonym: Professor Dr. med. Adolf Vogt †. In: Der Impfgegner Nr. 3/4 (1908), S. 17 (Titelseite)

5.) Naturheilvereine und Kurorte in Hessen

In Hessen existierten im 19. Jahrhundert eine Reihe von Naturheilvereinen und Heilanstalten, in denen die naturheilkundliche Lebensweise, wie sie Spohr, Kneipp, Prießnitz uvm. propagiert hatten, angewandt wurde. Insbesondere dem Ortsteil Kassel-Wilhelmshöhe kommt dabei große Bedeutung zu. Hier sammelten sich diverse Heilanstalten an, sodass nicht nur von einzelnen Sanatorien gesprochen werden kann, sondern durchaus von einer frühen Form eines Kurortes. Neben dem Heilauftrag dienten Vereine und Kurorte auch häufig als Plattform für intellektuellen Austausch. In einigen Kurorten und Vereinen wurden regelmäßig Vorträge und Diskussionsrunden abgehalten, die die naturheilkundliche Lebensweise erörtern und verbessern sollten. Im Folgenden soll der Kurort Kassel-Wilhelmshöhe als Zentrum der nordhessischen naturheilkundlichen Bewegung untersucht werden. Wie bislang bereits deutlich wurde, bestanden klare Affinitäten zwischen den Impfgegnern und der thematisch breit aufgestellten Naturheilbewegung. Dieser weitere Rahmen soll insbesondere für Hessen hier in den Blick genommen werden, um zu prüfen, ob es konkrete Verbindungen personeller Art gab und inwieweit die Impfthematik in die Aktivitäten und das Profil der Naturheilvereine integriert war. Im Fokus steht dabei die Frage, inwieweit diese Bewegung mit dem eingangs besprochenen impfgegnerischen Lager um Spohr in Verbindung stand. Diese Betrachtung soll es ermöglichen, die Tragweite und Vernetzung der Impfgegnerschaft in Hessen näher zu analysieren.

5.1) Kurort Kassel Wilhelmshöhe

Die Geschichte des Kurortes Wilhelmshöhe geht auf die Eingemeindung des Stadtteiles Wahlershausen zurück. Er bildete das Bindeglied zwischen dem Kasseler Zentrum im Osten und dem Bergpark Wilhelmshöhe im Westen. Dort siedelte sich insbesondere ab 1881 eine Villenkolonie mit dem Namen Mulang an. In Wahlershausen fand sich vornehmlich die gehobene Kasseler Gesellschaft, was zusammen mit den steigenden Besucherzahlen des angrenzenden Bergparkes 1906 zur Eingemeindung des Ortsteiles führte.[302]

---

302 Stadtportal der Stadt Kassel. Verfügbar über: http://www.kassel.de/stadt/stadtteile/badwilhelmshoehe/geschichte/ (Letzter Zugriff: 28.12.2016)

22 Jahre später, am 15.11.1928, wurde auch der restliche Gutsbezirk Wilhelmshöhe eingemeindet.

Bereits 1805 beschrieb der Marburger Johann Christian Krieger in seinem Buch die topographischen und natürlichen Gegebenheiten der Stadt Kassel wie folgt:

> *„In der Mitte eines weiten, angenehmen und fruchtbaren Thals, welches von allen Seiten durch einen weiten Zirkel hoher Berge, deren Rücken mit den schönsten Waldungen bekleidet sind, umschlossen und vom Fuldastrom in verschiedenen Krümmungen durchschnitten wird, liegt an einer sich massig erhebenden Anhöhe, die kurfürstlich-hessische Haupt- und Residenzstadt Cassel."*[303]

Aber auch die Beschaffenheit des Wassers wusste er zu loben:

> *„Eines nicht geringen Vorzugs vor so vielen andern Städten genießt Cassel auch dadurch, daß es einen Überfluß an gutem, trinkbarem Wasser hat. Die Fulda [...] hat zwar kein trinkbares, wohl aber zum Bier brauen, zu **Bädern**, zu Reinigung der Wäsche [...] brauchbares Wasser"*[304]

Nachdem Kassel im Mittelalter von diversen Pestausbrüchen heimgesucht worden war, erkannte man nun die Vorzüge der Lage und der Natur in der Umgebung. Nicht nur wurde bereits 1786 mit dem Bau des Schlosses Wilhelmshöhe mit seinen diversen Wasserspielen und Parkanlagen begonnen; auch siedelten sich im Bereich des Bergparkes und der Villenkolonien ab Mitte des 19. Jahrhunderts diverse Heilanstalten, Sanatorien und Kurhäuser an. Teilweise wurden auch bestehende Villen umgewidmet.

Eines der über die Region hinaus bekannten Sanatorien war das des Heinrich Gossmann:

5.1.1) Sanatorium Gossmann Kassel und Naturheilverein Kassel e.V.

Gossmanns Sanatorium befand sich im Druseltal 12, am westlichen Ende der Siedlung Mulang/ Wilhelmshöhe. Es verstand sich als „Kuranstalt für Naturheilverfahren". In einer Reklame aus dem Jahr 1898 wirbt die Anstalt wie folgt:

---

303 Krieger, Johann Christian: Kassel in historisch-topographischer Hinsicht. Nebst einer Geschichte und Beschreibung von Wilhelmshöhe. Marburg: Neue akademische Buchhandlung 1805, S. 1
304 Ebd., S. 4 [Hervorhebung M.P.]

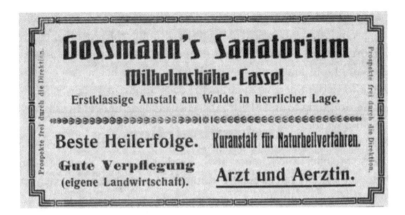

Abbildung 20: Werbung für „Gossmann's Sanatorium" im Naturheilverein Kassel 1891 e.V.

„Anerkannt schönste Naturheilanstalt, direct am weltberühmten Wilhelmshöher Park [...] Physikal. diätet. Heilmethode. Hervorrag. Einrichtung f. Luft-Licht-Stationen, Sonnenbäder. Erfolgr. Behandlung v. Nervenkh., Asthma, Kehlkopf-, Luftröhren- u. Bronchialkatarrh, [...] Schwächezuständen und Folgen der Quecksilberbehandlung[305]*."*

Gossmann kann als Verfechter der Naturheilkunde gelten. Er wurde am 20. August 1857 in Wehlheiden (Stadtteil im Kasseler Zentrum) geboren. Wie auch schon Spohr, führten ihn frühkindliche Erfahrungen – nämlich die erfolgreiche Behandlung von Schulkameraden – zur Medizin und zur vegetarischen Lebensweise.[306] Die Kasseler Tageszeitung vom 23.08.1969 schreibt anlässlich des 75jährigen Bestehens des Sanatoriums über Gossmann: *„Wasser, Dampf, Luft und richtige Ernährung – das waren Heinrich Gossmanns einfache Mittel."*[307]

---

305 Quecksilber wurde topisch zur Behandlung der Syphilis eingesetzt: Der Patient wurde mitunter am ganzen Körper damit eingerieben. Quecksilberverbindungen können die Blut-Hirn-Schranke überwinden und schwere Störungen im ZNS verursachen. Werbeblatt/Flugblatt von 1898: „Gossmann`s Naturheilanstalt Wilhelmshöhe bei Cassel", Privatbesitz Herr Forssman, Kassel

306 Anonym: Ein Blick zurück. Von Wehlheiden nach Wilhelmshöhe. Vor 75 Jahren bezog Heinrich Goßmann seine neue Naturheilanstalt – Vielfältiges Wirken. In: Kasseler Tageszeitung HLA (23.08.1969), S. 361

307 Ebd.

Hier spiegeln sich Konzepte wider, die auch Spohr bei seinen Behandlungen angewandt hatte: Die Durchlüftung der Räume zur ordentlichen Frischluftversorgung, die Behandlung mit temperiertem Wasser, beziehungsweise Wasserdampf und schlussendlich die Ernährung, die bei beiden vegetarisch erfolgte. So verwundert es auch nicht, dass Spohr in seiner Schrift „Die Folgen der Impfung" von 1891 für das eben erst gegründete Gossmann'sche Sanatorium warb.[308]

Eben in diesem Jahr gründete Gossmann den Naturheilverein Kassel 1891.e.V. welcher auch heute noch besteht.[309] Laut Vereinsgeschichte befasste sich Gossmann zunehmend mit der Naturheilkunde, nachdem er auf natürliche Art und Weise von einem chronischen Halsleiden befreit werden konnte.[310] Seine ideologische Verbundenheit zu Spohr zeigt sich zudem an der Begebenheit, dass er ebenfalls einen Fachaufsatz mit dem Titel „Wasser tut's auch" verfasste[311] – angespielt wurde dabei vermutlich auf das gleichnamige umstrittene Werk Heinrich Friedrich Franckes von 1839. Dieses hatte in der Folge für viel Kontroverse gesorgt und unter anderem Gegenschriften wie „Wasser tuts freilich nicht" im Jahre 1860 von Theodor Sommerfeld hervorgebracht. Mit seiner gleichnamigen Schrift könnte Gossmann seine Sympathie für Franckes Lehren bekundet haben. Auch Spohr schwärmte in seinem Buch „Die Rolle der Medizin in meinem Leben" von diesem Buch und führte einen großen Teil seiner Behandlungsmethoden darauf zurück.

Zum 85jährigen Bestehen des Naturheilvereins Kassel schreibt die Kasseler Tageszeitung am 21.08.1976:

„Angeregt durch das erfolgreiche Wirken Vinzenz Prießnitz', durch eine angeborene Neigung zum ‚Gesundmachen' und durch ein mittels natürlicher Heilmittel

---

308 Spohr, Peter: Die Folgen der Impfung in Volk und Armee. Ein Gutachten auf Grund 48jähriger Erfahrungen. Leipzig: Verlag der Neuen Heilkunst 1891, S. 33

309 Geschichte des Naturheilvereins Kassel. Verfügbar unter: http://naturheilverein-kassel.de/index.php/geschichtliches-zum-verein. (Letzter Zugriff: 25.06.2017)

310 Ebd.

311 Anonym: Ein Blick zurück. Von Wehlheiden nach Wilhelmshöhe. Vor 75 Jahren bezog Heinrich Goßmann seine neue Naturheilanstalt – Vielfältiges Wirken. In: Kasseler Tageszeitung HLA (23.08.1969), S. 361

und gesunder Lebensweise überwundenes eigenes Halsleiden, sah sich Gossmann
geradezu getrieben, seine Erfahrungen und Erkenntnisse weiterzugeben."[312]

Hier zeigt sich Gossmanns Verbindung zu den Lehren Prießnitz' (beispielsweise auch in Form der Kaltwassertherapie), mit deren Anwendung er sich auf einer Linie mit vielen der Impfgegner in Hessen befand. Der von ihm gegründete Naturheilverein Kassel wurde ab Beginn von Gossmanns Freund Barnbeck geführt. Gossmann schien durch sein Wirken im Sanatorium sowie durch die Gründung zweier Dependancen in Santiago de Chile, Chile, und Bordighera, Italien, zu wenig Zeit für die Leitung zu haben.[313] Die Tätigkeit des Naturheilvereins umfasste während der Gründerjahre *„Rege Vortragstätigkeit, Durchführung von Kursen in der Anwendung natürlicher Lebens- und Heilweisen, Schaffung von Luft- und Heilbädern an den Grenzen der Stadt"*[314].

Einige dieser Vortragstexte liegen im hessischen Staatsarchiv Marburg aus und sollen im Folgenden einen Eindruck über die Motivation und Gesinnung der Vereinsmitglieder geben.

Am 31.April 1891 war eine *„allen Gesellschaftskreisen angehörende Zuhörerschaft"* der Einladung des Naturheilvereins Kassel gefolgt, um einem *„sehr eingehenden Vortrag des Herrn Sanitätsrat Dr. Megner aus Chemnitz über ‚Naturheilkunde oder Medizinalheilkunde' beizuwohnen"*. Das Interesse schien groß gewesen zu sein, denn *„der Saal war Kopf an Kopf vollständig gefüllt"*[315]. Es wird weiter berichtet, dass Herr Dr. Megner die Vorzüge der Heilkraft der Natur gegenüber denen der traditionellen Medizin ausführte. Er bediente sich dabei eines Beispiels aus seiner Cholerabehandlung in Leipzig[316], bei der er diverse Cholerakranke mit Wasserbädern heilte:

---

312 Anonym: Ein Blick zurück: Leben und Heilen auf natürliche Weise – Naturheilverein Kassel 85 Jahre alt – Initiator Goßmann heute noch Vorbild- Schrebergärten mit Luftbad. In: Kasseler Tageszeitung HLA (21.08.1976)
313 Ebd.
314 Ebd.
315 Protokoll zum Vortrag des Dr. Megner, Chemnitz, im Naturheilverein Kassel, 31.4.1891, Staatsarchiv Marburg
316 Megner berichtet, er sei zur Cholerazeit 1866 in Leipzig an einer Station in der Sternwartestraße tätig gewesen, und habe dort Wasserkuren bei Cholerakranken mit größtem Erfolg durchgeführt.

„Das Wasser spielt dabei eine Hauptrolle und [es] soll die zweckdienliche Benutzung desselben, namentlich in Form von warmen Halbbädern mit nachfolgenden kalten Abspülungen, Frottieren, Massage, alle Arzneien überflüssig erscheinen lassen."[317]

Seine Therapie zur Heilung der Cholerakranken beschreibt er wie folgt:

„Seine erste Aufgabe sei es gewesen, seine Patienten durch Halbbäder von 16 Grad, das Anlegen von Prießnitzbinden, Frottieren zum Schwitzen zu bringen und die Wadenkrämpfe durch Umwicklung mit wasserdurchnässten Tüchern zu beseitigen".[318]

Auch hier finden sich Konzepte Kneips, Prießnitz' und schlussendlich auch Spohrs, der seine Patienten spätestens seit der für ihn prägenden Lektüre „Wasser tuts' auch" ebenso mit Halb- und Vollbädern sowie Umschlägen behandelte.

Es zeigt sich wieder und wieder nicht nur ein Trend gegen die traditionelle Medizin und hin zur Naturheilkunde, sondern speziell eine Tendenz zu den Lehren von Kneips und Prießnitz'. Insbesondere die Behandlung mit Luft und Wasser findet sich an vielen unterschiedlichen Stellen.

Am 28. September 1891 lud der Naturheilverein Kassel Frau Klara Muche aus Berlin ein, um einen Vortrag über die Naturheilkunde zu halten. Es wird berichtet:

„Der länger als anderthalb Stunden währende fesselnde Vortrag war in sehr sachlicher, klarer, allgemein verständlicher Form gehalten und gab ein anziehendes Bild von den Grundsätzen, von welchen das naturgemäße Heilverfahren ausgeht, sowie davon, dass mit einem einfachen Mittel, dem Wasser in seinen verschiedenartigen Anwendungen auch unbesiegbar scheinende Übel von Grund aus und in verhältnismäßig kurzer Zeit beseitigt werden können."[319]

Dem Wasser wurde seitens der Angehörigen des Naturheilvereins Kassel eine besondere Kraft zugesprochen. Auffällig viele Vorträge behandeln dieses Thema und auffällig viele Sanatorien in Kassel-Wilhelmshöhe wandten Wasserkuren an (siehe Kapitel 5). Weitere Vorträge, zu denen der

---

317 Protokoll zum Vortrag des Dr. Megner, Chemnitz, im Naturheilverein Kassel, 31.4.1891, Hessisches Staatsarchiv Marburg

318 Ebd.

319 Muche,Clara: Vortrag im Naturheilverein Kassel, 28.9.1891, Hessisches Staatsarchiv Marburg (HStAM, 175, 1251)

Naturheilverein Kassel lud, waren „Warum ist die akademische Heilmethode einer Reform bedürftig" am 20.1.1892 von Herrn Dr. Klende, sowie weitere Vorträge der „bekannten Schriftstellerin Klara Muche".

Auffällig ist, dass zwischen dem Lager der Impfgegner in Hessen um Wegener und Spohr und dem Naturheilverein Kassel bzw. dem Sanatorium Gossmann kaum Verbindungen bestehen. Auch schien der Ton in den Vorträgen über das Für und Wieder der naturheilkundlichen und akademischen Heilmethoden wesentlich gemäßigter zu sein, als es beispielsweise im „Impfgegner" der Fall war. Eine Verbindung bestand über den Sanitätsrat Bilfinger, der 1911 Artikel im „Antivaccinator" verfasste (siehe Kapitel 4.2.4.) und gleichzeitig zeitweise ärztlicher Leiter des Sanatoriums Gossmann war. Ferner schien Oberst Spohr, wie eingangs erwähnt, mit Heinrich Gossmann zu sympathisieren, da er öffentlich für ihn warb. Ob eine persönliche Beziehung zwischen den beiden bestand, ließ sich nicht ermitteln. Fest steht jedoch, dass beide nahezu dieselben Behandlungsmethoden anwandten.

In einem Werbeprospekt für das Sanatorium Gossmann werden diese aufgelistet:

„1. *Abwechslungsreiche Fleisch und vegetarische Diät, Tisch für Korpulente, für Magenkranke, für Zuckerkranke.*
2. *Das gesamte Wasserheilverfahren (kalte, heiße bis warme Wasser- und Dampfanwendungen.)*
3. *Elektrische Anwendungen [...]*
4. *Künstliche Höhensonne*
5. *Freiluftbäder, Sonnenbäder*
6. *Ruhekuren [...]*
7. *Ausgedehnte Handmassage, schwedische Widerstandsgymnastik*
8. *Thure-Brand Massage*
9. *Mandelbehandlung nach Dr. med. Röder"*

In einem 60seitigen Prospekt wurden die verschiedenen Heilmethoden zusätzlich genauestens erläutert und bebildert.

Gossmann kann als einer der Vorreiter des Kurortes Wilhelmshöhe gelten. Seine Kuranstalt beherbergte gleichzeitig Gäste aus Hessen (Gießen, Frankfurt, Kassel), Dortmund, Hamburg, aber auch Venezuela, Dänemark, Schweden, England und Holland.[320] Es war also durchaus international

---

320 Vgl. Wilhelmshöher Fremdenblatt vom 16. Mai 1896, Titelseite

bekannt und geschätzt. Rund um Gossmanns Sanatorium gründeten sich schnell viele weitere Sanatorien, die ganz ähnliche Behandlungsmethoden anboten und ebenfalls gut besucht waren. Über den Verbleib dieser Sanatorien ist jedoch weitaus weniger bekannt als über den des Heinrich Gossmann (siehe auch Kapitel 5.1.2):

Das Sanatorium wurde in zweiter Generation von dessen Sohn Dr. Walther Gossmann weitergeführt. Nachdem der Zustrom ausländischer Gäste während der Weltwirtschaftskrise 1920 ausblieb, geriet das Sanatorium zunehmend in finanzielle Schwierigkeiten und wurde 1933 an die Stadt Kassel veräußert. Es wurde zum Kneipp-Gesundheitshaus umfunktioniert und schlussendlich abgerissen, um dem Seniorenwohnheim „Augustinum" zu weichen, welches noch heute besteht.[321]

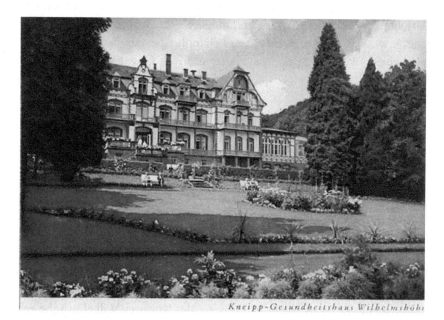

Abbildung 21: Kneipp-Gesundheitshaus nach Übernahme des Sanatoriums durch die Stadt Kassel um 1950.

---

321 Anonym: Ein Blick zurück. Von Wehlheiden nach Wilhelmshöhe. Vor 75 Jahren bezog Heinrich Goßmann seine neue Naturheilanstalt – Vielfältiges Wirken. In: Kasseler Tageszeitung HLA (23.08.1969), S. 361

5.1.2) Weitere Heilanstalten

Das klinische Sanatorium des Dr. Greger befand sich in der Burgfeldstr. 17 in Kassel Wilhelmshöhe. Die Leitung hatte Dr. Ludwig Greger inne, das Sanatorium verstand sich als Institution für chirurgische und Frauenkrankheiten.[322] Im Werbeprospekt der Anstalt (undatiert) präsentierte sich diese wie folgt:

> „ Operationsräume für alle dringlichen, als auch sonst vorkommenden frauenärztlichen Eingriffe und Operationen[...] Elektrotherapeutische Abteilung (einfache und komplizierte Stromarten). Diathermie. Hochfrequenz. Bergonie. Vierzellenbad. Höhensonnen. [...] Badeabteilung für die gesamte Hydrotherapie, Dampf- und Fangoanwendungen. Massage. Heilgymnastik. Inhalatorium für Medikamentenverneblung, Wechselatmung [...]"[323].

Das Angebot umfasste also eine große Bandbreite an chirurgischen Eingriffen, über Elektrotherapie bis hin zu eher naturheilkundlichen Behandlungsmethoden wie Dampf- und Fangoanwendungen, Hydrotherapie.

Bereits im Oktober 1854 hatte der Wasserarzt Dr. Becker eines der ersten Sanatorien im Norden von Kassel eröffnet, die „schwedisch-heilgymnastische Anstalt zu Kassel"[324]. Zu dieser Zeit entstanden in Hessen an mehreren Orten ähnliche „heilgymnastische" Anstalten, wie beispielsweise in Frankfurt das Institut für Heilgymnastik und Orthopädie von Turnlehrer Ravenstein, in Gießen das heilgymnastische Institut von Dr. Weber (1851) und bei Wiesbaden die Kaltwasserheilanstalt unter der Direktion von Dr. Genth.[325] Dr. Friedrich Becker war auch schriftstellerisch in Erscheinung getreten, unter anderem mit seinem Buch „Über das Gemeinschädliche der Kuhpockenimpfung" im Jahr 1864.

---

322 Werbeprospekt der Heilanstalt Dr. Greger, Datierung unbekannt, Privatbesitz Herr Forssman, Kassel
323 Ebd.
324 Schwarzmann-Schafhauser, Doris: Orthopädie im Wandel. Stuttgart: Franz-Steiner-Verlag 2004, S. 295
325 Schöler, Julia: Über die Anfänge der Schwedischen Heilgymnastik in Deutschland. Inaugural-Dissertation an der Wilhelms Universität Münster 2005, S. 169f

Der in Königsberg geborene Dr. Wilhelm Rohrbach übernahm 1920 die Dr. Wiederholdsche Kuranstalt in Wilhelmshöhe sowie 1922 Dr. Gregers Sanatorium. Er wandelte diese in Dr. Rohrbachs staatlich anerkannte Massageschule um.[326] Neben politischen Aktivitäten in der Kasseler CDU war er auch schriftstellerisch tätig und verfasste unter anderem ein „Lehrbuch der Bäder und Massagekunde". Dieses befasst sich eingehend mit der „Bäderkunde, Wasser, Licht- und Luftbehandlung".[327]

In der Kurhausstrasse 15 ½ in Kassel-Wilhelmshöhe befand sich die Kuranstalt des Dr. Vogelsberger, welcher ebenfalls Naturheilverfahren anbot. Im Klappentext seines Kurbüchleins, welches Gästen beim Eintritt in seine Anstalt überreicht wurde, ist zu lesen *„Durch die Anwendung des Wassers verabreichen wir keine Heilkraft, wir wecken sie nur"*.[328] Hieraus lässt sich schließen, dass auch Dr. Vogelsberger mit Wassertherapien experimentierte. Auf Seite 2 des Kurbüchleins erklärt er dem Leser, was bei Kneipp-Kuren zu beachten sei und wie sie funktionieren: *„Sie gebraucht als Heilfaktoren: Ruhe – Bewegung, Kälte – Wärme, Wasser, Licht, Luft, Sonne, Ernährung und seelische Einflüsse, um so das jedem Menschen innewohnende Heilvermögen zu aktivieren, zu mehren und zu festigen."*[329]

Neben den etablierten Sanatorien Dr. Gossmann und Dr. Greger gründete sich über die Jahre also eine große Anzahl weiterer Heilanstalten in Wilhelmshöhe. Ein Blick in das „Wilhelmshöher Fremdenblatt" zwischen 1890 und 1914 listet ferner Gäste in folgenden Anstalten auf: Kindersanatorium Dr. Rohr, das Kurheim Reichel und die Kuranstalt Dr. Schmidt.[330]Daneben befanden sich eine Reihe von Pensionen und Hotels in Wilhelmshöhe, in welchen Gäste verkehren konnten.

---

326 Anonym: Helfende Kraft aus christlichem Geist. In: Hessische Niedersächsische Allgemeine (HNA) vom 14.2.1987
327 Rohrbach, Wilhelm: Lehrbuch der Bäder und Massagekunde. Lübeck: Otto-Haase-Verlag 1960, S. 9ff.
328 Vogelsberger, Wolfgang Dr.: Kurbüchlein. Kassel: Undatiert, S. 1
329 Ebd., S. 3
330 [Exemplarisch] Anonym: Liste der anwesenden Kurgäste und Fremden. In: Wilhelmshöher Fremdenblatt Nr. 11 (25.Juli.1896), S. 1 (Titelseite)

5.2) Naturheilverein Marburg und Hessen-Waldeck

Der Naturheilverein Marburg wurde 1903 durch den Marburger Conrad Eucker gegründet.[331] Über die Struktur des Naturheilvereines im Jahr 1908 berichtet der Gründer in seinem Jahresbericht im Dezember 1908 Folgendes:

> „Es begann mit einer Mitgliederzahl von 142 Personen, im Laufe des Jahres traten bei 51 Personen, zusammen 193. [...] Zu Ende des Vereinsjahres ausgetreten 8. zusammen 25, sodass jetzt noch ein Mitgliedsbestand von 168 Personen ist. Es haben im Jahre 1908 stattgefunden: 15 Vorstandssitzungen, 7 Monatsversammlungen und 1 ordentliche Hauptversammlung."[332]

Weiterhin seien diverse öffentliche Vorträge abgehalten worden. Diese umfassten unter anderem die Themen „Blinddarmentzündung", „Aufgaben und Ziele der Naturheilbewegung, ihre Ziele für die Volkskraft" und „Frauenkrankheiten" („nur vor Damen"). Der Vorsitzende selbst hielt unter anderem einen Vortrag über „Richtiges und Falsches im Luft- und Sonnenbad". Wie auch der Naturheilverein Kassel nahm der Naturheilverein Marburg eine impfkritische Stellung ein: Einerseits wurde die Gründung des Vereines impfgegnerischer Ärzte begrüßt (siehe dazu auch Kapitel 4.2.4)[333], andererseits wurden Empfehlungen abgedruckt, wie nach einer Impfung zur „Verhütung von Impfschäden" zu verfahren sei:

> „ Zur Verhütung von Impfschäden reinige man die Schnittstellen sofort, indem man sie mit reinem lauem Wasser (25–30°) abspült und sanft mit feuchter, reiner Verbandswatte oder einem Leinentuch wiederholt abtupft. [...] Diese Schutzmaßregeln verbietet das Gesetz nicht, und niemand hat deshalb das Recht, sie zu verbieten oder zu verhindern."[334]

---

331 Vgl.: Anonym: Jahresbericht des Naturheilvereines Marburg für 1908. In: Nachrichtenblatt des Vereins für naturgemäße Gesundheitspflege, Lebens- und Heilweise (Naturheilverein Marburg) Nr. 12 (1908), S. 5

332 Ebd.

333 Vgl.: Anonym: Eine Tagung der Impfgegner. In: Nachrichtenblatt des Vereins für naturgemäße Gesundheitspflege, Lebens- und Heilweise (Naturheilverein Marburg) Nr. 10 (1908), S. 3.

334 Anonym: Hygienisches. In: Nachrichtenblatt des Vereins für naturgemäße Gesundheitspflege, Lebens- und Heilweise (Naturheilverein Marburg) Nr. 3 (1908), S. 3.

Auf ganz ähnliche Art und Weise hatte sich der junge Spohr in seiner Kindheit der Impfung entzogen. Er wusch sich seinerzeit die Impflymphe im hauseigenen Brunnen aus und konnte ihm zufolge so der schädlichen Wirkung entgehen.[335]

Insgesamt nahm man sich der Impffrage aber mehr in der Peripherie an. Im Fokus stand eine naturheilkundliche Lebensweise (dem Vereinsnamen entsprechend) und ein bürgerliches Zusammenkommen zu Vorträgen und Diskussionen.

Ein befreundeter regionaler Naturheilverein in Hessen war der Naturheilverein Hessen-Waldeck. Dieser war organisiert in einem Dachverband der Gruppe Hessen-Waldeck, Süd-Hannover, des Deutschen Bundes der Vereine für Naturgemäße Lebens- und Heilweise, e.V. in Berlin. Conrad Eucker ließ in dessen „Nachrichtenblatt" anlässlich einer bevorstehenden Zwangsimpfung eines Kindes aus Hermannsburg (Niedersachsen) einen „Aufruf!" abdrucken. Um die Kosten für den Rechtsbeistand im Verfahren um diese Zwangsimpfung decken zu können, rief Eucker zur Spende auf: *„Wir alle haben ein dringendes Interesse an diesem Prozesse, wir alle leiden unter diesen jammervollen rechtlosen Zuständen. Trage jeder Impfgegner nach seinem Vermögen zur Kostendeckung des Prozesses bei."*[336]

In der gleichen Ausgabe ist auch ein kurzer Beitrag des erklärten Impfgegners Dr. Bilfinger zu lesen, in welchem dieser ausführt, wie er zum *Impfzwanggegner* wurde. Nachdem sich Bilfinger seiner Aussage nach zunächst nur oberflächlich mit der Materie beschäftigt hatte, brachte ihn seine frühe Sympathie für die naturheilkundliche Therapie dazu, sich eingehender mit dem Thema „Impfzwang" zu beschäftigen. Daraufhin *„fiel es [ihm] wie Schuppen von den Augen"*[337]. Die Aufrechterhaltung des Impfzwanges sei sowohl vom moralischen, als auch vom hygienischen Standpunkt ein „*nationales Unglück"*[338]. Wichtig ist auch hier der feine Unterschied zwischen

---

335 Spohr, Peter: Die Rolle der Medizin in meinem Leben. Freiburg: Verlag von Paul Lorenz 1914, S. 14

336 Eucker, Conrad: Aufruf! In: Nachrichtenblatt der Gruppe Hessen-Waldeck Nr. 2 (1909), S. 2

337 Bilfinger, Eugen: Bekenntnis zwecks Impfzwang. In: Nachrichtenblatt der Gruppe Hessen-Waldeck Nr. 2 (1909), S. 2.

338 Ebd.

„Impfgegner" und „Impfzwanggegner". Wie im Kapitel über Dr. Bilfinger (Kapitel 4.2.4) bereits erörtert, war dieser eher dem gemäßigten Spektrum der Impfgegner zuzuordnen. Diese standen der Impfung selbst tendenziell neutral gegenüber, sahen aber den Impfzwang problematisch. Bilfinger provozierte durch diese Einstellung im eigenen Lager Verwerfungen, unter anderem mit Oberst Spohr.

Bilfinger kommentiert die aktuelle Lage mit den Worten „*Kirchlich haben wir uns – welcher Religion und Konfession wir auch angehören mögen – Gewissensfreiheit erkämpft. Auf medizinischem Gebiete wird dieser Emanzipationskampf erst zur Zeit ausgefochten.*"[339] Der Fall des Impfzwanges könne aber nur eine Frage der Zeit sein. Interessant ist sein Vergleich zur Religionsfreiheit. Es scheint, als korreliere diese für Bilfinger mit der Toleranz in der Impffrage. Eventuell porträtiert diese Einstellung auch die Stimmung in der damaligen Gesellschaft, die mehr und mehr eine Loslösung von autoritären Strukturen forderte. Auf diese These soll in Kapitel 7.2. näher eingegangen werden.

Gegen eine Pockenerkrankung empfiehlt das Nachrichtenblatt der Gruppe Hessen-Waldeck eine naturheilkundliche Lebensweise mit Luftbädern, „ohne Furcht". Diese befördere eine Ansteckung mehr als alles andere, da sie die Widerstandskraft des Körpers lähme: „*Man merke sich: Nichts befördert die Ansteckung so sehr, als die Angst.*"[340] Stattdessen werden Luftlicht- und Sonnenbäder empfohlen, welche den Körper abhärten sollen. An Orten, „*wo keine Luftbäder vorhanden sind, sollte darauf gedrungen werden, dass diese eingerichtet werden*".[341] Die Empfehlung entspricht damit dem Geist der damaligen naturheilkundlichen Bewegung, die Luft-, Licht- und Wassertherapien propagierte. Diese Einstellung wurde auch in den diversen Kasseler Sanatorien sowie im Naturheilverein Kassel vertreten.

Die beiden Naturheilvereine Marburg und Hessen-Waldeck schienen primär regional zu agieren, da sich bis auf die Bindeglieder Conrad Eucker und Dr. Bilfinger keine überregionalen Vernetzungen finden ließen. Dies mag auch an der geringen Mitgliederzahl (168 Ende des Jahres 1908) liegen,

---

339 Ebd.
340 Anonym: Gegen die Ansteckungsfurcht. In: Nachrichtenblatt der Gruppe Hessen-Waldeck Nr. 2 (1909)
341 Ebd.

180

die sowohl finanzielle Mittel als auch Einfluss limitierte. Über den Verbleib der Vereine ist nach 1914 nichts bekannt.

5.3) Verhältnis Kassel-Wilhelmshöhe zum Impfgegnerlager

Die Untersuchung der Naturheilvereine in Hessen erfolgte mit dem Ziel, Verbindungen zwischen den jeweiligen Vereinsmitgliedern und der Impfgegnerschaft in Form der Protagonisten des „Impfgegners" herzustellen. Dabei rückte der Kurort Kassel- Wilhelmshöhe schnell in den Fokus, da dort ab den 1890er Jahren eine große Anzahl an Sanatorien und Heilanstalten gegründet worden war.

Während in impfkritischer Literatur meist dieselben (in Kapitel 4 besprochenen) Protagonisten der Impfgegnerschaft genannt wurden, kann selbiges für die naturheilkundliche Bewegung in Wilhelmshöhe nicht behauptet werden. Zwar wurden beispielsweise im Naturheilverein Kassel diverse Vorträge gehalten, jedoch waren diese nicht impfkritischer Natur und zielten mehr auf eine gesunde Lebens- und Ernährungsweise ab.

Auch wäre zu erwarten gewesen, dass zumindest der „Wilhelmshöher Fremdenführer" als Sprachrohr der Wilhelmshöher Gesundheitsbewegung medizinkritische Artikel publizierte. Allerdings blieb dieser konsequent unpolitisch und unparteiisch, druckte hauptsächlich Kurzgeschichten wie „der unheimliche Gast"[342], eine Liste der anwesenden Kurgäste, sowie Werbung ab. Unliebsame oder kontroverse Themen wurden bewusst vermieden.

Auf der anderen Seite fand Kassel und Wilhelmshöhe in den Ausgaben des „Impfgegners" kaum Beachtung, was umso erstaunlicher erscheint, als dass Konzepte wie die Lehren Spohrs an sich im Einklang mit den in Wilhelmshöhe angewandten Behandlungsmethoden Kneipps und Prießnitz standen. Es wäre zumindest der Versuch einer Einflussnahme zu erwarten gewesen, wie Bilfinger sie auf dem von sich einberufenen Kongress in Eisenach propagiert hatte.[343] Tatsächlich war Bilfinger zeitweise ärztlicher Leiter des Sanatoriums Gossmann, wie aus dem „Beiblatt der fliegenden

---

Anonym: Der unheimliche Gast. Aus den Papieren eines Advocaten. In: Wilhelmshöher Fremdenblatt Nr. 20 (21.9.1895), S. 1
343 Vgl. Bilfinger, Eugen: Einladung zu einer Impfgegner-Versammlung in Eisenach. In: Der Impfgegner Nr. 7/8 (1908), S. 49

Blätter" im Juni 1902 hervorgeht.[344] Ob, und falls ja, wie dieser versucht hatte, seine Agenda durchzusetzen, ist nicht bekannt. Während Frankfurt, Gießen und Eisenach jedoch historisch und geographisch gesehen wichtige Punkte des Impfgegnerlagers waren, schien Kassel aus dieser Bewegung ausgeklammert zu sein.

Eine mögliche Erklärung wäre, dass sich der Kurort nicht dem Zugang zu bestimmten Kundengruppen verschließen wollte. Ohne jegliche Teilhabe am Gebaren der Impfgegner konnte sich Wilhelmshöhe so unter anderem mit dem Besuch *„Ihrer Majestät der Kaiserin"*[345] rühmen. Diese besuchte das Waldschloss Wilhelmshöhe, welches am Berg über den Sanatorien und Heilanstalten thronte. Hätte sich Wilhelmshöhe zur Hochburg der stellenweise staatskritischen Impfgegner entwickelt, wären die Besuche der Kaiserin in ihrem Waldschloss sicherlich von einiger Brisanz geprägt gewesen.

Die Abstinenz jeglichen querulatorischen und usurpatorischen Denkens ermöglichte es sowohl dem einfachen Bürger wie der Kaiserin, als auch dem erklärten Impfgegner, Wilhelmshöhe zu besuchen. Dies war insbesondere den ansässigen Kuranstalten zuträglich, die von dem wachsenden Besucherstrom finanziell profitierten. Stolz schreibt das Wilhelmshöher Fremdenblatt im Mai 1896 dazu: *„Ein Beweis dafür, dass der Fremden-Verkehr auf unserer Wilhelmshöhe ein stetig steigender ist, beweist die Frequenz der vorigen Saison; Die Besuchsziffer betrug damals an 4000 Fremde."*[346]

Der Fremdenverkehr bedeutete für Wilhelmshöhe und die Stadt Kassel unweigerlich Mehreinnahmen, die man sich ungern durch radikale Meinungsäußerungen zunichtemachen wollte. Es ist davon auszugehen, dass dieser Faktor mit ein Grund dafür war, warum sich in Kassel keine impfgegnerischen Strömungen hervortaten und die Vernetzung der Kurhäuser mit der Impfgegnerschaft Hessens wenig ausgeprägt zu sein schien.

Um den Status quo zu erhalten, wurde eine mögliche Einflussnahme auf Kurgäste oder Besucher im Allgemeinen vermutlich auch von Grund auf

---

344 Vgl. Mosse, Rudolf: Werbung für Gossmanns Natur-Heilanstalt. In: Beiblatt der fliegenden Blätter, Ausgabe Nr. 2964, Band 116. (1902)
345 Anonym: Zur Ankunft Ihrer Majestät der Kaiserin. In: Cassel-Wilhelmshöher Fremdenblatt Nr. 9 (8.07.1911), S. 2
346 H.A.: Allerlei Neues von Wilhelmshöhe. In: Wilhelmshöher-Fremdenblatt Nr. 3 (30.05.1896), S. 2.

182

unterbunden. Einen interessanten Eindruck vermittelt Dr. Vogelsbergers „Kurbüchlein", welches im Kapitel „Kurregeln" einen Rückschluss auf die gewünschte Atmosphäre in der Heilanstalt erahnen lässt:

> *„ Schalten Sie Sorgen, Ärger und Anspannung des Alltags ab! Sprechen Sie vor allem nicht von Ihrer Krankheit! Schirmen Sie sich auch gegen solche Gespräche ab!"* [347]

Es ist kaum vorstellbar, dass ein Anstaltsleiter vor diesem Hintergrund politische Diskussionen oder Diskussionen zur Impffrage im Speziellen zugelassen hätte. Die Heilanstalten dienten zur Genesung und nicht zur Agitation oder Politisierung.

Anderes galt natürlich für die lokalen Vereine, wie den Naturheilverein Kassel e.V.: Ein reger Meinungsaustausch war Sinn und Zweck dieser Foren und fand in Form oben genannter Vorträge auch statt. Hier war zudem kein Imageverlust für den Kurort Wilhelmshöhe zu befürchten, denn was im geschlossenem Kreise und hinter verschlossenen Türen geschah, bekam der geneigte Interessent nur bei proaktiver Partizipation mit, wenn er entsprechende Veranstaltungen besuchte.

Da es zu keinen öffentlichen Kontroversen kam, konnte auch niemand einen „Imageverlust" beklagen und somit war der Besucherzustrom nach Wilhelmshöhe hierdurch nicht gefährdet. Einzig der Naturheilverein selbst könnte durch allzu radikale Ansichten Mitglieder verschreckt haben, dies wäre dann aber mehr eine Frage seiner eigenen Grundausrichtung und keine lokalpolitische. Zudem finanzierten sich entsprechende Vereine maßgeblich über Vereinsbeiträge und waren nicht auf die Gunst und das Geld überregionaler Besucher angewiesen.

Zusammenfassend lässt sich aus diversen oben genannten Gründen für die öffentlich zugänglichen Kuranstalten keine Einflussnahme aus dem Impfgegnerlager feststellen. Welche Ausrichtung lokale Vereine in ihren (Mitglieder!-) Versammlungen vertraten, berührte das tagespolitische Geschehen Wilhelmshöhes nicht und war zudem eine eigenverantwortliche Entscheidung der Vereinsleitung. Es entstand der Eindruck, dass ein kollektives Bestreben daraufhin abzielte, den ungestörten Kurbetrieb in Wilhelmshöhe zu erhalten.

---

347 Vogelsberger, Wolfgang: Kurbüchlein. Kassel: Undatiert, S. 1

6.) Strukturen im Impfgegnernetzwerk

6.1) Vorüberlegungen und Methodik

Der Duden definiert den Begriff Netzwerk als *„[eine] Gruppe von Menschen, die durch gemeinsame Ansichten, Interessen o. Ä. miteinander verbunden sind"*[348]. Das Wissensportal des Bertelsmann Verlages beschreibt das Wort „Netz" als *„Flechtwerk, Maschenwerk, Netzwerk, Geflecht, Verflechtung, Gewebe, Verknotung, Verschlingung"*.[349]

Der Begriff Netzwerk ist also mehrdeutig, zudem ist er im Zuge der Digitalisierung einem Wandel unterlegen. So definiert der Duden auch die *„Vernetzung mehrerer voneinander unabhängiger Rechner, die den Datenaustausch zwischen diesen ermöglicht"*, als „Netzwerk".

Auch bestehen mehrere verschiedene Möglichkeiten, Netzwerke zu charakterisieren.

Ein Beispiel für ein historisches Netzwerk kann das Korrespondenznetzwerk um den Schweizer Naturforscher Albrecht von Haller liefern. Dieser pflegte Brieffreundschaften und eine für diese Zeit außergewöhnliche Anzahl an Korrespondenzen mit Gelehrten in ganz Europa.

Die Aufarbeitung seines Briefwechsels umfasste insgesamt 1139 Korrespondenten und 50 Korrespondentinnen. Zur Veranschaulichung dieses Netzwerkes erschien den Autoren ein geographischer Ansatz nützlich: *„Am Ausgangspunkt jeder fundierten räumlichen Analyse in vergleichender Absicht steht eine kartographische Darstellung."*[350] Auch für ihre Studie erklären sie, *„die räumliche Analyse [zu] einer der zentralen Zugänge [...]."*[351] Selbstverständlich bestehen auch weitere Möglichkeiten, Netzwerke zu kategorisieren. Neben einer räumlichen kann auch eine soziale Einordnung erfolgen, wie beispielsweise durch Clyde Mitchell in seinem

---

348 Netzwerk, das. In: Der Duden. Online verfügbar unter: http://www.duden.de/rechtschreibung/Netzwerk. Letzter Zugriff: 25.06.2017
349 Netz, das. In: Wissen.de: Online verfügbar unter: http://www.wissen.de/synonym/netz. Letzter Zugriff: 25.06.2017
350 Stuber, Martin et. al.: Hallers Netz. Ein europäischer Gelehrtenbriefwechsel zur Zeit der Aufklärung. Basel: Schwabe Verlag 2005, S. 31
351 Ebd.

Buch „Social networks in urban situations", erschienen in Manchester 1969. Kernfrage ist hier, inwieweit die einzelnen Protagonisten eines Netzwerkes von sozialen Bindungen profitieren können und wieso sie sie eingehen. Diesen Denkansatz verfolgt auch Mark Granovetters „The strength of weak ties"[352], in welchem die Stärke von Bindungen in Netzwerken untersucht wird.

Für diese Arbeit musste zunächst geklärt werden, welcher methodische Ansatz zur Analyse des Impfgegnernetzwerkes sinnvoll ist. Da der Fokus der Protagonisten des Netzwerkes auf dem Raum des heutigen Bundeslandes Hessen liegt, erschien eine geographische Einordnung nützlich. Allerdings sind die Beziehungen der Impfgegner untereinander von verschiedenen Charakteristika geprägt. Innerhalb der Familie Spohr besteht ein Verwandtschaftsverhältnis, zwischen den einzelnen Akteuren des Netzwerkes gibt es jedoch auch freundschaftliche oder zweckmäßige Beziehungen unterschiedlicher Qualität.

Ziel soll es sein, diese zu erfassen und durch eine vergleichende Gegenüberstellung mit einer anderen Netzwerkstruktur in Europa näher zu charakterisieren, um dadurch das Impfgegnernetzwerk selbst besser erfassen zu können. Auch soll analysiert werden, wie sich das „hessische" Impfgegnernetzwerk in Europa einordnet und welche Bedeutung es dabei einnimmt.

Für „Hallers Netz" wie auch für das Impfgegnernetzwerk ergaben sich gleichermaßen methodische Probleme, wie folgendes Zitat veranschaulicht: *„Die rund 1200 Briefpartner tragen in höchst unterschiedlichem Ausmaß zu den über 13000 Briefen bei. Auf der einen Seite schreiben sehr viele Korrespondenten nur einige wenige Briefe, umgekehrt schreiben einige wenige Korrespondenten sehr viele Briefe."*[353]

Übertragen auf das Impfgegnernetzwerk ergibt sich eine ähnliche Problematik: Während einige wenige Protagonisten wie Wegener äußerst aktiv waren, waren mehrere Beteiligte wie Bachem, Voigt und Hohenhausen (ebenfalls Frankfurt) relativ wenig aktiv. Die Gefahr besteht, dass überrepräsentierte Akteure im Netzwerk das Gesamtbild unverhältnismäßig

---

352 Granovetter, Mark: The strength of weak ties. In: American Journal of Sociology Bd. 78/6 (1973), S. 1360–1380
353 Stuber, Martin et. al.: Hallers Netz. Ein europäischer Gelehrtenbriefwechsel zur Zeit der Aufklärung. Basel: Schwabe Verlag 2005, S. 85

verändern, beispielsweise, wenn deren Gesinnung stark von der der restlichen Protagonisten divergiert und ihr relativer Anteil am Netzwerk dabei
gleichzeitig stark ins Gewicht fällt.

Während bei einer historischen Betrachtung von Netzwerken die Datenerhebung in der Regel stark eingeschränkt ist[354], finden soziologische Analy-
sen auf der Basis eigener Datenerhebungen statt. Dadurch ergibt sich in der
Soziologie ein weit größerer Handlungs- und Forschungsspielraum. Dieser
Problematik nimmt sich auch Kristina Odenweller an. Sie schreibt dazu:

> *„Das hauptsächliche Problem jeder historischen Arbeit auf netzwerkanalys-*
> *tischer Basis ist oft die mangelnde Quellenlage. Während sich die Soziologie*
> *generell eher mit dem Problem konfrontiert sieht, die angefallenen Datenmassen*
> *angemessen verarbeiten zu können, verfügen Historiker in der Regel nicht über*
> *serielle Quellen in den Ausmaßen, die für eine komplette Rekonstruktion eines*
> *Netzwerkes notwendig sind."*[355]

Sie empfiehlt auf Grund dieses Umstandes *„die Durchführung von ego-
zentrierten Netzwerkanalysen für historische Fragestellungen"*[356]. Im Falle
des hessischen Impfgegnernetzwerkes könnte eine *„ego-zentrierte"* Analyse
auf mehrere mögliche Ansatzpunkte abzielen. Einerseits würde sich hierfür
Oberst Spohr anbieten, der mutmaßlich den höchsten Vernetzungsgrad der
analysierten Impfgegner aufweist.

Andererseits muss sich eine ego-zentrierte Analyse nicht zwangsläufig auf
ein menschliches Individuum beschränken und kann sich auch auf andere
Medien konzentrieren. Als ein solches Medium bietet sich der „Impfgegner"
an. Nicht nur vereinte er nahezu alle aktiven Impfgegner des hessischen
Raumes auf sich, er diente ihnen auch als Kommunikationsplattform und
Organisationshilfe. Er kann in diesem Sinne als eine frühzeitliche Form eines
Internetforums angesehen werden, in welchem diverse Mitglieder (in diesem
Fall Impfgegner) ihre Agenda propagierten und wieder andere Mitglieder
auf diese Propagationen reagieren konnten.

---

354 Hallers Netz bildet hier eine seltene Ausnahme.

355 Kristina Odenweller: Von der Liste zum Netz? Nutzen und Schwierigkeiten der
netzwerkanalytischen Betrachtung historischer Quellen am Beispiel der Quellenliste des Capodolista-Kodex. In: Die Grenzen des Netzwerks 1200–1600.
Kerstin Hitzbleck (Hg). Fribourg: Jan Thorbecke-Verlag 2014, S. 50

356 Ebd., S. 51

Der „Impfgegner" diente der hessischen Impfgegnerszene als Projektions-
medium, seine Analyse verspricht einen weit größeren Aufschluss über sie,
als die eines einzelnen Protagonisten. Bereits in der Schemakarte (siehe
Anhang) imponiert „Der Impfgegner" als Knotenpunkt im Impfgegnernetzwerk. Ähnlich wie in „Hallers Netz" soll im Folgenden versucht werden,
„Korrespondenzen" mit dem „Impfgegner" auszuarbeiten.

Diese Methode soll dazu beitragen, die Netzwerkstrukturen besser einordnen zu können und die Motivationen der einzelnen Protagonisten in
diesem herauszuarbeiten. Der Mehrwert besteht in einer zweidimensionalen
Aufarbeitung der Beziehungen nicht nur auf geographischer, sondern auch
auf qualitativer Ebene.

6.2) Analyse und Visualisierung des hessischen Impfgegnernetzwerkes

Wie eingangs beschrieben, soll zur Veranschaulichung des Impfgegnernetzwerkes zunächst eine geographische Aufarbeitung erfolgen. Wie die geographische Karte im Anhang zeigt, findet sich eine Häufung von Impfgegnern
im Großraum Frankfurt am Main. Zu diesen können neben Dipl. Ing.
Hugo Wegener auch Dr. Roderich Spohr, Dr. Max. Bachem, Dr. Voigt und
Dr. von Niessen gezählt werden. Dass sich eine Vielzahl der Impfgegner in
Frankfurt am Main befand, erscheint unter dem Gesichtspunkt der Bevölke-
rungsverteilung wenig verwunderlich. So zählte Frankfurt zum 01.01.1900
bereits 257.500 Einwohner[357], während Kassel zum selben Zeitpunkt nur
106.000 hatte[358].

Oben genannte Impfgegner waren primär durch die Zeitschrift
„Der Impfgegner" verbunden (In der geographischen Karte im Anhang
„schwarz" markiert). Ob einer persönlichen Freundschaft das aktive Mit-
wirken im „Impfgegner" folgte oder dieses wiederum zu einer persönlichen
Freundschaft führte, kann nicht sicher festgestellt werden. Bei der Recherche entstand der Eindruck, die Beziehungen der Frankfurter Impfgegner

---

357 Stadtchronik der Stadt Frankfurt im Jahr 1900. Verfügbar unter: http://www.
    stadtgeschichte-ffm.de. Letzter Zugriff: 25.04.2017
358 Bevölkerungsentwicklung der Stadt Kassel – Zeitreihe, 1900. Online verfügbar
    unter: http://www.serviceportal-kassel.de. Letzter Zugriff: 25.04.2017

untereinander waren mehr geschäftlicher als persönlicher Natur. Als Ausnahme kann die Beziehung zwischen Dr. Max Bachem und Dr. Roderich Spohr (beide Frankfurt) gelten. Wie in dem in Kapitel 4.2.2 behandelten Gerichtsprozess über Dr. Spohr ersichtlich wurde, pflegten Spohr und Bachem auch eine persönliche Bekanntschaft. So wurden beide im „Pockenprozeß Spohr-Bachem" zu einer Strafe verurteilt, Bachem jedoch nur wegen Verstoßes gegen das Seuchengesetz.

Roderich Spohr konnte nicht nur zu den Frankfurter Impfgegnern gezählt werden, sondern war auch familiär mit seinem Bruder Dr. Curt Spohr und seinem Vater Oberst a.D. Peter Spohr in Gießen verbunden. (In der geographischen Karte „blau" markiert)

Diese Beziehung musste weitaus stärker sein als die zu den restlichen Autoren des „Impfgegners": Roderichs Vater formte dessen ideologische Einstellung gegenüber der Impffrage, sodass dieser ebenfalls zu einem erklärten Impfgegner avancierte. Curt verfasste mehrere schriftliche Plädoyers im „Impfgegner" für seinen Bruder, in der Hoffnung, diesen von seiner Schuld lossprechen zu können.

Über den Vater Spohr bestanden diverse überregionale Vernetzungen mit Impfgegnern im Ausland, aber auch mit weiteren Akademikern, die sich weniger mit der Impffrage beschäftigten.

Zum Gründer des „Impfgegners", Heinrich Oidtmann in Köln, bestand eine langjährige Freundschaft, wie bereits in Kapitel 4.2.1 erläutert wurde. Mit dem Freiburger Rassentheoretiker Ludwig Schemann pflegte Spohr einen regen Briefwechsel, welcher in Kapitel 4.3.2.1 näher betrachtet wurde. (Beide Beziehungen in der geographischen Karte „violett" markiert).

Auch der Eisenacher Impfgegner Dr. Eugen Bilfinger schien eine gute Beziehung mit Spohr zu pflegen, druckte dieser doch Werbung für das Sanatorium Gossmann in Kassel ab, in welchem Bilfinger zu jener Zeit arbeitete.

Bilfinger kann unterschiedlichen Wohnorten zugeordnet werden, neben seinem in der Karte verzeichneten Wohnort Kassel war er zeitweise auch in Eisenach wohnhaft. Bilfinger beteiligte sich als Autor am „Antivaccinator" und am „Impfgegner" (siehe auch Kapitel 4.2.4). Im Nachrichtenblatt des Naturheilvereins Marburg wurden einige wenige seiner Artikel abgedruckt, was auf eine ebenfalls impfkritische Stimmung schließen lässt. Schlussendlich gründete Bilfinger den Verein deutscher Impfgegner (Der Verein unterlag mehreren Namenswechseln), in welchem wiederum einige der Frankfurter Impfgegner Positionen bekleideten – beispielsweise eingangs erwähnter Dr. Max Böhm und Dr. Roderich Spohr.

Auch wenn eine kartographische Darstellung eine geographische Einordnung ermöglicht, gehen dabei einzelne Informationen aus Gründen mangelnder Darstellbarkeit verloren.

Daher soll das Impfgegnernetzwerk nicht nur geographisch, sondern auch schematisch aufgearbeitet werden. Zu diesem Zweck findet sich in der schematischen Karte im Anhang eine detaillierte Skizze des Netzwerkes.

Bei einer vergleichenden Betrachtung der beiden Übersichtskarten lässt sich feststellen, dass sich der Fokus in der geographischen Karte (im Folgenden „Geographiekarte") von Frankfurt auf den „Impfgegner" in der schematischen Karte (im Folgenden „Schemakarte") projiziert. Weitere Knotenpunkte finden sich auf der Schemakarte in Form der Familie Spohr, insbesondere Oberst Spohr mit seinen überregionalen Beziehungen. Zwar verzichtet die Schemakarte auf eine farbliche Darstellung der Beziehungen im Netzwerk. Sie veranschaulicht dafür jedoch, dass gewisse Beteiligte im Netzwerk, die in der Geographiekarte noch gleichwertig erschienen, in Wirklichkeit einen anderen Aktivitätsgrad aufweisen, als es diese suggeriert. Als Beispiel können die beiden Frankfurter Impfgegner Hugo Wegener und Max Bachem angeführt werden. Während die Schemakarte Bachems periphere Bedeutung herausstreicht, erscheint Wegeners Vernetzung deutlich. Eine solche Differenzierung ist in der Geographiekarte nicht möglich und auch nicht vorgesehen. Gerade deswegen erlaubt der Zugang mit zwei Karten unterschiedlicher Methodik eine genauere Betrachtung des Netzwerkes.

Einrichtungen oder Personen, die zwar zum Netzwerk gezählt werden können, jedoch aus Mangel an zusätzlichem Erkenntnisgewinn nicht weiter verfolgt wurden, sind mit einem schwarzen Stern (*) markiert. Dunkelrot sind neben einzelnen Protagonisten des Netzwerkes Werke vermerkt, auf welche in dieser Arbeit mitunter Bezug genommen wurde. Diese können auch als Indikator für die Aktivität im Netzwerk gesehen werden: Je mehr einschlägige (impfkritische) Literatur publiziert wurde, desto höher auch der Aktivitätsgrad.

6.3) Das Korrespondenznetzwerk im „Impfgegner" innerhalb Hessens

Für die Analyse der Protagonisten im „Impfgegner" wurde der Erscheinungszeitraum von 1908 bis 1914 untersucht, wobei die Jahrgänge 1910 und 1911 verloren gegangen zu sein scheinen.[359] Da die Ausgaben des „Impfgegners" erfahrungsgemäß in Jahrbüchern zusammengefasst wurden, betrifft dieser Ausfall zudem nicht nur einzelne Monate, sondern die kompletten Jahrgänge. 1911 ist einmalig der „Antivaccinator" erschienen, der auch Autoren des „Impfgegners" zu Wort kommen ließ. Inhaltlich wie namentlich entspricht der „Antivaccinator" dem „Impfgegner", jedoch wurde er bei dieser Netzwerkanalyse nicht berücksichtigt.

Bei der Durchsicht der Beiträge im „Impfgegner" ergaben sich zudem einige Störfaktoren, die vorab geklärt werden müssen:

So ist eine große Anzahl der Beiträge in bestimmten Zeiträumen nur bedingt zu verwerten, da die darin enthaltenen Texte grundsätzlich selten mit einem Kürzel oder einer Signatur versehen wurden. Daraus ergibt sich eine scheinbare Überrepräsentation einzelner Protagonisten im Vergleich zu den restlichen Beteiligten im Impfgegnernetzwerk. Schriftstücke können über größere Zeiträume keinem Autor zugeordnet werden, während Autoren, welche durchgehend nicht-anonymisierte Beiträge verfassten, überrepräsentiert sind. Dadurch entsteht bei einer Analyse der Textanteile eine Verzerrung, die mitunter das Gesamtbild verändert. Ein weiterer Faktor ist die Periodik des „Impfgegners", welche von einem 2monats-Takt über monatlich bis 2-wöchentlich variierte. Dadurch entfallen auf manche Monate in der Grafik zwei Ausgaben, auf andere „eine halbe". Die statistische Erhebung kann daher die Kriterien einer retrospektiven Analyse nicht erfüllen, gibt aber einen schematischen Überblick über die zwei Zeiträume

---

359 Eine Suche erfolgte im Hebis, im Karlsruher Verbundkatalog und im Katalog der Deutschen Nationalbibliothek. Eine persönliche Anfrage erfolgte bei allen Bibliotheken, die laut Online-Recherche zumindest Teile des „Impfgegners" führten: Die zbmed (www.zbmed.de), das Niedersächsische Landesarchiv Standort Oldenburg (www.nla.niedersachsen.de), der deutschen digitalen Bibliothek (www.deutsche-digitale-bibliothek.de), sowie dem Staatsarchiv Hamburg (www.hamburg.de/staatsarchiv). Anfragen vom 05.05.2017

zwischen Januar 1908 und Dezember 1909 sowie Mai 1912 bis Mai 1914.
Für diese Zeiträume ergibt sich folgendes Bild:

Lesebeispiel:
HW (Hugo Wegener) war im Zeitraum zwischen Januar 1908 und Dezember 1909 im „Impfgegner" schriftstellerisch nicht aktiv. In den Jahren 1912, 1913 und 1914 war er beispielsweise von Juni 1912 bis März 1913 durchgehend tätig. Er verfasste also in jeder Ausgabe mindestens einen Artikel. Die genaue Seitenzahl und Art der Artikel wird später im Kapitel aufgegriffen.

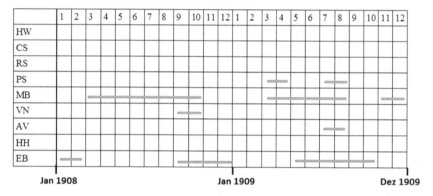

Abbildung 22: Aktivität im „Impfgegner" zwischen Januar 1908 und Dezember 1909.

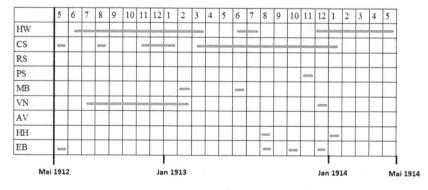

Abbildung 23: Aktivität im „Impfgegner" zwischen Mai 1912 und Mai 1914.

Legende:

HW: Hugo Wegener, Kapitel 4.2.7

CS: Curt Spohr, Kapitel 4.2.3

RS: Roderich Spohr, Kapitel 4.2.2

PS: Peter („Oberst") Spohr, Kapitel 4.2.1

MB: Max Böhm, Kapitel 4.2.8

VN: Von Niessen, Kapitel 4.2.6

AV: Adolf Vogt, Kapitel 4.3.2.3

HH: Hohenhausen: Kapitel 4.2.8

EB: Eugen Bilfinger, Kapitel 4.2.4

Aus den Grafiken lassen sich Aktivitätsphasen der jeweiligen Autoren ablesen. Sie lassen sich zudem auch in einen geschichtlichen Kontext setzen: Beispielsweise tritt Wegener erst 1912 im „Impfgegner" in Erscheinung. 1911 veröffentlichte er die Bücher „Segen der Impfung" und „Unerhört", 1912 sein drittes Buch, „Impffriedhof". Wegeners Aktivität steigerte sich bis 1914 und gipfelte in der Herausgabe seiner eigenen Zeitschrift, der „Impffrage" (Nicht in die Grafik mit aufgenommen).

Die Anklage im Fall Roderich Spohr wurde nach der Pockenendemie in Frankfurt im April 1912 erhoben. Ab diesem Zeitpunkt trat auch sein Bruder Curt Spohr im „Impfgegner" in Erscheinung. Während seine Artikel anfangs noch wenige Seiten umfassten, steigerte er sich bis zu einem 12seitigen Artikel, der eine gesamte Monatsausgabe füllte. Seine Tätigkeit im „Impfgegner" ebbte jedoch nach Beendigung des Prozesses und Verurteilung seines Bruders wieder ab: 1914 verfasste er nur einen Beitrag in der Januarausgabe, als Abschluss einer mehrere Ausgaben umfassenden Reihe. Man könnte ihm daher unterstellen, sich aus rein persönlichen Gründen der Impffrage so intensiv gewidmet zu haben. Die Verurteilung seines Bruders könnte für ihn wie ein persönlicher Angriff auf die Familie Spohr gewirkt haben, dessen er sich zu erwehren versuchte. Die Spohrs – insbesondere Oberst Spohr – genossen ja zumindest in einschlägigen Kreisen ein hohes, „unbeflecktes" Ansehen. Dass nun ein Mitglied dieser Familie ein

„Verurteilter" sein sollte könnte für Curt Spohr der Anlass gewesen sein, ihn öffentlich von seiner Anklage lossprechen zu wollen.

Roderich Spohr selbst trat im „Impfgegner" schriftstellerisch nicht in Erscheinung, was umso erstaunlicher wirkt, als er im gesamten untersuchten Zeitraum als „Mitarbeiter" auf der Titelseite ausgewiesen wird. Dies bedeutet im Umkehrschluss allerdings nicht, dass Roderich Spohr im „Impfgegner-Milieu" insgesamt wenig aktiv gewesen wäre[360]. Scheinbar hielt er sich mehr im Hintergrund, wenngleich er auch einige Schriften publizierte und Vorträge hielt (siehe auch Kapitel 4.2.2).

Oberst Peter Spohr schien den „Impfgegner" mehr als Leser zu verfolgen: Sein einziger Beitrag im November 1913 ist eine Richtigstellung einer seiner Ansicht nach falschen Darstellung Vogts (Bern) durch Bilfinger. Dennoch wurde auch er durchgehend als „Mitarbeiter im Impfgegner" auf der Titelseite ausgewiesen.

Von Niessen war im Jahr 1912 sehr aktiv, steuerte dann aber nur noch sporadisch Texte bei.

Adolf Vogt und Hohenhausen traten beide nur wenige Male in Erscheinung und können als Nebencharaktere im „Impfgegner" bezeichnet werden.

Eugen Bilfinger machte insbesondere durch die Gründung seines Vereines impfgegnerischer Ärzte von sich reden. In die Zeit der Gründung fällt auch sein größter Schriftanteil.

Häufige Publikationen im „Impfgegner" zeugen zwar von Kontinuität, jedoch unterscheiden obige Auswertungen nicht zwischen dem Umfang der Beiträge. Daher soll im Folgenden eine quantitative Darstellung erfolgen. Dazu wurde für jeden Impfgegner aus dem Raum Hessen die kumulative Seitenanzahl der Beiträge im „Impfgegner" ermittelt. Auf Grund der fehlenden Jahrgänge 1910 und 1911 musste die Auswertung auf zwei Abschnitte verteilt werden. In der nachfolgenden Grafik ist der Zeitraum zwischen Januar 1908 und Dezember 1909 dargestellt:

---

360 Auf Seite 59 der Ausgabe Juli-August 1909 wird er sogar als Vorstand des Vereines impfgegnerischer Ärzte ausgewiesen.

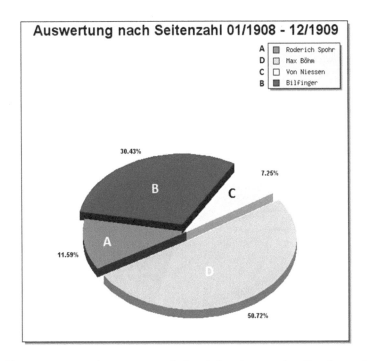

Abbildung 24: Quantitative Textanteile hessischer Autoren im „Impfgegner",
Jan. 1908 bis Dez. 1909.

Dabei beschränkt sich die Auswertung auf die hessischen Impfgegner. Es
zeigt sich, dass in diesem Zeitabschnitt lediglich vier Protagonisten aktiv
waren. Angeführt wird die Statistik vom Frankfurter Max Böhm, der insgesamt knapp 9 Seiten in 11 Beiträgen verfasste. In der nachfolgenden
Grafik ist zu sehen, dass Böhms Aktivität nachließ und andere Autoren
stärker in den Vordergrund traten. Insgesamt steigerte sich neben der Zahl
publizierter Seiten im „Impfgegner" auch die Anzahl der Autoren. Für die
Jahre 1912–1914 ergibt sich folgende Grafik:

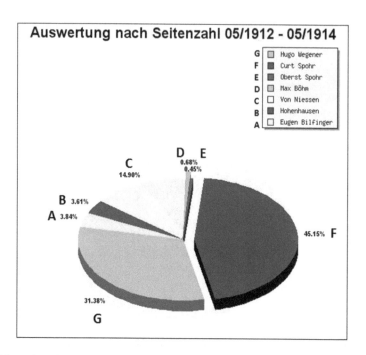

Abbildung 25: Quantitative Textanteile hessischer Autoren im „Impfgegner",
Mai 1912-Mai 1914.

Hier zeigt sich, dass Curt Spohr die größte Seitenanzahl aufweist, gefolgt von Hugo Wegener. Die Werte setzen sich jedoch sehr unterschiedlich zusammen: Während Curt Spohr fast ausschließlich „Serien" verfasste, also beispielsweise juristische Ausführungen über mehrere Ausgaben hinweg, kann für Wegener das genaue Gegenteil gelten. Seine Beiträge umfassten meist nur eine halbe Seite, dafür publizierte er in manchen Ausgaben bis zu sieben Einzeltexte (September 1912). Spohr füllte die komplette Ausgabe des „Impfgegners" September 1913 mit seinem Bericht vom Impfgegnerkongress in Leipzig.

Curt Spohr verfasste gesammelt ca. 50 Seiten im genannten Zeitraum, Wegener ca. 35. Für die restlichen Impfgegner des heutigen Hessens ergeben sich entsprechende prozentuale Anteile.

6.4) Das Korrespondenznetzwerk im „Impfgegner" im europäischen Kontext

Zwar haben die Impfgegner im heutigen Bundesland Hessen[361] einen großen Anteil an den Beiträgen im „Impfgegner" zwischen den Jahren 1908 und 1914, doch gab es zahlreiche weitere nationale und internationale Beiträger, welche mehr oder weniger häufig publizierten.

Bei der Auswertung traten zwangsläufig einige methodische Probleme auf, die hier kurz besprochen werden sollen. Einerseits sind die Wohnorte der Verfasser natürlich nicht fix, ein Autor kann also mehrere Wohnsitze haben, oder schlicht umziehen. Dies ist beispielsweise bei einem sehr aktiven „außerhessischen" Impfgegner der Fall, Professor Molenar aus Solln bei München.[362]

Andererseits war ein sehr großer Teil der Impfgegner in nur sehr wenigen Ausgaben aktiv, während ein eher kleiner Teil recht häufig in Erscheinung trat. Ähnlich verhält es sich mit der Seitenzahl, die bei häufig publizierenden Autoren in der Regel deutlich höher war.

Um das Thema dennoch greifen zu können, müssen Kompromisse gemacht werden, die mitunter zu Lasten der Genauigkeit gehen, dafür aber eine weitestgehend repräsentative grafische Darstellung erlauben.

In folgender Grafik wurden die Schriftsteller im „Impfgegner" für die Jahre 1908 bis Mai 1914 ohne die fehlenden Jahrgänge 1910 und 1911 dargestellt. Dabei sind Autoren mit einem einzigen Artikel mit einem schwarzen Kästchen markiert, 1–3 Artikel grün (kleiner Kreis), 4–10 Artikel gelb (mittelgroßer Kreis), und Autoren mit mehr als 10 Artikeln (großer Kreis) entsprechend mit einem roten Kreis markiert.

---

361 Zur Vereinfachung in der Folge „hessische Impfgegner" genannt. Es ist der Raum des heutigen Bundeslandes Hessen gemeint.

362 Im Verlauf verlegte dieser seinen Wohnsitz nach Bayreuth. Auf Grund der stärkeren Aktivität in München-Solln wird er jedoch dort geführt, auch wenn er mitunter in Bayreuth tätig war.

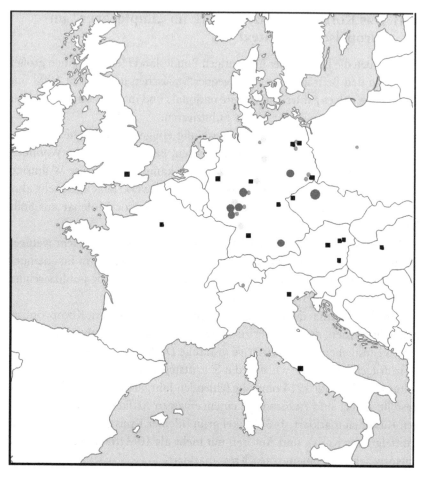

Abbildung 26: Autoren im „Impfgegner" zwischen 1908 und 1914, ohne 1910 und 1911.

Es zeigt sich, dass der „Impfgegner" europaweit Zusendungen erhielt und diese veröffentlichte. Als deutschsprachiges Medium handelte es sich dabei natürlich vor allem um den deutschsprachigen Raum. Allerdings wurden auch Artikel aus Prag, Paris, London und Rom veröffentlicht. Diese wurden entweder übersetzt, oder auf Deutsch verfasst.

Diese historisch-kartographische Aufarbeitung kann die beteiligten Personen im „Impfgegner" jedoch nur schematisch wiedergeben. Es bleiben einige Unwägbarkeiten, die auch bei größtmöglicher Sorgfalt nicht verhindert werden können. Beispielsweise werden einige Autoren ohne Wohnort geführt, sodass sie auf der Karte nicht aufgeführt werden können. Dies führt zu einer gewissen Verzerrung für den Fall, dass jene Autoren alle dem gleichen Ort zuzuordnen wären. Denkbar wären beispielsweise regionale Repressalien, die alle Impfgegner einer bestimmten Region, bzw. eines Landes betreffen und wegen derer diese ihre Beiträge anonymisiert veröffentlichen müssten.

Zudem ließen sich über Sekundärliteratur einige Namen bestimmten Orten zuordnen, es bleibt aber stets die Gefahr einer Verwechslung durch Namensverwandtschaft.

Diese Schwachpunkte lassen sich jedoch auf Grund des historischen Charakters der Arbeit nicht beheben. Auch wäre von einer gleichmäßigen Streuung etwaiger Fehler auszugehen.

Das Netzwerk des „Impfgegners" erstreckte sich in der Nord-Süd Ausdehnung von London bis Rom und in der West-Ost Ausdehnung von Paris bis Budapest. Hessen kann im Zeitraum zwischen 1908 und 1914 als eines der Zentren der deutschsprachigen Impfgegnerschaft bezeichnet werden. Insbesondere um Frankfurt bildete sich ein Netzwerk aus Impfgegnern (siehe Übersichtskarte1), welches zu diesem Zeitpunkt in wenigen anderen Städten in vergleichbarer Weise vorzufinden war. Bei der Recherche zu dieser Arbeit stachen neben dem Raum Hessen insbesondere die Regionen um Leipzig und Dresden, sowie Berlin hervor.

Der Aufstieg Frankfurts zu einer Metropole innerhalb Hessens zur Jahrhundertwende ist sicherlich mitverantwortlich für den gleichzeitigen Zustrom von Impfgegnern. So ist auch nachvollziehbar, wieso sich in Frankfurt eine größere Zahl derer ansammelte als in anderen Städten, welche zu dieser Zeit weniger schnell wuchsen.

Bei der Betrachtung des Netzwerkes ist zu klären, ob dieses willentlich (absichtlich) entstand, oder Ergebnis eines zufälligen Aufeinandertreffens entsprechender Korrespondenzpartner war. Für das hessische Impfgegnernetzwerk muss zwischen der Familie Spohr und den *restlichen* Impfgegnern unterschieden werden.

Curt und Roderich Spohr wurden bereits im Elternhaus auf eine naturheilkundliche Lebensweise eingestellt. Roderich festigte seine Ansichten im
Medizinstudium, während Curt sich mit der juristischen Aufarbeitung des
Reichsimpfgesetzes beschäftigte. Dass die Familie Spohr zusammen gegen
die Impfung einstand, ist natürlich kein zufälliges Ereignis, sondern eine
Folge Peter Spohrs Erziehung und vorgelebter Lebenseinstellung. Insofern
bildet die Familie Spohr einen Sonderfall innerhalb des hessischen Impfgegnernetzwerkes.

Wie andere Impfgegner in Hessen zum „Impfgegner" fanden und ob sie
sich aktiv zu einem Netzwerk zusammenschlossen, ist schwer zu beurteilen.
An erster Stelle stand sicherlich eine unterschiedlich verortete Abneigung
gegen die Impfung und der Wille, gegen diese vorzugehen. (Zu den mutmaßlichen Motivationen der einzelnen Protagonisten siehe Kapitel 4.2)

Der zweite Schritt bestand vermutlich im Bestreben, sich mit anderen
Impfgegnern auszutauschen oder seiner eigenen Meinung möglichst Gehör
zu verschaffen. Beide Bedürfnisse bediente der „Impfgegner", der Einsendun-
gen seiner Mitglieder stets publizierte, sofern sie der Causa zuträglich waren.
Dabei schien es, als seien Einsendungen prominenter oder hoch dekorierter
Autoren (beispielsweise Oberst Spohrs) besonders gerne gesehen.

Aus diesen Einsendungen ergab sich nun ein Forum, welches unter dem
Titel „der Impfgegner" firmierte.

Da bei den Beiträgen der hessischen Impfgegner sowohl Name als auch Ort
des Autors genannt wurden, dürfte es nicht schwer gewesen sein, diesen aus-
findig zu machen. Theoretisch wäre also auch eine Vernetzung der Impfgegner
über andere Kommunikationswege als den „Impfgegner" möglich gewesen.
Für einzelne Autoren konnten tatsächlich entsprechende private Verbindungen erarbeitet werden. So zum Beispiel für Roderich Spohr und Max Böhm,
die im Prozess Spohr schließlich gemeinsam auf der Anklagebank landeten.

Insgesamt gestaltete sich der Nachweis persönlicher Verbindungen jedoch
relativ schwierig, da kaum entsprechende Briefwechsel oder Dokumentatio-
nen zur Verfügung standen. Sollten bei einem oder mehreren Impfgegnern
tatsächlich keine persönlichen Verbindungen zu anderen Mitgliedern des
Netzwerkes bestanden haben, handelt es sich um eine rein passive Vernetzung über diese Zeitschrift.

Inwieweit ein Autor mit anderen Autoren des Impfgegnernetzwerkes in
persönliche Verbindung trat, hängt auch von dessen eigener Motivation

ab: War das Ziel schlicht, seine Meinung kund zu tun, beispielsweise um seinem Frust über die staatliche Bevormundung Ausdruck zu verleihen, reichte eine einseitige Kommunikation mit dem „Impfgegner".

Sollte jedoch aktiv gegen das Reichsimpfgesetz vorgegangen werden, also eine Agenda gebildet werden, muss eine persönliche Vernetzung untereinander sinnvoller erschienen sein. Als Beispiel kann Dr. Bilfingers Einberufung eines Kongresses zur Gründung des Vereins impfgegnerischer Ärzte in Eisenach gelten. Hier zeigt sich klar, dass Bilfinger die persönliche Vernetzung mit gleichgesinnten Gesinnungsgenossen suchte, um gemeinsam das Gesetz zu bekämpfen.

Oberst Spohr hingegen unterhielt mit diversen Personen Briefwechsel, nicht aber mit Mitgliedern des hessischen Impfgegnernetzwerkes (zumindest lassen sich keine nachweisen, siehe oben). Er kann mehr als passiver Bekämpfer der Impffrage verstanden werden, der dem „Impfgegner" zwar seinen Rang und Namen lieh, darüber hinaus jedoch keinen tiefergreifenden Diskurs suchte. Vermutlich lag dies einerseits in der Tatsache begründet, dass er beruflich ohnehin relativ ausgelastet war, andererseits aber auch keinen Wert auf einen Meinungsaustausch legte. Schließlich war er von seinem naturheilkundlichen Lebenskonzept ohnehin mehr als überzeugt und erweckte den Eindruck, dieses nicht unbedingt durch etwaige ergänzende Ansichten vervollständigen zu wollen.

Zusammenfassend diente der „Impfgegner" als Plattform des Meinungsaustausches, der dem geneigten Leser und Autor eine aktive Partizipation am Impfgegnernetzwerk ermöglichte, ihm aber gleichzeitig eine passive Mitgliedschaft offen ließ. Das Zentrum des „Impfgegners" war für den untersuchten Zeitraum in Hessen verortet, was in der Vielzahl von aktiven Impfgegnern in diesem Gebiet begründet lag. Das Gesamtgebiet erstreckte sich jedoch weit über die Grenzen Hessens hinaus und erreichte Autoren wie Leser europaweit.

Während diese sich in Hessen zumindest zeitweise im Kampf gegen das Reichsimpfgesetz vereinten, waren ihre Motivationen teilweise sehr unterschiedlich (siehe Kapitel 4.2). Diese sollen im folgenden Kapitel dargelegt werden. Dabei sollen bewusst auch außerhessische Protagonisten in die Bewertung mit aufgenommen werden, um einen möglichst weitgefassten Eindruck vermitteln zu können. Im Ergebnis konnten mehrere grundlegende Strömungen ausgearbeitet werden, die im Folgenden Kapitel näher beschrieben werden sollen.

7.) Motivationen der Impfgegner

Bereits unmittelbar nach Jenners bedeutender Publikation zum Pocken-thema 1798 regte sich Widerstand gegen dessen Impfkonzept. Dieser ebbte auch nach Jahren nicht ab und findet sich teilweise noch heute. Nicht erst mit der Portraitierung der Impfgegnerschaft im „Impfgegner" fiel auf, dass verschiedene Protagonisten aus höchst unterschiedlichen Motivatio-nen heraus handelten. Sie fanden sich alle zusammen im Kampf gegen das Reichsimpfgesetz, taten dies jedoch aus sehr unterschiedlichen Gründen.

Bei genauerer Betrachtung lassen sich mehrere Hauptströmungen aus-machen, in welche die überwiegende Mehrheit der Impfgegner eingeteilt werden kann. Natürlich ist diese Untergliederung nicht unumstößlich und erhebt auch keinen Anspruch auf Vollständigkeit, da sie sich bei der Analyse des „Impfgegners" auf den Zeitraum zwischen 1908 und 1914 konzentriert.

Im Folgenden werden die einzelnen Strömungen daher exemplarisch anhand einiger Beispiele behandelt. Da das Kapitel einige Punkte darstellt, die an anderen Stellen in dieser Arbeit bereits besprochen wurden, kommt es mitunter zu Wiederholungen, die dem zusammenfassenden Charakter geschuldet sind.

7.1) Naturheilkundliche Lebensweise und Vegetarismus

Die Naturheilkunde versteht sich als eine Heilkunde, die – wörtlich – von der Natur ausgeht. Man spricht der Natur ausreichend Heilkräfte zu, um Erkrankte sowohl ohne Arzneimittel als auch ohne ärztliche Intervention zu heilen. Es genüge alleine, die richtigen Reize zu setzen, um die natur-gegebenen Selbstheilungskräfte zu aktivieren. Zur Naturheilkunde zäh-len unter anderem Konzepte der Diätetik, der Bewegungstherapie und der Hydrotherapie.

Diese Konzepte müssen der Schulmedizin nicht zwangsläufig widerspre-chen, sondern werden heutzutage durchaus ergänzend angewandt, auch wenn dies nicht dem Grundprinzip der Naturheilkunde entsprechen mag.

Die Vorstellung einer Koexistenz war im 19. Jahrhundert verbreitet, auch wenn es Protagonisten gab, die sich strikt einer Richtung verschrieben. Oberst Spohr beispielsweise kann als erklärter Vertreter der Naturheilkunde gelten: Stigmatisiert durch seine Kindheitserfahrungen und die missglückte Impfung bei seinen Schwestern, war er von Anfang an geprägt von einer grundlegenden Aversion gegen die Schulmedizin und die Impfärzte im Besonderen. Den negativen Erfahrungen mit Ärzten standen insbesondere auch positive mit Konzepten der Hydrotherapie gegenüber: J.H. Rausses „Wasser tut's freilich" hatte einen so starken Eindruck bei Spohr hinterlassen, dass er sich selbst als Verfechter der Hydrotherapie bezeichnete. Ergänzend hierzu gewannen im 19. Jahrhundert die Konzepte Prießnitz und Kneipps mehr und mehr Bedeutung. Nicht nur Oberst Spohr war von den natürlichen Behandlungsmethoden mit Wasser begeistert. Dies ist in den meisten Fällen nicht automatisch als eine Ablehnung der Schulmedizin, sondern mehr als eine Zuwendung zur Naturheilkunde zu verstehen. Während Prießnitz 1830 seine erste Wasserheilanstalt errichten durfte, regte sich gegen 1850 von Seiten der akademischen Heilberufe größerer Widerstand gegen Kneipp, dessen Behandlung sich zunehmender Beliebtheit erfreute und dadurch eine Konkurrenz darstellte.

In diese Zeit fiel auch der Vormarsch der Impfung, welche 1834 im preußischen Heer und 1874 schlussendlich in ganz Preußen Einzug hielt. Konnte man bis 1874 noch von einer friedlichen Koexistenz sprechen, in der jeder selbst entscheiden konnte, welchem Konzept er sich verbunden fühlte, war dies nun nicht mehr möglich. Das Reichsimpfgesetz verpflichtete zur Impfung und damit zur Schulmedizin. Zu dieser Zeit hatte die Naturheilkunde jedoch bereits eine große Anhängerschaft, wie sich auch in diversen Gründungen naturheilkundlicher Einrichtungen um die Zeit des Gesetzerlasses zeigte: In Kassel wurde um 1864 eine der ersten Kuranstalten, die „schwedisch-heilgymnastische Anstalt zu Kassel" des Dr. Friedrich Becker gegründet. Ihr folgten weitere, unter anderem auch die Gründung des Naturheilvereins Kassel e.V. im Jahr 1891. Die naturheilkundliche Lebensweise fand aber nicht nur in Kassel Anklang, sondern auch in Frankfurt, wo sich der Landesverband der Kleingärtner Hessen e.V. gründete. Wie eine Chronik auf dessen Homepage zeigt, wurden in den 70er und 80er Jahren des 18. Jahrhunderts diverse Kleingärtnervereine gegründet, beispielsweise in Fulda 1879 und Frankfurt 1886 und 1888.[363] Nicht zuletzt gründete

---

363 Kurzfassung über die Entstehung des Kleingartenwesens. Homepage des Landesverbandes Hessen der Kleingärtner e. V. In: http://www.kleingarten-hessen.de/kleingarten/kurzfassung-ueber-die-ent. Letzter Zugriff: 06.05.2017

Dr. Oidtmann 1884 auch den „Impfgegner", der die klare Unzufriedenheit mit dem Gesetz in Teilen der Bevölkerung widerspiegelte.

Dazu gehörten auch Anhänger des Vegetarismus, die aus ganz einfachen Gründen die Impfung nicht an sich durchführen lassen wollten: Die Einbringung tierischen Materials in den menschlichen Körper war mit ihrer Lebensweise nicht vereinbar, selbst wenn sie dem Prinzip der Impfung nicht notwendigerweise ablehnend gegenüberstanden. Bis heute hat sich für diese Problematik im Übrigen keine Lösung gefunden, Impfstoffe werden nach wie vor auf tierischer Basis hergestellt. Allerdings entspricht es heutzutage dem allgemeinen Konsens, die Durchführung einer Impfung sei auch mit dem Vegetarismus vereinbar, da sie als notwendige medizinische Maßnahme empfunden wird.

Mit den Anhängern der Naturheilkunde und des Vegetarismus wurden mit Erlass des Reichsimpfgesetzes zwei Bevölkerungsgruppen zur Impfung gezwungen, die einen nicht unerheblichen Anteil an der Bevölkerung ausmachten. Hatte man bis dahin noch die freie Wahlmöglichkeit, wurde man nun zu „seinem Glück gezwungen". Verständlicherweise regte sich dadurch breiter Widerstand, wie auch Spohrs Werke *„Die Folgen der Impfung in Volk und Armee"* (1891) und *„Die Rolle der Medizin in meinem Leben – Was ich der Medizin und was ich der Naturheilkunde und dem Vegetarismus verdanke"* (1914) exemplarisch zeigen.

Diese zwei Bevölkerungsgruppen waren jedoch nicht die einzigen, die sich gegen die Impfung stellten, wie folgende Kapitel zeigen sollen:

7.2) Widerstand gegen Entmündigung und Staat: Antiautoritarismus

Die Einschränkung der Entscheidungsfreiheit in der Impffrage ging einher mit einer immer größeren Anzahl von Gesetzeserlassen, wie die „Gesetzsammlung für die Königlichen Preußischen Staaten"[364] zeigt. Gegen jegliche Art der Reglementierung zeigt sich naturgemäß auch ein konträres Bestreben.

---

364 Vgl. Gesetzessammlungsamt: Gesetzsammlung für die Königlichen Preußischen Staaten von 1810 bis 1874. Berlin: Decker 1874

Zu tendenziell antiautoritären Vertretern im Impfgegnerlager gehört an erster Stelle sicherlich Hugo Wegener. Als eine der schillerndsten Figuren im „Impfgegner" verfasste er hunderte Seiten an Propaganda und größtenteils unüberprüfbarer Agitationsschriften. Insbesondere in Prof. Martin Kirchner, Leiter des preußischen Gesundheitswesens, hatte er einen Angriffspunkt gefunden. Sowohl im „Impfgegner" als auch in seinen diversen Büchern kommentierte er dessen Schriften teilweise Wort für Wort und bemühte sich um Widerlegung. Dieses Bestreben ging so weit, dass Martin Kirchner selbst sich mit der Causa Wegener beschäftigte, was für das Medizinalwesen eher ungewöhnlich war. Wegener setzte viel in den Kampf gegen die Impfung, investierte stellenweise sogar sein Vermögen, um Flugblätter finanzieren zu können (s.o.)

Aus diesem Briefwechsel mit Wilhelm Schwaner stammt auch die Aussage Wegeners, er ließe seine 8jährige Tochter absichtlich nicht impfen. Mit ironischem Unterton fügt er an: „*Ein Verbrechen folgt dem anderen.*"[365]

Wegener war augenscheinlich mit dem Gedanken, sich sein eigenes Handeln von jemand anderem vorschreiben zu lassen, mehr als unzufrieden. Bei diesem Verhalten hätte man durchaus Verurteilungen zu Geld- oder Gefängnisstrafen erwartet, jedoch konnten dahingehend keine Eintragungen gefunden werden.

Wegener kann als beispielhaft für eine Bevölkerung gelten, die auf eine Loslösung von autoritären Strukturen drängte.

Dieses Bestreben zeigte sich insbesondere in der Deutschen Revolution 1848/49. Das Scheitern der Kernforderung nach einem demokratisch verortetem deutschen Nationalstaat und die teilweise gewaltsame Niederschlagung der Aufstände auch durch das preußische Militär bedeuteten nicht, dass jene Forderungen nicht weiterhin im Geiste der Bevölkerung präsent waren. Hierfür kann unter anderem angeführt werden, dass in der Zwischenzeit Interessensvereinigungen, das Vereinswesen selbst (s.o.) und eine freie Presse entstanden waren. Diese begünstigte eine freie Meinungsbildung, während die Gründung von Arbeitervereinen und der Zentrumspartei den Anspruch auf selbstverantwortliches Handeln förderten.

---

365 Hugo Wegener an Wilhelm Schwaner, 18.05.1913

Eberhard Wolff schreibt dazu folgendes:

„Die Pockenschutzimpfung war bekanntlich alles andere als nur eine medizinische Maßnahme. Wo sie zwangsweise durchgeführt wurde [...] konnte sie auch ein Symbol staatlichen Zugriffs auf das Individuum darstellen. [...] Ein Zugriff, der mit Belehrungen und Zwangsmaßnahmen in der Tat das Alltagsverhalten im aufklärerischen Sinne normieren, manche sagen: disziplinieren wollte."[366]

Beispielhaft ist der Tiroler Aufstand gegen das 1806 erlassene, sehr strenge bayerische Impfgesetz. Diverse Tiroler Territorien standen zu diesem Zeitpunkt unter bayerischer Herrschaft. Innerhalb dieser formierte sich ein entschiedener Widerstand gegen die Impfärzte. Diese wurden teilweise angegriffen, Impftermine nicht wahrgenommen und Geldstrafen nicht gezahlt. *„Dabei wurde die Impfung nicht einfach nur abgelehnt, weil sie von der bayrischen Herrschaft selbst durchgesetzt wurde. Die politischen Momente waren jedoch eine verstärkende Kraft für die Intensität des Widerstandes"*[367], so Eberhard Wolff zu diesem Aufstand. Ähnliches konnte Wolff für die Stadt Florenz und das Aostatal ausmachen, wenngleich er konstatiert, dass es *„aus Deutschland [...] vergleichsweise wenige Hinweise auf Impfwiderstand mit politischen Hintergrund [gibt]."*[368]

Dieser war also entweder individuell begründet oder aber nicht großflächig organisiert.

7.3) Misstrauen gegenüber der Impfung

Die euphorische Erwartungshaltung der Ärzteschaft in Zeiten nach Einführung der Impfung erzeugte eine Dynamik, die sich in Teilen auf die Bevölkerung übertrug. Umso größer war auch auf deren Seite die Enttäuschung, als das noch unausgereifte Impfkonzept nicht immer den gewünschten Schutz zu bieten vermochte. So gingen sowohl Bevölkerung, als auch Ärzte anfänglich anscheinend von einem lebenslangen Schutz aus[369]. Bereits 1815 stellte

---

366 Wolff, Eberhard: Einschneidende Maßnahmen. Stuttgart: Franz-Steiner-Verlag 1998, S. 362
367 Ebd., S. 363
368 Ebd., S. 364
369 Tatsächlich bietet eine einmalige Pockenschutzimpfung einen lebenslangen Schutz. Auf Grund fehlender Möglichkeiten und Schwankungen bei der Dosierung wurde vermutlich nicht immer ein entsprechender Titer erreicht, sodass sich der Schutz mitunter auf nur wenige Jahre erstreckte.

die Medizinalsektion[370] fest, dass „*Eltern hinsichtlich der Sicherstellung ihrer Kinder getäuscht worden sind.*"[371]

Solche *Täuschungen* – auch wenn sie sicherlich nicht vorsätzlich waren – weckten das Misstrauen der Bevölkerung und evozierten eine sehr kritische Auseinandersetzung mit der Impffrage.

Eberhard Wolff erörtert Zweifel an der Wirksamkeit der Impfung. Er schreibt dazu:

> „*Eltern zweifelten die Nützlichkeit der Impfung nicht nur an, weil sie statt der Pocken andere Krankheiten befürchteten, sondern auch, weil sie glaubten, dass die Impfung ihren Kindern gar keinen Schutz vor den Pocken bieten würde. [...] Bis weit ins 19. Jahrhundert hinein waren diese Bedenken nicht völlig aus der Luft gegriffen.*"[372]

Problematisch war, dass Impfärzte die Wirksamkeit ihrer Impfung sehr lange Zeit nicht sicher belegen konnten. Es handelte sich seitens der Bevölkerung also weniger um eine aktive Ablehnung und mehr um einen skeptischen Zweifel, ob die Impfung ihren Zweck überhaupt erfüllen könnte. Von Zeit zu Zeit wurden aus dem näheren persönlichen Umfeld Fälle von erfolgreich Geimpften bekannt, die scheinbar immun gegen jegliche Pockenepidemie zu sein schienen – oder aber auch von Geimpften, die erneut erkrankten und bei denen die Impfung keinerlei Wirkung gezeigt zu haben schien. Positive wie auch negative Einzelfälle verstärkten punktuell die Einstellung einzelner Kleingruppen in der Impffrage. So stellt auch Wolff fest, dass sich „*das Misstrauen in der Bevölkerung gegenüber der Schutzkraft der Impfung [...] also in der Regel auf konkrete Fälle [bezog].*"[373]

Dass sich die Impfung schlussendlich etablieren konnte, liegt auch daran, dass im Laufe der Zeit deutlich mehr positive als negative Fälle bekannt wurden. Die der positiven Einzelfälle überwog also negativen.

---

370 Die Medizinalsektion, oder auch „Sektion des Medizinalwesens" war eine dem Innenministerium untergeordnete Behörde, welche mit medizinischen Fragestellungen betraut war.

371 StAL D71, 372 (9.2.1815). Zitiert nach: Wolff Eberhard: Einschneidende Maßnahmen. Stuttgart: Franz-Steiner-Verlag 1998, S. 360

372 Ebd., S 353

373 Ebd., S. 355

Dabei wurden letztere bedeutend häufiger aufgegriffen, insbesondere wenn Kinder beteiligt waren:

> „Wenn also ein Kind hin und wieder die natürlichen Pocken nach den verme-ynten ächten Kuhpocken bekommt, wohl auch welche daran sterben, so ist es denn freilich zu befürchten, dass diese für die ganze Menschheit so wichtige Ent-deckung, die mehr als irgendeine andere allgemeinen Eingang und Beyfall fand, solchen wieder ganz verlieren könnte[...]"[374]

Dies zeigt, dass sich negative Eindrücke viel stärker ins Gedächtnis der Bevölkerung einbrannten, als positive. Die Impfung konnte das Vertrauen nur in einem graduellen, längerfristigen Prozess gewinnen. Dieser Vertrau-ensprozess wurde entscheidend durch das Reichsimpfgesetz von 1874 initi-iert, welches einen Vergleich zwischen der Zeit vor und nach der kollektiven Impfpflicht ermöglichte. So konnte man bei einer unvoreingenommenen rückblickenden Betrachtung der Impffrage beispielsweise zu Beginn des 20. Jahrhunderts durchaus feststellen, dass die Zahl der an Pocken Erkrank-ten in der Summe abgenommen hatte.

Zu diesem Zeitpunkt hatte sich die Kritik an der Impfung bereits weitest-gehend gelegt, sodass ihr selbst Teile der Impfgegnerschaft ihre Wirkung nicht mehr absprechen wollten.[375] Um die anfängliche Skepsis und das Miss-trauen zu überwinden, war aber ein langjähriges Festhalten an einem vor-geschriebenen Modus Operandi von Nöten. Diese Tatsache streicht einmal mehr die Bedeutung dieses Gesetzes hervor, welches anfänglich in großen Teilen der Bevölkerung auf Kritik stieß, schlussendlich jedoch den Start-schuss für den rund 100jährigen Prozess der Pockeneradikation darstellte.[376]

7.4) Kommunikationsprobleme zwischen Standesebenen

Zwischen Forschern und der „einfachen Bevölkerung" ließen sich simple Kommunikationsprobleme ausmachen. Um sie von den medizinischen Errungenschaften zu überzeugen, bemühten sich Vertreter der Ärzteschaft

---

374 Merk (1805). S. 345f. Zitiert nach: Wolff Eberhard: Einschneidende Maß-nahmen. Stuttgart: Franz-Steiner-Verlag 1998, S. 356
375 Siehe Kapitel 4.2.2, der Prozess um Roderich Spohr
376 Siehe auch Kapitel 8.1

zu Beginn noch, das „*gemeine Volk*" mit „*populären Schriften*"[377], die die Vorzüge der Vakzination auflisteten, zu überzeugen.

Sahmland beschäftigt sich in ihrem Werk über den deutschen Arzt und Gesundheitserzieher Bernhard Christoph Faust unter anderem mit dessen Bestreben, die Pockenschutzimpfung in Deutschland voranzutreiben: „*Die verlockende Chance erkennend, die Jenners Entdeckung für die Bekämpfung der Blattern bedeuten kann, ist er bemüht, diese Methode abzuklären, sie zu prüfen, um sie dann verantwortungsvoll einzusetzen.*"[378] Doch nicht nur Faust, auch andere Ärzte teilten dieses Bestreben, und so „ *[...] traten in vielen Gegenden Deutschlands Ärzte auf, die die Vakzination propagierten und durchführten. [...] Faust bekam sehr bald Unterstützung, denn viele seiner Kollegen, ja sogar ein Geistlicher und ein Schullehrer impften.*"[379]

Allerdings war dieses Bestreben nicht überall von Erfolg geprägt. In Teilen herrschte Abneigung und Skepsis seitens der Landbevölkerung gegenüber dem Stand der Ärzte: Auf der einen Seite befanden sich die wohlhabenden „studierten" Ärzte, die „das einfache Volk" vom Segen der neuen Erkenntnisse zu überzeugen versuchten. Auf der anderen Seite die als ungebildet und einfach empfundene Landleute, die die Ärzteschaft oft als arrogant wahrnahm, und ihr großes Misstrauen entgegenbrachten.

Ferner bestanden auch religiös und ethisch motivierte Vorbehalte, welche mitunter schon in Kapitel 7.3 besprochen wurden. So waren Erstere zum Teil der Meinung, „*eine Impfung sei ein Eingriff in die göttliche Vorsehung, und damit nicht erlaubt, andererseits gab es Befürchtungen, dass die Aufnahme tierischen Materials in den Körper gravierende Veränderungen im Menschen zur Folge haben könnte.*"[380]

Die Kommunikation zwischen Ärzten und Bevölkerung war also auf Grund mehrerer Tatsachen nachhaltig gestört: Erstens konnte – eventuell auf Grund fehlender Bildung – die Landbevölkerung nicht nachvollziehen,

---

377 Sonntag, Marcus: Pockenimpfung und Aufklärung. Die Popularisierung der Inokulation und Vakzination. Impfkampagne im 18. und frühen 19. Jahrhundert. Bremen: edition lumière 2014, S. 64.
378 Sahmland, Irmtraut: Bernhard Christoph Faust 1755 – 1842. Der Katalog zur Ausstellung anlässlich seines 150. Todesjahres. Bückenburg 1992, S. 78
379 Ebd.
380 Ebd.

welche Errungenschaften die Ärzteschaft angeblich erreicht hatte, und zweitens war sie auf Grund konservativer Denkmuster vermutlich auch nicht dafür empfänglich.

7.5) Tatsächliche Impfschäden

Ungeachtet jeglicher Propaganda der Impfgegner muss es in einer Vielzahl der Impfungen zu Impfschäden gekommen sein, welche Erkrankung oder Tod nach sich zogen.

Zwar ist die Übertragung heutiger Hygieneprinzipien auf die damalige Gesellschaft schwierig, da diese bei einem solchen Vergleich nur verlieren kann. Hier soll jedoch herausgearbeitet werden, wieso die Impfung wie sie im untersuchten Zeitraum durchgeführt wurde, tatsächlich eine Gefahr für die Gesundheit des Impflings darstellen konnte.

Der Widerstand gegen die Impfung begann schon weit vor dem Erlass des Reichsimpfgesetzes und fällt mit Jenners Etablierung des Impfprinzips zusammen. Daher soll vorerst auch die Impfung betrachtet werden, wie sie um die Wende des 18. Jahrhunderts durchgeführt wurde, auch wenn sie in den darauffolgenden Jahren diverse Verbesserungen erfuhr. Interessanterweise trug man der Impfung ihre anfänglichen „Kinderkrankheiten" bis zum Anfang des 20. Jahrhunderts nach, manche Kritikpunkte halten sich sogar bis heute.

Kritisiert werden und wurden vor allem die Zusammensetzung der „Impflymphe", die angeblich fehlende Wirksamkeit und die gesundheitliche Gefahr, die von einer Impfung ausgehe. All diese Kritikpunkte haben für die Jahre unmittelbar nach Verbreitung der Impfung durchaus ihre Berechtigung:

Gewinnung und Zusammensetzung der Impflymphe waren nicht reglementiert und abhängig von Erfahrung und Gusto des Impfarztes. Welche Bestandteile sich in der Impflymphe befanden, konnte nicht sicher gesagt werden, auch nicht, ob diese eventuell weitere schädliche Erreger oder eben überhaupt keine Erreger enthielt. Ersteres konnte zu einer Infektion mit Krankheiten wie Hepatitis oder Syphilis führen, Letzteres würde erst gar keinen Impfschutz entstehen lassen. Nach herrschender Lehrmeinung war das Impfprinzip wie Jenner es beobachtet hatte, in seinen Grundzügen richtig. Allerdings stellte die Durchführung der

Impfung tatsächlich eine gesundheitliche Gefahr dar. Nicht nur konnten fremde Erreger mittels „Impflymphe" übertragen werden, auch konnte es durch mangelnde Desinfektion zu Wundheilungsstörungen an den Hautschnitten kommen.

Befand sich der Pockenerreger **nicht** in der Impflymphe, beispielsweise weil bei der Gewinnung Fehler unterlaufen waren, wurde auch kein Impfschutz erzeugt – die Impfung war also wirkungslos. In Ermangelung an Nachweismöglichkeiten konnte man zudem weder die Wirksamkeit des verwendeten Impfstoffes noch den Erfolg der Impfung im Allgemeinen beurteilen. Auch die äußerliche Reaktion des Impflings erlaubte nur eine eingeschränkte Beurteilung: Zwar waren Kriterien für eine regelrechte Impfreaktion definiert worden, allerdings kann durch eine makroskopische Beurteilung weder die Sensitivität noch die Spezifität einer mikroskopischen erreicht werden. Diese Unwägbarkeiten waren Wasser auf die Mühlen der sich schnell formierenden Impfgegnerschaft, die zu Recht einen Wirksamkeits- und Unbedenklichkeitsnachweis einforderte.[381] Diesen Nachweis konnten die Impfärzte zwar nicht unmittelbar erbringen, es nötigte sie jedoch, ihre Methoden stetig zu verbessern, sodass zu Zeiten des Gesetzeserlasses 1874 bereits detaillierte Regularien zur Impfstoffgewinnung und Durchführung der Vakzination existierten. Diese wurden durch den wissenschaftlichen Fortschritt weiter verbessert. Die Impfung, wie sie gegen Ende des in dieser Arbeit untersuchten Zeitraumes durchgeführt wurde, hatte sich seit 1798 in vielerlei Hinsicht entscheidend weiterentwickelt und bot nach 1900 mutmaßlich bereits einen relativ guten Schutz gegen die Pocken[382].

Besonders häufig führte eine fehlgeschlagene Pockenimpfung zu einer Erkrankung der Augen. Von dieser berichtete bereits Oberst Spohr in seinen Memoiren. Ferner kam es zu einer Schwellung der Achsellymphknoten,

---

381 Stellenweise spielten bei der Bekämpfung der Impfung auch andere Faktoren eine Rolle, wie in Kapitel 7 erläutert wird.

382 Da keine neutrale / objektive Datenerhebung erfolgte, handelt es sich hier um eine persönliche Einschätzung. Jedoch sprachen zu diesem Zeitpunkt selbst entschiedene Impfgegner der Impfung einen gewissen Nutzen zu. (Siehe Prozess um Roderich Spohr).

einer Rötung der Einstichstelle und eventuell zu allgemeinen Krankheits-
symptomen. Diese Symptome sind auch für eine erfolgreiche Pockenimpfung üblich, solange sie sich im Rahmen halten. Bei einem bereits
geschwächten Immunsystem, einer vorbestehenden unerkannten Grunderkrankung oder einem Impffehler konnten sich diese Symptome jedoch
verstärken und zu einer schweren Erkrankung des Impflings führen.
Andere bereits vorbestehende Erkrankungen konnten durch diese Über-
beanspruchung des Immunsystems exazerbieren und somit ein buntes Bild
an Folgeerkrankungen hervorbringen, die dann der Impfung zugeschrieben
wurden.

Über die tatsächliche Schädlichkeit der damaligen Impfung lässt sich
heute keine valide Aussage mehr treffen. Fakt ist, dass es in Anbetracht der
Art der Durchführung früherer Impfungen zwangsläufig zu Impfschäden
gekommen sein muss. Der aus heutiger hygienischer Sicht äußerst pro-
blematische Impfprozess wurde mangels besseren Wissens durchgeführt,
gleichzeitig aber in den Folgejahren stets verbessert. Die Beurteilung, ob
eine Erkrankung auf eine Impfung zurückzuführen sei, ist damals wie heute
schwierig. Impfgegner schrieben jegliche Unregelmäßigkeit nach einer Impfung eben dieser zu. Impfärzte wiesen jegliche Schuld von sich und erklärten
Schäden mit anderen Erkrankungen.

Auch heute noch herrscht eine große Diskrepanz zwischen subjektiven
und objektiven Impfschäden, wie ein Blick in das Bundesgesundheitsblatt
von 2002 zeigt[383]:

---

383 C. Meyer, G. Rasch, B. Keller-Stanislawski, N. Schnitzler: Anerkannte Impfschäden in der Bundesrepublik Deutschland 1990–1999. Bundesgesundheitsbei-
blatt – Gesundheitsforschung – Gesundheitsschutz. Berlin-Heidelberg: Springer
Verlag 2002, S. 368 (Abb.4)
In diesem Zeitraum wurde natürlich nicht mehr gegen Pocken, sondern gegen
diverse andere Erkrankungen geimpft. Diese Abbildung soll daher veranschaulichen, dass auch 100 Jahre später eine siginifikante Diskrepanz zwischen bean-
tragten und anerkannten Impfschäden herrscht.

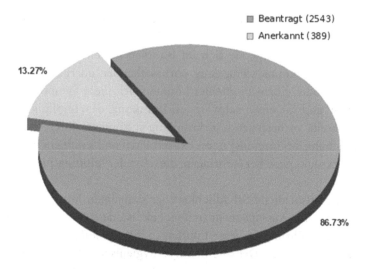

Beantragt (2543)
Anerkannt (389)

13.27%

86.73%

Abbildung 27: Anerkannte Impfschäden in der Bundesrepublik Deutschland 1991–1999.

Diese Tendenz zieht sich also seit Einführung der Impfung bis in die heutige Zeit: Von rund 2500 angezweifelten Impfschäden in den Jahren 1991 bis 1999 wurden gerade einmal knapp 400 – also rund 15% anerkannt. Mit dem Gesundheitsamt und dem Paul-Ehrlich Institut gibt es heutzutage zumindest offizielle staatliche Anlaufstellen, bei welchen angebliche Impfschäden gemeldet werden können.

Zweifelsohne hat eine nicht unerhebliche Anzahl von Impfungen im 19. Jahrhundert zu Erkrankung und Tod geführt. Die mitunter berechtigte Kritik der Impfgegnerschaft führte zu einer stetigen Weiterentwicklung und Verbesserung des Impfprozesses. Nutzen und Wirksamkeit der Impfung werden heute kaum noch in Frage gestellt und gelten als wissenschaftlich belegt. Allerdings entstanden auch Ende des 20. Jahrhunderts noch anerkannterweise Schäden durch Impfung, woraus ersichtlich wird, dass jeglicher Eingriff am Menschen stets unvermeidbare Gefahren birgt. Hierfür kann beispielsweise das Lübecker Impfunglück von 1930 angeführt werden, bei welchem auf Grund einer kontaminierten Probe 131 geimpfte Kinder an der Tuberkulose erkrankten und weitere 77 starben.

8.) Vergleich der historischen und heutigen Impfgegnerschaft

8.1) Pockenstatus heute

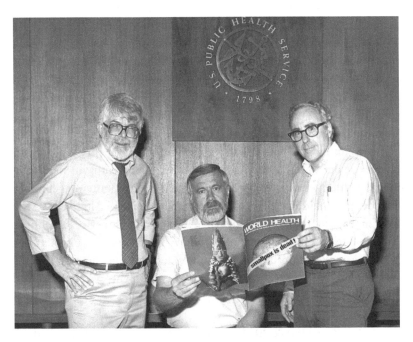

Abbildung 28: Von links: Donald Millar, William H. Foege, J. Michael Lane

Die echten Pocken gelten seit einer offiziellen Mitteilung der WHO vom 8. Mai 1980 als ausgerottet.[384] Verantwortlich dafür ist nach vorherrschender medizinischer Lehrmeinung das „Smallpox Eradication Programme"

---

384 World Health Organization, Declaration of global eradication of smallpox, Weekly Epidemiological Record (World Health Organization), 55 (20) 1980, 148; zitiert nach Henderson, D. A., The eradication of smallpox – An overview of the past, present, and future, In: Vaccine, 29, 2011, D7.

(SEP), welches zwischen 1966 und 1980 eine lückenlose Durchimpfung aller Personen der betroffenen Länder vorsah. Die Durchführung des Programms wurde bereits 1959 von der WHO gefasst, eine Intensivierung auf globaler Ebene erfolgte jedoch erst 1966. Zu den angeschlossenen Kontinenten gehörten insbesondere Afrika, aber auch Südamerika, Asien, sowie Teile Europas und Nordamerikas. Anlässlich des erfolgreichen Abschlusses des Impfprogramms ließen sich die drei (aufeinanderfolgenden) Direktoren des SEP mit der offiziellen Erklärung der WHO fotografieren.

Dieses Bild versinnbildlicht auch heute noch den Sieg über die Pocken, die seit einem 1977 dokumentierten Fall aus Somalia nicht mehr in Erscheinung traten. Die letzte Pockenerkrankung jährt sich damit 2017 zum 40. Mal. Auch aus diesem Grund ist die Pockenimpfung seit 1976 nicht mehr verpflichtend.[385] Die 1874 eingeführte Impfpflicht für Pockenimpfungen hatte damit im heutigen Deutschland fast genau ein Jahrhundert Bestand.

Auch wenn es in Deutschland keine Impfpflicht (mehr) gibt, existiert doch ein von der STIKO (ständigen Impfkommission) empfohlener Impfkalender, demzufolge entsprechende Impfungen in bestimmten regelmäßigen Abständen durchzuführen sind. Die erste Impfung ist im Alter von 2 Monaten vorzunehmen, unter anderem gegen Tetanus, Diphtherie, Keuchhusten und Poliomyelitis. Insgesamt umfasst die Grundimmunisierung 1 (G1) zu diesem Zeitpunkt 7 Impfungen. Es handelt sich dabei um eine Empfehlung, nicht aber um eine gesetzlich vorgeschriebene Pflicht, wie zu Zeiten des Reichsimpfgesetzes.

8.2) Parallelen zwischen der Impfgegnerschaft „damals" und „heute"

Der Konflikt zwischen Impfgegnerschaft und Medizin wird heutzutage an „vorderster Front", also zwischen dem behandelnden Pädiater oder Hausarzt, sowie den Eltern des Kindes ausgetragen. Anlass hierfür bieten meist die U-Untersuchungen, die in regelmäßigen Abständen vorzunehmen sind. Nachdem die Pockenimpfung nicht mehr durchgeführt wird, soll an dieser Stelle exemplarisch die Masern-Durchimpfungsrate für Kinder in

---

385 Henig, Eva-Maria; Krafft, Fritz: Pockenimpfstoffe in Deutschland. In: Pharmazeutische Zeitung Nr. 38, 1999

Deutschland analysiert werden. Im Jahr 2014 wurden 96% aller Kinder im entsprechenden Impfalter gegen die Masern geimpft.[386] Weitere Impfungen wie Tetanus und Diphtherie, welche noch vor der Mumps, Masern, Röteln („MMR") Kombi-Impfung verabreicht werden, liegen im gleichen Prozentbereich.[387] Mit einer Durchimpfungsrate gegen Masern von 96% liegt Deutschland deutlich über dem weltweiten Durchschnitt von gut 84%. Das Schlusslicht bildet der afrikanische Kontinent mit 74%, der westpazifische Raum führt die Statistik mit 97% an.[388] Es liegt aber andererseits im Vergleich mit anderen OECD Ländern nur auf Platz 21. Die Statistik wird angeführt von Luxemburg, welches eine Durchimpfungsrate von 99% aufweist.[389]

Hierbei zeigt sich, dass in Deutschland durchaus Ablehnung bis Abneigung gegen die (freiwilligen) Impfangebote besteht.

Diese ist besonders in sozialen *Netzwerken* wie Facebook oder Internetforen zu beobachten.

Eine der größten impfgegnerischen Gruppen auf Facebook scheint die Gruppe „Gegen Impfen – IMPFormier Dich!" zu sein. Sie zählt zum Zeitpunkt der Recherche (17.01.2017) knapp 8300 Mitglieder[390].

---

386 Statistisches Bundesamt (Hrsg.): Masern-Impfquote von Kindern in ausgewählten OECD-Ländern im Jahr 2014. Online verfügbar unter: https://de.statista.com/statistik/daten/studie/77274/umfrage/anteil-der-durch-impfung-gegen-masern-geschuetzten-kinder/. Letzter Zugriff: 25.06.2017

387 Statistisches Bundesamt (Hrsg.): Impfquote von Schulanfängern in Deutschland nach Krankheit in den Jahren 2010 bis 2014. Online verfügbar unter: https://de.statista.com/statistik/daten/studie/150982/umfrage/impfquote-von-schulanfaengern-in-deutschland/. Letzter Zugriff: 25.06.2017

388 Statistisches Bundesamt (Hrsg.): Impfquote gegen Masern unter einjährigen Kindern nach Weltregion im Jahr 2013. Online verfügbar unter: https://de.statista.com/statistik/daten/studie/226889/umfrage/impfquote-gegen-masern-unter-einjaehrigen-kindern-nach-weltregion/. Letzter Zugriff: 25.06.2017

389 Statistisches Bundesamt (Hrsg.): Masern-Impfquote von Kindern in ausgewählten OECD-Ländern im Jahr 2015. Auf: https://de.statista.com/statistik/daten/studie/77274/umfrage/anteil-der-durch-impfung-gegen-masern-geschuetzten-kinder/. Letzter Zugriff: 25.09.2017

390 Vgl.: Facebook-Gruppe „Gegen Impfen – IMPFormier Dich!" Online verfügbar unter: https://www.facebook.com/groups/234467793311067/. Letzter Zugriff: 17.01.2017

Sie bezeichnet sich selbst als „*Gruppe für fortgeschrittene Impfgegner*"
und bietet „*Infos jenseits der von Lobbyisten gesteuerten Mainstream-Me-
dien!*"[391]

Eine weitere große Impfgegnergruppe ist die Gruppe „Impfen…NEIN
danke!!!!!" (sic), die knapp 10.000 Mitglieder zählt.[392]

Bei genauerer Betrachtung lassen sich zwischen der Impfgegnerschaft zu
Beginn des 20. und der zu Beginn des 21. Jahrhunderts diverse Parallelen
ziehen. Damals wie heute ist eine großflächige Vernetzung festzustellen,
die nun jedoch digital stattfindet. Während impfkritische Zeitungen selten
geworden sind, finden sich im Internet zunehmend Gruppen und Websites,
die eine impfkritische Ideologie vertreten. Der Schritt in die digitale Vernetzung birgt diverse Vorteile für die Bewegung: Einerseits ist das Auffinden
und Beitreten der Impfgegner schneller und einfacher geworden. Auch ist
ein Beitritt in Internetforen oder bei Facebook anonym möglich, sodass
keine sozialen Repressalien befürchtet werden müssen, wie sie beispielsweise von Niessen (Kapitel 4.2.6) schilderte. Andererseits kann mit wenig
Aufwand viel einschlägige Information zum Thema beschafft werden. So
ist es unter anderem möglich, Meinungen und Erfahrungsberichte anderer
Gruppenmitglieder zu lesen, Fragen zu stellen und diese zeitgleich vor tau-
senden verschiedenen Mitgliedern zu veröffentlichen.

Die monatliche Taktung der Zeitschrift „Der Impfgegner" wird also ein-
getauscht gegen eine in Echtzeit verfügbare Informationsquelle. Dadurch
sind ein deutlich schnellerer Informationsaustausch und prinzipiell auch ein
schnelleres und koordinierteres Wachstum möglich. Diente zu Zeiten des
Reichsimpfgesetzes noch der Brief oder die „Leserbrief"-Sparte des „Impfgegners" als Forum, wurde dieser nun durch das deutlich flexiblere und
schnellere Medium *Internet* abgelöst. Die Grundidee eines gemeinsamen
Forums, zu welchem jeder Interessent freien Zugang hat, bleibt jedoch die
gleiche.

Wie auch der „Impfgegner", rufen beispielsweise die Betreiber der Seite
„IMPFormier Dich!" zum gezielten Angriff gegen das Impfen auf:

---

391 Vgl. ebd., Gruppenbeschreibung
392 Vgl. Facebookgruppe „Impfen…NEIN danke!!!!!". Online verfügbar unter: https://
www.facebook.com/groups/57465263886/. Letzter Zugriff: 17.01.2017

> *„ Werde aktiv, die Impfkritiker-Bewegung wächst, brauchen Helfer. Worin bist du gut? (z. B. Flyer erstellen, Artikel schreiben, Videobearbeitung, Stammtisch gründen, als Admin[istrator] in der Gruppe, Sponsoren für Projekte wie Plakate finden [...]"*[393]

Der „Impfgegner" hatte bereits mehr als 100 Jahre zuvor zu ähnlichen Aktionen aufgerufen:

> *„Die Impfzwanggegnervereine leisten folgendes:*
> *(3.) Vereinsberichte an die Presse [...]*
> *(6.) Öffentliche Versammlungen und Vorträge [...]*
> *(9.) Verbreitung von Postkarten und Flugblättern "*[394]

Nach Möglichkeit soll also proaktiv die Gemeinschaft vergrößert werden, um so viele Menschen wie möglich von der Agenda zu überzeugen.

Die Gruppe „Impfen...NEIN danke!!!!!" (sic) geht sogar noch weiter und stimmt auf die Wiederkehr des Impfzwanges ein:

> *„Es ist nun wirklich an der Zeit solch eine Gruppe zu gründen, gerade jetzt wo ‚Impfobligatorium' in aller Munde ist."*[395]

Der Aufruf, sich gegen einen bevorstehenden Zwang zu vereinen erinnert an manche Passagen aus dem „Impfgegner" und dahingehende kritische Literatur. Die Bestrebungen weisen also in diesen zwei exemplarisch ausgewählten Gruppen durchaus Parallelen zur Impfgegnerschaft zu Zeiten des „Impfgegners" auf.

Außerhalb sozialer Netzwerke finden sich insbesondere Webseiten, die impfkritische Literatur oder Informationsmaterial zur Verfügung stellen. Dabei sticht die Seite www.tolzin.de hervor. Ihr Betreiber, Hans U. P. Tolzin bezeichnet sich selbst als *„Verleger, Autor und (selbsternannter:-) Medizin-Journalist"*[396] (sic). Tolzin ist gelernter

393 Facebook Gruppe „Gegen Impfen – IMPFormier Dich!". Online verfügbar unter: https://www.facebook.com/groups/234467793311067/. Letzter Zugriff: 17.01.2017 um 20:14

394 Anonym: Der Impfgegner-Kongreß in Eisenach. In: Der Impfgegner Nr. 9/10 (1908), S. 67

395 Facebook Gruppe „Impfen....NEIN danke!!!!!". Online verfügbar unter: https://www.facebook.com/ImpfenNeindanke/. Letzter Zugriff: 17.01.2017

396 Tolzin, Hans U.P.: Autobiographie. Online verfügbar unter: http://www.tolzin.de. Letzter Zugriff: 17.01.2017

Molkereifachmann[397] und betreibt die Seiten www.impfkritik.de, www.impf-report.de, www.tetanus-luege.de, www.macht-impfen-sinn.de und www.seuchen-erfinder.de. Zudem ist er Verleger und Redakteur der alle zwei Monate erscheinenden Zeitschrift „impf-report".

Die Kombination aus gänzlich fachfremdem Ausbildungshintergrund und schillerndem Protagonisten der Impfgegnerschaft macht ihn zu einer Art Hugo Wegener (Kapitel 4.2.7.) des 21. Jahrhunderts. Auf seiner Seite „impfkritik.de" stellt er bezeichnenderweise eben dessen Werke als Download zur Verfügung.[398] Auch finden sich Werke von Spohr, Vogt und Bilfinger. Es scheint, als begründe Tolzin zumindest einen Teil seiner impfkritischen Einstellung auf den Schilderungen aus deren Büchern. Die Ideologie soll hierbei durch einen geschichtswissenschaftlichen Referenzen legitimiert und bewiesen werden.

Dieser Ansatz ist insofern problematisch, als dass sich die Rahmenbedingungen seitdem gänzlich geändert haben: Weder herrscht eine Impfpflicht, die ja erst zu einem so tiefen Zerwürfnis zwischen Impfgegnern und Impfbefürwortern geführt hatte, noch sind die Nebenwirkungen der Impfung nach heutigen wissenschaftlichen Erkenntnissen in irgendeiner Weise mit denen im 19. Jahrhundert vergleichbar. Die Impfung hat das Stadium der Empirie also verlassen und ist in das der evidenzbasierten Medizin eingetreten. Die Gefahren einer Impfung unter damaligen Gesichtspunkten können nicht ohne weiteres auf die heutige Zeit übertragen werden. Insofern ist eine historisch legitimierte Argumentation gegen die Impfung wie sie an manchen Stellen betrieben wird nicht nur als problematisch, sondern vielmehr als obsolet anzusehen.

8.3) Ausblick

Nachdem bis Mai 2017 in Italien rund 2400 Masernfälle registriert wurden, reagiert die italienische Regierung und führte die Impfpflicht für 12 Krankheiten ein, darunter Masern, Tetanus und Polio. Kurze Zeit später

---

397 Tolzin, Hans U.P.: Autobiographie. Online verfügbar unter: http://www.impf-report.de/impressum/index.html#werist.Datum des Zugriffs: 17.01.2017

398 Vgl. Verfügbare Downloads auf der Seite www.Impfkritik.de. Online verfügbar unter: http://www.impfkritik.de/zeitdokumente/. Datum des Zugriffs: 17.01.2017

erreichte die Diskussion auch Deutschland. Zwar wird hier keine umfassende Impfpflicht gefordert, allerdings sieht der Gesetzesentwurf vor, dass „Kitas" (Kindertagesstätten) den Gesundheitsämtern jene Eltern melden, welche eine Impfberatung ausschlagen. Seit der Verabschiedung des Präventionsgesetzes (PrävG) im Juni 2015 sind Eltern zur Wahrnehmung eines Impfberatungstermines verpflichtet, sollten sie ihr Kind in eine „Kita" geben wollen. Bei Nichtwahrnehmung drohen schon heute bis zu 2500€ Strafe.

Der BVKJ (Berufsverband der Kinder- und Jugendärzte) geht noch ein Stück weiter und fordert, nichtgeimpften Kindern einen Kindergartenplatz zu verwehren. *„,Ohne Impfung keine Kita und auch keine andere Bildungseinrichtung', sagte BVKJ-Präsident Thomas Fischbach.* "[399]

Interessanterweise sind hier ähnliche Muster wie auch schon im 19. Jahrhundert zu erkennen: Der Kontrollpunkt der erfolgten Impfung war damals die Schule. Ohne Impfung durfte nicht am Unterricht teilgenommen werden. Nun wäre der Kontrollpunkt die Kita: Der Forderung Fischbachs entsprechend dürften ungeimpfte Kinder erstens nicht in der Kita betreut werden, zweitens sollen Kitas die Kinder bzw. deren Eltern an die entsprechenden Behörden melden.

Fischbachs Forderung ist vermutlich weniger als Repressalie gegen Impfgegner zu verstehen, als als Schutzmaßnahme gegen Masernepidemien. Da Masern insbesondere Kinder betreffen, stellen Kitas eine entscheidende Infektionsquelle dar. Ein Ausschluss ungeimpfter Kinder aus Kitas soll also diese Infektionsgefahr ausschalten, was mit demerklärten Ziel der WHO einhergeht, die Masern in Europa vollständig zu eliminieren. Das RKI gibt dazu an:

„Die Europäische Region der Weltgesundheitsorganisation (WHO) verfolgt das Ziel, die Masern und Röteln zu eliminieren. Die Elimination in einem der Mitgliedsstaaten wird von der WHO als die völlige Abwesenheit endemischer (also im Land zirkulierender) Masern- oder Rötelnfälle über einen Zeitraum von mindestens zwölf Monaten definiert" [400]

---

399 Online Ausgabe der „Welt" vom 26.05.2017, „Gesundheitsminister droht Impfgegner-Eltern mit Geldstrafen"
400 Nationale Verifizierungskommission Masern/Röteln beim Robert Koch-Institut. Online verfügbar unter: http://www.rki.de/DE/Content/Kommissionen/NAVKO/NAVKO_node.html. Letzter Zugriff: 29.05.2017

Dieses Ziel wurde 2011 von der Bundesrepublik Deutschland bestätigt und zunächst der Richtwert von unter einer Maserninfektion pro 1.000.000 Einwohner festgelegt. Stand 2017 ist der Plan nicht gelungen, die Infektionsraten liegen über dem angestrebten Wert. Daher konzentriert man sich in Deutschland derzeit darauf, die Impfquote für die zweite Masernimpfung auf über 95% zu steigern.

Mit einer Meldung seitens der Kitas an die Gesundheitsämter würde der Druck auf Impfverweigerer wachsen und man könnte diesem Ziel eventuell einen Schritt näher kommen. Jedoch ist zu bedenken, dass es sich bei den verbleibenden 5% ungeimpfter Kinder zu einem großen Teil um die erklärter Impfgegner handelt. Teils wird die zweite Impfung schlicht vergessen, teils wird von vornherein nicht geimpft. Eine Aufschlüsselung kann anhand folgender Grafik erfolgen:

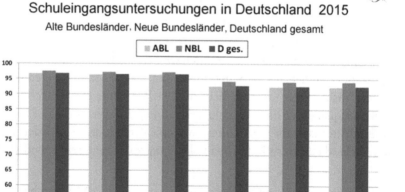

Abbildung 29: MMR-Impfquote in Deutschland 2015

Es zeigt sich, dass 2015 rund 97% der eingeschulten Kinder erstmalig gegen Masern geimpft waren. Für die zweite Masernimpfung sank der Wert auf ca. 93%. 4% der Kinder wurden also erstmalig geimpft, die zweite Impfung blieb jedoch aus. Da die Eltern der ersten Masernimpfung bereits zugestimmt hatten, ist es unwahrscheinlich, dass sie sich aus einer impfkritischen Position heraus gegen die zweite Impfung verwehrten. Viel mehr ist in diesen Fällen davon auszugehen, dass sie diese vergessen oder als nicht notwendig erachtet haben[401]. An dieser Stelle könnte eine Meldung durch Kitas greifen, die dadurch gleichzeitig von Mehrarbeit entbunden wären, und das weitere Prozedere dem zuständigen Gesundheitsamt überlassen könnten.

Bei den restlichen 3% der Kinder, die auch nicht die erste Masernimpfung erhalten haben, wird auch diese Meldung vermutlich keine Änderung erzielen, da es sich bei ihnen mutmaßlich um erklärte Impfgegner handelt. Da kein Impfzwang nach italienischen Vorbild vorgesehen ist, bliebe es in diesen Fällen bei der Impfberatung. Das formulierte Ziel von über 95% Durchimpfung für die zweite Masernimpfung könnte mit Hilfe der Impfberatung jedoch erreicht werden, da rund 97% ihre grundsätzliche Bereitschaft zur Impfung bereits gezeigt haben.

Wie sich die Impffrage in Deutschland weiterentwickelt, bleibt abzuwarten. Eine komplette Ausrottung der Masern kann vermutlich nur – wie schon bei den Pocken – mit Hilfe einer 100 prozentigen Durchimpfung der Bevölkerung gelingen. Diesem Ziel nähert sich Deutschland an, es gilt jedoch, einen harten Kern von Impfgegnern zu überzeugen. Ob die komplette Durchimpfung ohne Zwang gelingen kann, bleibt ebenso offen wie die Frage, ob dieser künftig in Deutschland wieder eingeführt werden wird.

Eventuell wird diese Entscheidung auch anhand der Ergebnisse des italienischen Impfzwanges getroffen, deren Evaluation jedoch in jedem Fall erst in Jahren möglich sein wird.

8.4) Forschungslage zur Impfgegnerschaft

Wie eingangs erwähnt, soll die aktuelle Forschungslage zur Impfgegnerschaft in Hessen mit dem in dieser Arbeit gewählten Ansatz, den „Impfgegner" als Konzentrationspunkt eines innerhessischen Netzwerk-Konstruktes zu verwenden, verglichen werden. Der aktuelle Forschungsstand zu diesem Thema umfasst eine Reihe von Werken, die im Folgenden kurz charakterisiert werden sollen.

---

401 Tatsächlich dient die zweite Masernimpfung nicht der Auffrischung, sondern um mögliche „Impfversager" aufzufangen.

Martin Dinges Band „Medizinkritische Bewegungen im Deutschen Reich (ca. 1870 – 1933)" beinhaltet neben einem Beitrag Eberhard Wolffs auch diverse weitere wissenschaftliche Aufarbeitungen des historischen Impfgegnerspektrums. Der Zeitraum entspricht dabei jenem dieser Arbeit, sodass die darin enthaltenen Beiträge als valide Referenz gelten können:

Eberhard Wolff konzentriert sich in seinem Artikel „Medizinkritik der Impfgegner im Spannungsfeld zwischen Lebenswelt- und Wissenschaftsorientierung" – angeregt durch den Bericht „Wissenschaft und Lebenswelt" über den 40. deutschen Historikertag – auf das Phänomen der Medizinkritik. Er beschränkt sich dabei laut weitestgehend auf den Raum Sachsen.

Auch Wolff fragt nach der möglichen Motivation der Impfgegnerschaft und nennt hierfür unter anderem Auflehnung gegen die Beeinflussung des täglichen Lebens durch die Verwissenschaftlichung der Medizin. Zudem diskutiert er Impfgegnerschaft als Zeichen des Protestes gegen die *„Enteignung des Körpers durch die Wissenschaft, gegen den Eingriff des Staates und der Schulmedizin in die ‚abgeschlossene', ‚autonome' Körperhülle (...)"*[402].

Ferner beleuchtet Wolff das religiös-fundamentalistische Spektrum, am Beispiel Nittingers, der im *„lebende[m], grüngelb schwärzliche[n] Todtenkopf [sic] der Geimpften das Kainszeichen der strafenden Natur"*[403] sehe. Sein Beitrag zum Thema der Impfgegnerschaft konzentriert sich unter anderem auf religiöse, gesellschaftliche und militärische Aspekte. Er geht dabei jedoch nicht näher auf persönliche Beziehungen einzelner Impfgegner ein, sondern diskutiert gesamtheitliche Aspekte und Strömungen insbesondere Sachsens.

Marcus Sonntag beschäftigt sich mit der Fragestellung *„[...] auf welchen inhaltlichen und strukturellen Ebenen bzw. Wegen sowohl die Inokulation als auch die Vakzination der Bevölkerung nahe gebracht oder in anderen Worten: popularisiert werden sollten bzw. wurden."*[404] Dabei soll geklärt

---

402 Wolff, Eberhard: Medizinkritik der Impfgegner im Spannungsfeld zwischen Lebenswelt- und Wissenschaftsorientierung. In: Medizinkritische Bewegungen im Deutschen Reich (ca. 1870-ca. 1933) Dinges, Martin (Hrsg.): Stuttgart: Franz-Steiner-Verlag 1996, S. 81

403 Ebd.

404 Sonntag, Marcus: Pockenimpfung und Aufklärung. Die Popularisierung der Inokulation und Vakzination. Impfkampagne im 18. und frühen 19. Jahrhundert. Bremen: edition lumière 2014, S. 20

werden, wer die Popularisierer waren und was sie sich von der Inokulation versprachen, welche Medien und Argumente sie verwendeten, um diese Popularisierung voranzutreiben. Ferner wird dargestellt, wie die preußische Regierung zum Impfthema stand.[405]

Ein Zugang unter Verwendung des Netzwerk-Theorems wurde in keinem der Werke verwendet und stellt ein Novum dar, durch welches eine detaillierte Betrachtung der Impfgegnerschaft in Hessen erreicht werden konnte.

---

405 Ebd.

9.) Zusammenfassung

Die Ausgangsfrage der vorliegenden Arbeit beschäftigte sich mit der Erforschung von Legitimation, Motivation und Organisation der Impfgegnerschaft im Raum des heutigen Hessens, ausgehend von der Erfassung und Darstellung der Protagonisten auf individueller Ebene und eines sich daran anschließenden Versuchs der Rekonstruktion von Netzwerkstrukturen.

Im Rahmen der Forschungslage zur Geschichte der Impfgegnerschaft leistet diese Studie einen Beitrag zur regionalgeschichtlichen Aufarbeitung impfkritischer Strömungen im Raum Hessen und erlaubt eine Verwendung des Netzwerk-Theorems, welches bereits für mehrere historische Studien erkenntnisfördernd angewandt wurde.

Die Fragestellung zielte insbesondere auf die Analyse von Motivation und Legitimation einzelner Protagonisten ab und verfolgte diese hin zu einer Einordnung in ein dem Widerstand in der Impffrage verschriebenen Netzwerk. Ausgehend von einer individuellen Aufarbeitung sollte geklärt werden, wie sich einzelne Impfgegner mit teilweise unterschiedlicher Motivation zusammenfanden, um für ein gemeinsames Ziel einzutreten.

Ferner galt es herauszuarbeiten, ob sich Parallelen zwischen der Impfgegnerschaft nach Erlass des Reichsimpfgesetzes 1874 und der impfkritischen Bewegung des 21. Jahrhunderts finden lassen. Auch für diesen Ansatz sollte ausgehend von der Netzwerkidee ein Vergleich von „damaligen" und „heutigen" Netzwerkstrukturen dienen, welcher unter Einbeziehung technischer Neuerungen wie dem Internet und anderer „neuer" Publikationsmedien erfolgte.

Da eine Analyse auf personenbezogener Ebene für die Impfgegnerschaft in Hessen bisher noch nicht erfolgt war, versprach dieser Zugang insbesondere einen Erkenntnisgewinn über die individuelle Motivation und Legitimation einzelner Protagonisten, welche sich dann mit Hilfe des Periodikums „Der Impfgegner" zu einem Netzwerk zusammenfanden. Gegenüber einer Betrachtung der Impfgegnerschaft als gesamtheitliche Bewegung, in der individuelle Motivationen tendenziell unterschlagen werden würden, konnte durch den in dieser Arbeit gewählten Zugang ausgehend von einer persönlichen Betrachtungsebene eine detaillierte Analyse ihrer Zusammensetzung erreicht werden.

So ließ sich erarbeiten, dass der Widerstand gegen die Impfung zwar bereits vor Erlass des Reichsimpfgesetzes 1874 bestand, jedoch erst durch dieses einen organisierten Charakter erfuhr. Vor allem das 1881 gegründete monatliche Periodikum „Der Impfgegner" diente fortan als öffentliches Forum und Organisationsplattform der Impfgegner. Sie erfuhr maßgeblich durch die Gießener Familie Spohr, bestehend aus dem Naturheilkundler und Militäroberst Peter Spohr, sowie seine beiden Söhne, Curt Spohr (Jurist in Gießen) und Roderich Spohr (Arzt in Frankfurt), ihre ideologische Prägung.

Peter Spohr war im Untersuchungszeitraum des „Impfgegners" zwischen 1908 und 1914 bereits über 80 Jahre alt, und hatte sich durch seine naturheilkundlichen Lehren in entsprechenden Kreisen bereits einen Namen gemacht. Seine Werke propagierten ein Leben im Einklang mit der Natur, dessen Grundlage die Anwendung von Luft- und später auch Wassertherapien bildete. Eine gute Durchlüftung der Räume schien ihm ebenso wichtig wie die Applikation von Wasser unterschiedlicher Temperatur zur Heilung diverser Leiden, dessen Grundlage nach eigenen Angaben das Werk „Wasser tuts freilich" von J.H. Rausse bildete.

Spohr hielt sich im „Impfgegner" im Hintergrund, was grundsätzlich seiner Persönlichkeit zu entsprechen schien. Die Zeitschrift verwendete ihn indes als Art Gallionsfigur und prominenten Vorreiter der Impfgegnerschaft, wenngleich Spohr diese Position nie aktiv eingefordert hatte.

Seine Söhne Curt und Roderich Spohr übernahmen die naturheilkundliche Einstellung ihres Vaters und widersetzten sich dem Impfzwang im Rahmen ihres jeweiligen Berufes – Roderich Spohr praktizierte in Frankfurt als Allgemeinarzt und verhinderte beispielsweise die Impfung seiner Söhne mittels ärztlichem Attest. Im Jahr 1912 sollte seine Impfskepsis zu einem Gerichtsprozess führen, als er bei einer Patientin eine Pockenerkrankung übersah und sich in der Folge eine Pockenendemie entwickelte, die mehrere Todesopfer forderte.

Mit seiner Verurteilung zu einer hohen Geldstrafe trat nun auch dessen Bruder Curt Spohr vermehrt in Erscheinung. Hatte dieser bisher nur wenige Artikel im „Impfgegner", hauptsächlich zu rechtlichen Fragen verfasst, folgten nun mehrseitige Abhandlungen über die Impffrage und eine Aufnahme in den Vorstand des „Reichsverbandes der Impfgegner".

Neben der Familie Spohr sind diverse weitere Autoren zu nennen, deren Artikel im „Impfgegner" insbesondere im Zeitraum zwischen 1908 und 1914 zu dessen Charakter beitrugen.

Der Frankfurter Diplomingenieur Hugo Wegener prägte sowohl den „Impfgegner", als auch die impfgegnerische Strömung mit beispiellosem Aktionismus und Schärfe. Zwischen 1910 und 1914 publizierte er mehrere impfkritische Bücher, eines davon laut eigenen Angaben mit mehr als 36.000 Fällen angeblichen Impfversagens, welche zum Teil auch mit Abbildungen versehen waren. Wegeners Agenda ließ sich gerade auf Grund der Fülle des publizierten Materials nur schwer bewerten. Da die Werke im Verlag seiner Frau erschienen und er im „Impfgegner" Werbung für diesen abdrucken ließ, könnte man ihm monetäre Interessen unterstellen. Es konnte jedoch auch eine querulatorische Komponente herausgearbeitet werden, die möglicherweise den wahrscheinlicheren Beweggrund bildete. Wegener kann auch über Hessen hinaus als einer der aktivsten aber auch schillerndsten Persönlichkeiten der Impfgegnerschaft gelten.

Ein weiterer bedeutender Impfgegner war der zeitweise in Kassel lebende Dr. Bilfinger, der 1908 den „Verein impfgegnerischer Ärzte" ebendort gründete. Dies wurde in einschlägigen Kreisen mit Begeisterung aufgenommen und stellte einen weiteren Schritt im organisierten Widerstand gegen die Impfung dar. Wenngleich Bilfinger dadurch als wichtige Persönlichkeit im Impfgegnernetzwerk gelten konnte, hielt er sich aus publizistischer Sicht eher im Hintergrund. Seine Funktion als kurzzeitiger Leiter des Sanatoriums Gossmann zu Kassel eröffnete den Zugang zur Untersuchung des Kurortes Kassel-Wilhelmshöhe. Die dortige naturheilkundliche Ausrichtung ließ auch impfkritische Strömungen vermuten, welche nach eingehender Betrachtung jedoch nicht verifiziert werden konnten.

Bilfinger schien auf Grund persönlicher Überzeugung gegen die Impfung einzustehen und bemühte sich durch Vereinsgründung und Organisation impfgegnerischer Ärzte um eine Bündelung einzelner Kräfte. Sein Bestreben war offenbar nur von mäßigem Erfolg gekrönt, da der „Verein impfgegnerischer Ärzte" zumindest bis zum Ende des Untersuchungszeitraumes (1914) augenscheinlich keine allzu große Rolle spielte.

Weitere im Netzwerk aktive Impfgegner waren der Wiesbadener Arzt von Niessen, sowie die Frankfurter Impfärzte von Hohenhausen und Voigt. Sie trugen zwar ebenfalls durch kritische Bei- und Vorträge zum Impfthema bei, hatten aber keine richtungsweisende Bedeutung. Ihre Motivation lag mehrheitlich in ihren persönlichen Motiven in der Impffrage begründet.

Die Untersuchung der Verbindungen der Protagonisten untereinander ermöglichte in der Folge eine Eingliederung der Impfgegnerschaft in Hessen in ein Netzwerk aus regionalen und überregionalen Beziehungen. Im Fokus stand dabei zunächst die Aufarbeitung entsprechend eines qualitativen Zugangs, welcher dann mittels einer geographischen Betrachtung weitere Rückschlüsse zuließ.

Eine Analyse nach Zahl der Beiträge in der Zeitschrift „der Impfgegner" erlaubte einen zusätzlichen Erkenntnisgewinn durch eine Gewichtung und graphische Hervorhebung einzelner Autoren entsprechend ihrer Aktivität. So imponierte in der „Geographiekarte" beispielsweise die Region Frankfurt als Epizentrum des impfgegnerischen Widerstandes, während nach Einbeziehung der schriftstellerischen Tätigkeit auch die Stadt Gießen an Bedeutung gewann. Informationen, welche also in der topographischen Ansicht nicht darstellbar waren, konnten durch eine unterschiedlich verortete Betrachtungsweise herausgearbeitet werden.

In einem weiteren Schritt wurden zudem auch überregionale Beziehungen besonders relevanter Vertreter im Netzwerk untersucht. So gaben Briefwechsel zwischen Peter Spohr und dem Schweizer Adolf Vogt ebenso Einblick in die Persönlichkeit des Oberst, wie auch dessen Korrespondenz mit dem Rassentheoretiker Ludwig Schemann. Hier zeigte sich zudem der Nutzen einer Aufarbeitung auf persönlicher Ebene, welche nicht nur einen Einblick in die öffentliche, sondern auch in die persönliche Meinung einer Schlüsselfigur zuließ.

Selbiges galt für den Briefwechsel zwischen Wilhelm Schwaner und Hugo Wegener, in welchem Letzterer unter anderem die verspätete Anfertigung eines impfkritischen Flugblattes mit Geldmangel erklärte. Sein Handeln auf monetäre Beweggründe zurückzuführen schien daher unwahrscheinlich. So konnten Rückschlüsse auf seine mutmaßliche Motivation gezogen werden, die bis dahin nur schwer greifbar war.

Der Netzwerkzugang ermöglichte daher nicht nur einen Informationsgewinn bei der Untersuchung der Protagonisten, sondern auch einen Erkenntnisgewinn durch graphische Darstellung und qualitative Analyse der Beziehungen untereinander.

Gegenüber den bisher vorliegenden Studien zur Geschichte der Impfgegnerschaft stellt der regionale Zugang ein Novum dar, da eine regionale
Betrachtung die oben genannte detaillierte Analyse wichtiger Persönlichkeiten im Netzwerk mit entsprechendem Erkenntnisgewinn ermöglicht.
So konnte über die Region des heutigen Hessens für den in dieser Arbeit
behandelten Zeitraum eine sehr detaillierte Aussage getroffen werden.

Diese Herangehensweise versprach einen Informationsgewinn über die
damalige impfgegnerische Strömung in Hessen, weitere Studien müssten
zeigen, inwieweit die Ergebnisse repräsentativ für andere Regionen Deutschlands oder auch darüber hinaus sind. Die Ergebnisse sind daher für einen
begrenzten (Zeit-)Raum repräsentativ, da methodisch ähnlich angelegte
Untersuchungen zu anderen Regionen bislang nicht vorliegen.

Allerdings zeigten sich durch einen Vergleich mit der Impfgegnerschaft
des 21. Jahrhunderts angesichts der völlig veränderten technischen Möglichkeiten der Kommunikation durch Internet und social media interessante Gemeinsamkeiten. Einerseits unterlag Letztere durch technische
Neuerungen wie dem Internet einem klaren Wandel. Andererseits fanden
sich gerade an dieser Stelle Gemeinsamkeiten, wie beispielsweise der Meinungsaustausch über soziale Plattformen wie Facebook, oder Internetforen.
Durch die Verbreitung einer Meinung oder Frage in Echtzeit an tausende
Gruppenmitglieder gleichzeitig übertreffen diese die Wirkkraft eines monat-
lichen Periodikums wie den „Impfgegner" bei weitem. Trotzdem ist das
Grundprinzip der Organisation in einem öffentlich zugänglichen Medium
gleich geblieben, weswegen diesbezüglich eine gewisse Kontinuität festgestellt werden konnte.

Weitere Parallelen ließen sich zwischen dem eingangs erwähnten Hugo
Wegener und dem 1958 geborenen Hans Tolzin erstellen. Ein inhaltlicher
Vergleich diverser Internetseiten des Letzteren ergab darüber hinaus starke
Überschneidungen in Rhetorik, Öffentlichkeitsarbeit und schlussendlich
auch der laienmedizinischen Perspektive. Während Wegener für seine impf-
kritischen Aktivitäten das Medium Buch und Periodikum nutzt, konnte für
Tolzin eine hohe publizistische Aktivität im Internet festgestellt werden.
Eine der größten Parallelen fand sich in Form des „Impf-reportes", ein alle
zwei Monate erscheinendes Periodikum, welches seit 2004 im Hans-Tolzin-
Verlag unter seiner Leitung erscheint.

Dass das Impfthema auch über 140 Jahre nach Erlass des Reichsimpfgesetzes nicht an Aktualität eingebüßt hat, konnte durch einen abschließenden Diskurs über die derzeitige Diskussion zur Verschärfung des Impfrechtes gezeigt werden. Hierzu wurde die Gesetzeslage in Deutschland mit der des europäischen Auslandes verglichen und vor dem Hintergrund aktueller Infektionsraten durch Seuchenkrankheiten behandelt; hierbei standen allerdings die Masern im Fokus – da die Pocken laut WHO seit 40 Jahren weltweit als ausgerottet gelten.

10.) Anhang

Tabelle 2: Chronik des „Impfgegners"

Jahr	Titel	Zusatz	Verleger	Verlagsort
1908–1909	Der Impfgegner	Organ des „Deutschen Bundes der Impfgegner" in Berlin und der Impfgegnervereine Deutschlands	Impfzwanggegner- verein zu Dresden	Dresden
1912	Der Impfgegner	Monatsschrift für Volksgesundheit und gegen ärztliche Irrlehren	Deutscher Reichsverband zur Bekämpfung der Impfung; Deutscher Verein impfgegnerischer Juristen	Leipzig
1913–1914	Der Impfgegner	Monatsschrift für Volksgesundheit und gegen ärztliche Irrlehren	Deutscher Reichsverband zur Bekämpfung der Impfung; Deutscher Verein impfgegnerischer Juristen, Horst Siebert	Berlin- Schlachten- see
10/1913– 7/ 1914 (zusätzlich)	Die Impffrage	keiner	Luise Wegener/ Herausgeber: Hugo Wegener (Frankfurt)	Offenbach am Main
1927	Der Impfgegner	Monatsschrift für praktische Volkswohlfahrt und naturgemäße Gesundheitspflege	Reichs-Impfgegner- Zentrale e.V	Berlin- Friedenau
1928–1932	Der Impfzwanggegner	keiner	Reichs-Impfgegner- Zentrale e.V	Berlin- Friedenau
1933	Reichsdeutscher Impfgegner	Monatsschrift der Reichs- Impfgegner- Zentrale e.V.	Reichs-Impfgegner- Zentrale e.V.	Berlin- Friedenau

232

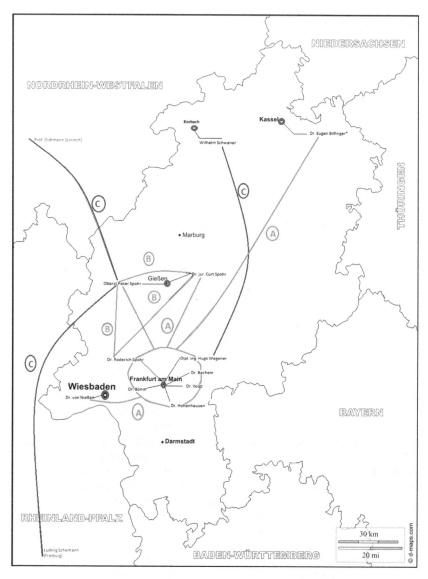

Abbildung 30: geographische Karte („Geographiekarte")
Grün (A): Verbindungen über die Zeitschrift „Der Impfgegner"
Blau (B): Verwandtschaft
Violett (C): Freundschaftliche Beziehungen
* Eugen Bilfinger kann sowohl Kassel, als auch Eisenach zugeordnet werden

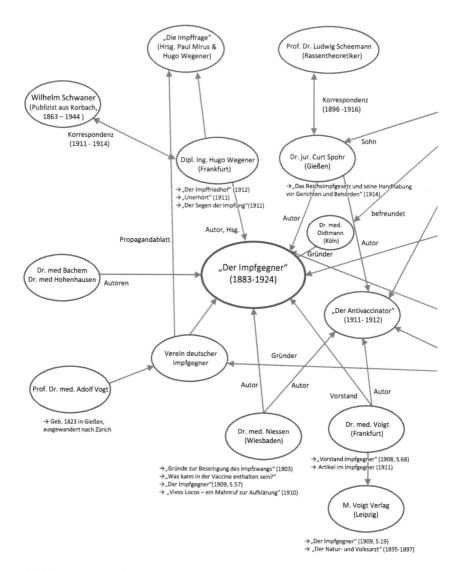

Abbildung 31: Graphische Aufarbeitung des hessischen Impfgegnernetzwerkes in schematischer Darstellung. („Schemakarte")

235

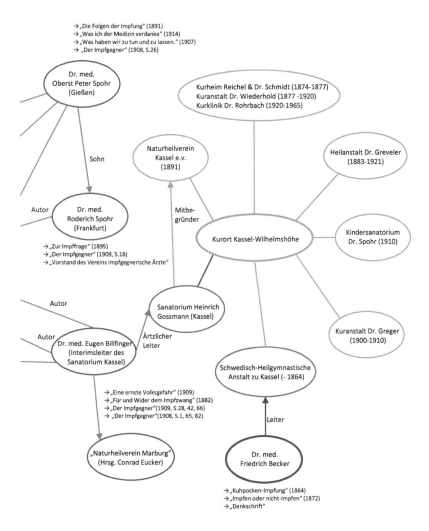

→ „Die Folgen der Impfung" (1891)
→ „Was ich der Medizin verdanke" (1914)
→ „Was haben wir zu tun und zu lassen." (1907)
→ „Der Impfgegner" (1908, S.26)

Dr. med.
Oberst Peter Spohr
(Gießen)

Kurheim Reichel & Dr. Schmidt (1874-1877)
Kuranstalt Dr. Wiederhold (1877 -1920)
Kurklinik Dr. Rohrbach (1920-1965)

Sohn

Naturheilverein
Kassel e.v.
(1891)

Heilanstalt Dr. Greveler
(1883-1921)

Autor   Dr. med.
Roderich Spohr
(Frankfurt)

Mitbe-
gründer

Kindersanatorium
Dr. Spohr (1910)

Kurort Kassel-Wilhelmshöhe

→ „Zur Impffrage" (1895)
→ „Der Impfgegner" (1909, S.18)
→ „Vorstand des Vereins impfgegnerische Ärzte"

Autor

Sanatorium Heinrich
Gossmann (Kassel)

Kuranstalt Dr. Greger
(1900-1910)

Autor   Dr. med. Eugen Billfinger
(Interimsleiter des
Sanatorium Kassel)

Ärztlicher
Leiter

Schwedisch-Heilgymnastische
Anstalt zu Kassel (- 1864)

→ „Eine ernste Volksgefahr" (1909)
→ „Für und Wider dem Impfzwang" (1882)
→ „Der Impfgegner"(1909, S.28, 42, 66)
→ „Der Impfgegner"(1908, S.1, 65, 82)

Leiter

„Naturheilverein Marburg"
(Hrsg. Conrad Eucker)

Dr. med.
Friedrich Becker

→ „Kuhpocken-Impfung" (1864)
→ „Impfen oder nicht-impfen" (1872)
→ „Denkschrift"

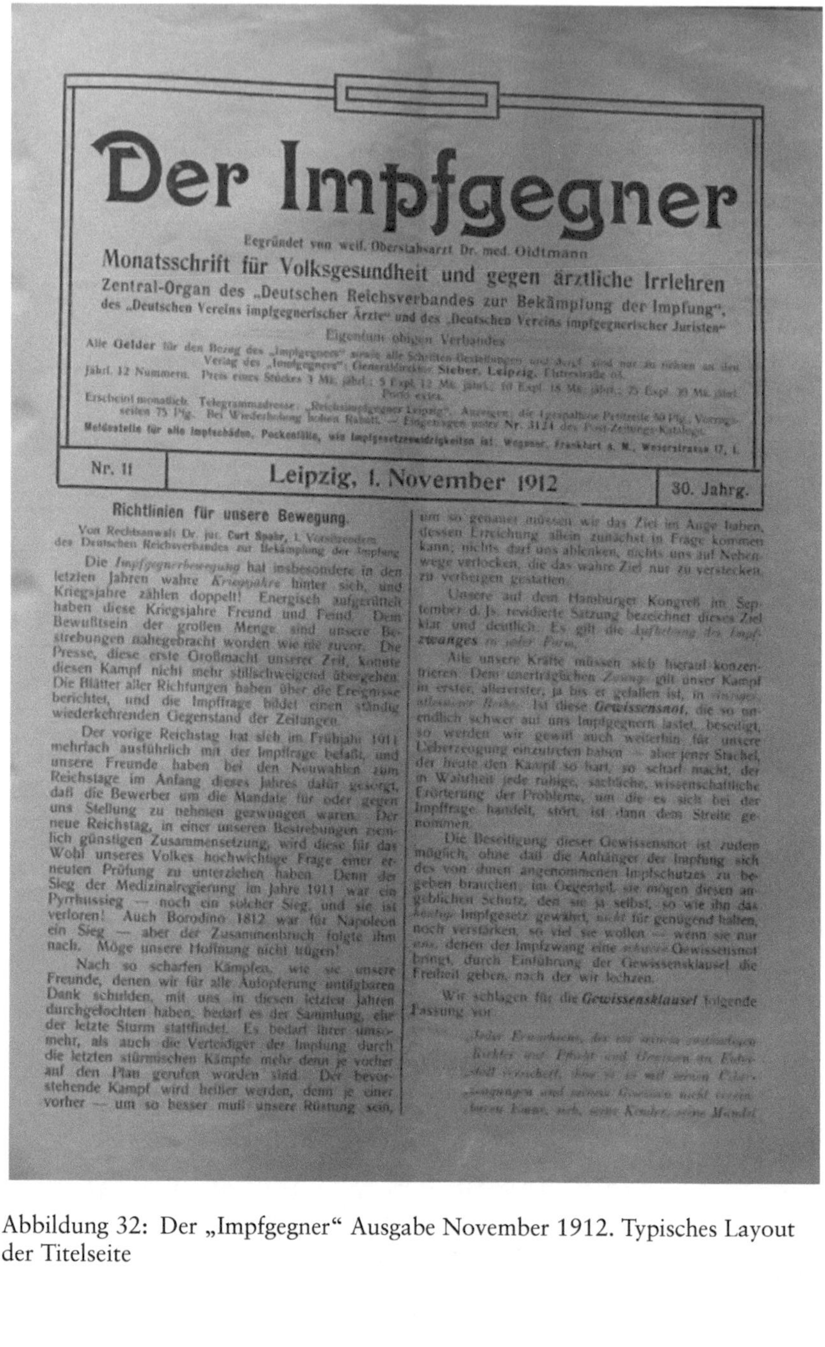

Der Impfgegner

Begründet von weil. Oberstabsarzt Dr. med. Oidtmann

Monatsschrift für Volksgesundheit und gegen ärztliche Irrlehren

Zentral-Organ des „Deutschen Reichsverbandes zur Bekämpfung der Impfung", des „Deutschen Vereins impfgegnerischer Ärzte" und des „Deutschen Vereins impfgegnerischer Juristen"

Eigentum obigen Verbandes

Verlag des „Impfgegners": Generaldirektor Sieber, Leipzig.

Jährl. 12 Nummern.

Erscheint monatlich.

Meldestelle für alle Impfschäden, Pockenfälle, wie Impfgesetzwidrigkeiten ist: Wegener, Frankfurt a. M., Weserstrasse 17, I.

Nr. 11 | Leipzig, 1. November 1912 | 30. Jahrg.

Richtlinien für unsere Bewegung.

Von Rechtsanwalt Dr. jur. Curt Spohr, 1. Vorsitzenden des Deutschen Reichsverbandes zur Bekämpfung der Impfung

Die *Impfgegnerbewegung* hat insbesondere in den letzten Jahren wahre *Kriegsjahre* hinter sich, und Kriegsjahre zählen doppelt! Energisch aufgeräumt haben diese Kriegsjahre Freund und Feind. Dem Bewußtsein der großen Menge sind unsere Bestrebungen nahegebracht worden wie nie zuvor. Die Presse, diese erste Großmacht unserer Zeit, konnte diesen Kampf nicht mehr stillschweigend übergehen. Die Blätter aller Richtungen haben über die Ereignisse berichtet, und die Impffrage bildet einen ständig wiederkehrenden Gegenstand der Zeitungen.

Der vorige Reichstag hat sich im Frühjahr 1911 mehrfach ausführlich mit der Impffrage befaßt, und unsere Freunde haben bei den Neuwahlen zum Reichstage im Anfang dieses Jahres dafür gesorgt, daß die Bewerber um die Mandate für oder gegen uns Stellung zu nehmen gezwungen waren. Der neue Reichstag, in einer unseren Bestrebungen ziemlich günstigen Zusammensetzung, wird diese für das Wohl unseres Volkes hochwichtige Frage einer erneuten Prüfung zu unterziehen haben. Denn der Sieg der Medizinalregierung im Jahre 1911 war ein Pyrrhussieg — noch ein solcher Sieg, und sie ist verloren! Auch Borodino 1812 war für Napoleon ein Sieg — aber der Zusammenbruch folgte ihm nach. Möge unsere Hoffnung nicht trügen!

Nach so scharfen Kämpfen, wie sie unsere Freunde, denen wir für alle Aufopferung untilgbaren Dank schulden, mit uns in diesen letzten Jahren durchgefochten haben, bedarf es der Sammlung, ehe der letzte Sturm stattfindet. Es bedarf ihrer umsomehr, als auch die Verteidiger der Impfung durch die letzten stürmischen Kämpfe mehr denn je vorher auf den Plan gerufen worden sind. Der bevorstehende Kampf wird heißer werden, denn je einer vorher — um so besser muß unsere Rüstung sein, um so genauer müssen wir das Ziel im Auge haben, dessen Erreichung allein zunächst in Frage kommen kann; nichts darf uns ablenken, nichts uns auf Nebenwege verlocken, die das wahre Ziel nur zu verstecken, zu verbergen gestatten.

Unsere auf dem Hamburger Kongreß im September d. Js. revidierte Satzung bezeichnet dieses Ziel klar und deutlich. Es gilt die *Aufhebung des Impfzwanges in jeder Form.*

Alle unsere Kräfte müssen sich hierauf konzentrieren. Dem unerträglichen *Zwange* gilt unser Kampf in erster, allererster, ja bis er gefallen ist, in einziger, alleiniger Reihe. Ist diese ***Gewissensnot***, die so unendlich schwer auf uns Impfgegnern lastet, beseitigt, so werden wir gewiß auch weiterhin für unsere Ueberzeugung einzutreten haben — aber jener Stachel, der heute den Kampf so hart, so scharf macht, der in Wahrheit jede ruhige, sachliche, wissenschaftliche Erörterung der Probleme, um die es sich bei der Impffrage handelt, stört, ist dann dem Streite genommen.

Die Beseitigung dieser Gewissensnot ist zudem möglich, ohne daß die Anhänger der Impfung sich des von ihnen angenommenen Impfschutzes zu begeben brauchen; im Gegenteil, sie mögen diesen angeblichen Schutz, den sie ja selbst, so wie ihn das *heutige* Impfgesetz gewährt, *nicht* für genügend halten, noch verstärken, so viel sie wollen — wenn sie nur uns, denen der Impfzwang eine *schwere* Gewissensnot bringt, durch Einführung der Gewissensklausel die Freiheit geben, nach der wir lechzen.

Wir schlagen für die ***Gewissensklausel*** folgende Fassung vor:

Jeder Erwachsene, der ... Pflicht und Gewissen ... seinen Ueberzeugungen und seinem Gewissen nicht vereinbaren kann, sich, seine Kinder, seine Mündel

Abbildung 32: Der „Impfgegner" Ausgabe November 1912. Typisches Layout der Titelseite

11.) Quellen- und Literaturverzeichnis

11.1) Primärquellen

11.1.1) Archivalien

Hessisches Staatsarchiv Marburg [HStAM], 330 Neukirchen, B 2293 Polemik der Impfgegner gegen das Impfen, 1913, S.5

Protokoll zum Vortrag des Dr. Megner, Chemnitz, im Naturheilverein Kassel, 31.4.1891

Protokoll zum Vortrag der Clara Muche, im Naturheilverein Kassel, 28.9.1891

Universitätsbibliothek [UB] Kassel: Signatur 2° Ms. hist. Litt. 38;

Hugo Wegener an Wilhelm Schwaner, 19.04.1911

Hugo Wegener an Wilhelm Schwaner, 18.05.1913

Hugo Wegener an Wilhelm Schwaner, 21.09.1913

Universitätsbibliothek [UB] Freiburg i. Br., NL 12/2892, Korrespondenz zwischen Peter Spohr, Ludwig Schemann, 1896-1914

Ludwig Scheemann an Peter Spohr, 25.2.1898

Peter Spohr an Ludwig Schemann, 4.10.1896

Peter Spohr an Ludwig Schemann, 23.06.1912

Privatarchiv Herr Forssman, Kassel

Werbeblatt/Flugblatt von 1898: „Gossmann's Naturheilanstalt Wilhelmshöhe bei Cassel"

Werbeprospekt der Heilanstalt Dr. Greger, Datierung unbekannt

11.1.2) Primärliteratur

Aitchbee, J.: What is Vaccine Lymph? Joseph Scott-Verlag 1904, S. 6

Anonym: Der unheimliche Gast. Aus den Papieren eines Advocaten. In: Wilhelmshöher Fremdenblatt Nr. 20 (21.9.1895)

Anonym: Liste der anwesenden Kurgäste und Fremden. In: Wilhelmshöher Fremdenblatt Nr. 11 (25.Juli.1896)

Anonym: Nachruf für die allzufrüh dahingeschiedene Frau Oberst Spohr. In: Gießener Anzeiger Nr. 12/2892 (1902)

Anonym: Hygienisches. In: Nachrichtenblatt des Vereins für naturgemäße Gesundheitspflege, Lebens- und Heilweise (Naturheilverein Marburg) Nr. 3 (1908)

Anonym: Professor Dr. med. Adolf Vogt †. In: Der Impfgegner Nr. 3/4 (1908)

Anonym: Ein autoratives Urteil über Oberst Spohr In: Der Impfgegner Nr. 7/8 (1908)

Anonym: Der Impfgegner-Kongreß in Eisenach. In: Der Impfgegner Nr. 9/10 (1908)

Anonym: Ein Wort zur Gründung des Vereins impfgegnerischer Aerzte. In: Der Impfgegner, Nr. 9/10 (1908)

Anonym: Ein Heilserum gegen die Genickstarre. In: Der Impfgegner Nr. 9/10 (1908)

Anonym: Eine Tagung der Impfgegner. In: Nachrichtenblatt des Vereins für naturgemäße Gesundheitspflege, Lebens- und Heilweise (Naturheilverein Marburg) Nr. 10 (1908)

Anonym: Eine Tagung der Impfgegner. In: Nachrichtenblatt des Naturheilvereins Marburg, Nr. 12 (1908)

Anonym: Abermals zwei Todesfälle infolge der Impfung. In: Der Impfgegner Nr. 11/12 (1908)

Anonym: Jahresbericht des Naturheilvereines Marburg für 1908. In: Nachrichtenblatt des Vereins für naturgemäße Gesundheitspflege, Lebens- und Heilweise (Naturheilverein Marburg) Nr. 12 (1908)

Anonym: Gegen die Ansteckungsfurcht. In: Nachrichtenblatt der Gruppe Hessen-Waldeck Nr. 2 (1909)

Anonym: Zur Ankunft Ihrer Majestät der Kaiserin. In: Cassel-Wilhelmshöher Fremdenblatt Nr. 9 (8.07.1911)

Anonym: Leitsatz. In: Die Impffrage, Ausgabe Nr. 55 vom 20.9.1913

Autorenkollektiv: Englischer Schweiß. In: Verlag des Bibliographischen Instituts. Meyers Konversationslexikon. Leipzig und Wien: Verlag des Bibliographischen Instituts Vierte Auflage, 1885-1892

Autorenkollektiv: Offener Brief an die Herren Reichstagsabgeordneten. In: Der Impfgegner Nr. 1 (1913)

Bachem, Max: Impfgefahr und Anaphylaxie In: Der Impfgegner Nr. 10 (1912)

Bilfinger, Eugen: Der Nerven-Naturarzt: Populär-naturärztliche Ratschläge für Nervenkranke und solche, die es nicht werden wollen, 2., verm. Ausgabe Berlin [1899] (Hausbücher für Gesundheitspflege, 40)

Bilfinger, Eugen: Einladung zu einer Impfgegner-Versammlung in Eisenach. In: Der Impfgegner, Ausgabe Nr. 7/8 (1908)

Bilfinger, Eugen: Ein Telegramm an den Kaiser. In: Der Impfgegner Nr. 11/12 (1908)

Bilfinger, Eugen: Aufruf an die impfzwanggegnerischen Aerzte Deutschlands. In: Der Impfgegner Nr. 1/2 (1908)

Bilfinger, Eugen: Bekenntnis zwecks Impfzwang. In: Nachrichtenblatt der Gruppe Hessen-Waldeck Nr. 2 (1909)

Blochmann, Friedrich: Ist die Schutzpockenimpfung mit allen notwendigen Kautelen umgeben? Erörtert an einem mit Verlust des einen Auges verbundenen Falle von Vaccineübertragung. Tübingen: Verlag von Franz Pietzcker 1904

Chalybäus, Theodor Die staatliche Lymphanstalt und die Gewinnung tierischer Schutzpockenlymphe in Dresden. Dresden: Kühtmann Verlag 1911

Emmert, Carl: Lehrbuch der Allgemeinen Chirurgie. 2. Auflage. Stuttgart: Verlag von Rud. Dann. 1859

Eucker, Conrad: Aufruf! In: Nachrichtenblatt der Gruppe Hessen-Waldeck Nr. 2 (1909)

Frad von Fradeneck, Constantin Albert: Über das Vorkommen von Kuhpocken an Kühen und die Benützung des originären Kuhpockenstoffes zur Schutzimpfung. Zum Gebrauche und zur Belehrung von Impfärzten und Desonomen. Klagenfurt: Ferdinand Edler von Kleinmayr Verlag 1841

Francke, Heinrich Friedrich: Anleitung zur Ausübung der Wasserheilkunde. Für Jedermann, der zu leben versteht. Leipzig: Theodor Hahn Verlag 1850

Gehrke, Fritz: Darstellung der Gewinnung von Diphtherieheilserum am Pferd. Marburg, Philipps-Universität Marburg, 1906

Gräfe et al.: Encyclopädisches Wörterbuch der medicinischen Wissenschaften. Berlin: Verlag von Veit et. Comp 1842

Guttstadt, Albert: Deutschlands Gesundheitswesen. Organisation und Gesetzgebung des Deutschen Reichs und seiner Einzelstaaten. Mit Anmerkungen und einem ausführlichen Sachregister. Leipzig: Georg Thieme Verlag, 1890

Gesetzessammlungsamt: Gesetzsammlung für die Königlichen Preußischen Staaten von 1810 bis 1874. Berlin: Decker 1874

Heeres-Sanitätsinspektion des Reichskriegsministeriums: Preußischer Sanitätsbericht 1889/1890, S. 225

Higging, Chas. M.: Horrors of Vaccination exposed andillustrated, Brooklyn 1920

Hohenhausen, Hans-Fischer: Warum ist die Zahl erklärter Impfgegner unter uns Aerzten noch relativ klein? In: Der Impfgegner Nr. 8 (1913)

Jenner, Edward: An inquiry into the causes and effects of the variolæ vaccinæ, a disease discovered in some of the western counties of England, particularly Gloucestershire, and known by the name of the cow pox, London 1798

Jenner, Edward: Untersuchungen über die Ursachen und Wirkungen der Kuhpocken (1798), übersetzt und eingeleitet von Viktor Fossel. (Klassiker der Medizin. Hg. von Karl Sudhoff). Leipzig: Verlag von Johann Ambrosius Barth 1911

Keber, Über mikroskopische Bestandtheile der Pockenlymphe, In: Virchow's Archiv. 1868. Bd. XLII. S. 112–128.

Kirchner, Martin: Schutzpockenimpfung und Impfgesetz, Berlin 1911

Krieger, Johann Christian: Kassel in historisch-topographischer Hinsicht. Nebst einer Geschichte und Beschreibung von Wilhelmshöhe. Marburg: Neue akademische Buchhandlung 1805

Kübler, Paul: Geschichte der Pocken und der Impfung. Berlin: Verlag von August Hirschwald 1901

Langstein, Leo; Rott, Fritz: Atlas der Hygiene des Säuglings und Kleinkindes, Berlin: Julius-Springer-Verlag 1918, Tafel 93

Mosse, Rudolf: Werbung für Gossmanns Natur-Heilanstalt. In: Beiblatt der fliegenden Blätter, Ausgabe Nr. 2964, Band 116. (1902)

Naturheilverein Kassel 1891 e.V, Vereinsblatt. Ausgabe 03/1919, S. 16

Neisser, Maximilian: Bemerkungen zum Pocken-Prozeß Spohr-Bachem. In: Deutsche Medizinische Wochenschrift Ausgabe 25 (1914), S. 1273–1275

Reichsgesundheitsamt: Blattern und Schutzpockenimpfung. Denkschrift zur Beurteilung des Nutzens des Impfgesetzes vom 8. April 1874 und zur Würdigung der dagegen gerichteten Angriffe. Berlin: Springer Verlag 1925

Reichsimpfgesetz vom 8.4.1874, Berlin: Kortkampf-Verlag 1876

Ressel, Wilhelm: Oberst a.D. Spohr. In: Der Impfgegner Nr. 3/4 (1908)

Schlosser, J.A.: Allgemeines deutsches encyclopädisches Handwörterbuch oder wohlfeilstes Taschen-Conversations-Lexikon für Alle Stände. Augsburg 1831

Schulz, Mathias.: Impfung, Impfgeschäft und Impftechnik. Ein kurzer Leitfaden für Studierende und Ärzte. Berlin: Verlag von Th. Chr. Fr. Enslin 1891

Siebert, Horst: An unsere Abonnenten und Inserenten! In: Der Impfgegner Nr. 9 (1914)

Spohr, Curt (1. Vorsitzender des Reichsverbandes): Aufruf zur Bildung eines Rednerfonds. In: Der Impfgegner Nr. 1 (1913)

Spohr, Curt: Das Reichsimpfgesetz vom 8.4.1874 und seine Handhabung vor Gerichten und Behörden. In: Der Impfgegner Nr. 3 (1913)

Spohr, Curt: Richtlinien für unsere Bewegung. In: Der Impfgegner Nr. 11 (1912)

Spohr, Curt: Recht oder Impfzwang. In: Der Antivaccinator. H. Molenaar (Hg.). München-Solln: 1911

Spohr, Peter: Die Rolle der Medizin in meinem Leben. Freiburg: Verlag von Paul Lorenz 1914

Spohr, Peter: Die Folgen der Impfung in Volk und Armee. Ein Gutachten auf Grund 48jähriger Erfahrungen. Leipzig: Verlag der Neuen Heilkunst 1891

Spohr, Peter: Öffentliche Danksagung. In: Der Impfgegner Nr. 3/4 (1908)

Spohr, Peter: Zur Aufklärung über den „Impfschutz" In: Der Impfgegner Nr. 11 (1913)

Spohr, Roderich: Zur Impffrage. In: Frankfurter kleine Presse Nr. 177 (1895)

Spohr, Roderich: Gesundheits-Brevier. Oder: Was haben wir zu tun und zu lassen, um uns gesund zu erhalten bezw. um gesund zu werden? Grundzüge einer populären Gesundheitslehre. Frankfurt: de Gruyter 1907

Strünckmann, Carl Christoph: Impfschutz und Impfzwang. In: Der Impfgegner Nr. 2 (1914)

Vogelsberger, Wolfgang: Kurbüchlein. Kassel: Undatiert

Vogt, Adolf: Nachtrag zum Leipziger Impfgegner-Kongress. In: Der Impfgegner Nr. 10 (1913)

Vogt, Adolf: Für und Wider die Kuhpockenimpfung und den Impfzwang. Polemische, kritische und statistische Beiträge zur Pocken- und Impffrage. Bern: Dalp. 1879

Voigt, Max: Wie das Deutsche Reichsimpfgesetz zustande kam. In: Der Antivaccinator, H. Molenaar (Hg.). München-Solln: 1911

von Loder, Justus Christian: Gutachten der Medizinischen Facultät zu Jena über die Impfung der Kuhpocken und Herzoglich-Sachsen-Weimarische hierher gehörige Verordnungen, Jena: 1801

von Niessen: Wie muss die Tuberkuloseimpfung beschaffen sein, wenn sie Erfolg haben soll? In: Der Impfgegner Nr. 9 (1912)

von Niessen: Pocken, Impfung und Syphilis. In: Der Antivaccinator. H. Molenaar (Hg.). München-Solln: 1911

von Niessen: Videant! In: Der Impfgegner Nr. 8 (1914)

von Niessen: Videant! (Fortsetzung/Schluss) In: Der Impfgegner Nr. 10 (1914)

von Niessen: Gesetzlich vorgesehene „dauernde Impfbefreiung". In: Der Impfgegner Nr. 7/8 (1909)

von Niessen: Vivos voco! Beilage zur Petition des Verbandes Deutscher Impfgegner-Vereine; den Mitgliedern des Reichstages und des Bundesrates gewidmet! Wiesbaden: Verlag des Verbandes Deutscher Impfgegner-Vereine 1910

Wegener, Hugo: Impffriedhof. Was das Volk, die Sachverständigen und die Regierungen vom „Segen der Impfung" wissen. Erster Band mit mehr als 36000 Impfschäden und 139 Abbildungen. Frankfurt a.M. – Offenbach a.M.: Verlag von Frau Luise Wegener, 1912

Wegener, Hugo: Der „Segen" der Impfung. Wenig von Vielem. Frankfurt am Main: Verlag von Frau Luise Wegener 1911

Wegener, Hugo: Chronische Oberflächlichkeiten und das System Kirchner. In: Der Impfgegner Nr. 6 (1912)

Wegener, Hugo: Unerhört!! Verteidigung und Angriff eines Staatsbürgers. Gegen Kirchner! Frankfurt a.M. – Offenbach a.M.: Verlag von Frau Luise Wegener 1911

Wegener, Hugo: Offener Brief an Hugo Wegener. In: Der Impfgegner Nr. 8 (1908)

Wegener, Hugo: Vom Impf-Schlachtfeld. In: Der Impfgegner Nr. 2 (1914)

Wegener, Hugo: Vom Impf-Schlachtfeld. In: Der Impfgegner Nr. 4 (1914)

Wilhelmshöher Fremdenblatt vom 16. Mai 1896, Titelseite

Zehner, Johann Georg: Kuhpocken und Kuhpockenimpfung als ein ohnfehlbares Mittel die Kinderblattern zu verhüten. Den Unkundigen zur Belehr- und Aufklärung, 2. verb Auflage. Mannheim 1801

11.2) Sekundärliteratur

Ackerknecht, Erwin: Rudolf Virchow. Arzt, Politiker, Anthropologe. Stuttgart: Ferdinand Enke Verlag 1957

Anonym: Ein Blick zurück. Von Wehlheiden nach Wilhelmshöhe. Vor 75 Jahren bezog Heinrich Goßmann seine neue Naturheilanstalt – Vielfältiges Wirken. In: Kasseler Tageszeitung HLA (23.08.1969)

Anonym: Ein Blick zurück: Leben und Heilen auf natürliche Weise – Naturheilverein Kassel 85 Jahre alt – Initiator Goßmann heute noch Vorbild-Schrebergärten mit Luftbad. In: Kasseler Tageszeitung HLA (21.08.1976)

Anonym: Helfende Kraft aus christlichem Geist. In: Hessische Niedersächsische Allgemeine (HNA) vom 14.2.1987

Bund-Länder-AG „Szenarien bioterroristischer Anschläge und Abwehrmaßnahmen" des RKI: Diagnostik von Pockenviren, Ausbildungsmaterial des RKI vom 6/1/2004

Büsch, Otto: Das 19. Jahrhundert und große Themen der Geschichte Preußens. Berlin: Walter de Gruyter Verlag 1992

Eckart, Wolfgang: Geschichte der Medizin. Berlin-Heidelberg: Springer Verlag 1990

Gholamreza, Darai et al.: Lexikon der Infektionskrankheiten des Menschen, 3. Auflage. Heidelberg: Springer Verlag 2009

Feuerstein-Herz, Petra: Gotts verhengnis und seine straffe – Zur Geschichte der Seuchen in der Frühen Neuzeit. Wiesbaden: Harrassowitz Verlag 2005

Gerabek, Werner.: Kirchner Martin. In: Werner E. Gerabek, Bernhard D. Haage, Gundolf Keil, Wolfgang Wegner (Hrsg): Enzyklopädie Medizingeschichte. Berlin: de Gruyter 2005, S. 752–753

Gradmann, Christoph: Robert Koch und das Tuberkulin. Anatomie eines Fehlschlags. In: DMW 124/42 (1999), S. 1253–1256

Granovetter, Mark: The strength of weak ties. In: American Journal of Sociology Bd. 78/6 (1973), S. 1360–1380

Henig, Eva-Maria; Krafft, Fritz: Pockenimpfstoffe in Deutschland. In: Pharmazeutische Zeitung Nr. 38, 1999, S. 3005–3012

Heyll, Uwe: Wasser, Fasten, Luft und Licht. Die Geschichte der Naturheilkunde in Deutschland. Frankfurt: Campus Verlag 2006

Huercamp, Claudia: Der Aufstieg der Ärzte im 19. Jahrhundert: vom gelehrten Stand zum professionellen Experten; das Beispiel Preußens. Göttingen: Vandenhoeck & Ruprecht (1985)

Hähner-Rombach, Sylvelyn: „Ohne Wasser ist kein Heil" – Medizinische und kulturelle Aspekte der Nutzung von Wasser. (Medizin, Gesellschaft und Geschichte – Beihefte, Band 25), Stuttgart: Franz-Steiner Verlag 2005

Jütte, Robert: Alternativmedizin. In: Werner E. Gerabek et al. (Hrsg.): Enzyklopädie der Medizingeschichte. Berlin: de Gruyter 2005, S. 42–49

Klee, Ernst: Das Personenlexikon zum Dritten Reich. Wer war was vor und nach 1945. 2. Auflage. Frankfurt am Main: Fischer Taschenbuch Verlag 2005

Lazer, Marc: Zur Geschichte der Polio-Schutzimpfung mit besonderer Berücksichtigung der Behring-Werke. Marburg: Inaugural-Dissertation an der Arbeitsstelle für Geschichte der Medizin, 2013

Meyer, C. et al.: Anerkannte Impfschäden in der Bundesrepublik Deutschland 1990–1999. Bundesgesundheitsblatt – Gesundheitsforschung – Gesundheitsschutz. Berlin-Heidelberg: Springer Verlag 2002

Odenweller, Kristina: Von der Liste zum Netz? Nutzen und Schwierigkeiten der netzwerkanalytischen Betrachtung historischer Quellen am Beispiel der Quellenliste des Capodolista-Kodex. In: Die Grenzen des Netzwerks 1200-1600. Hitzbleck, Kerstin (Hg). Fribourg: Jan Thorbecke-Verlag 2014, S. 41–64

Oehme, Johannes: Medizin in der Zeit der Aufklärung. Unter besonderer Berücksichtigung von Kinderkrankheiten (Documenta Pädiatrica, Bd. 13). Lübeck, 1986

Rohrbach, Wilhelm: Lehrbuch der Bäder und Massagekunde. Lübeck: Otto-Haase-Verlag 1960

Rupp, Johannes-Peter: Hundert Jahre Impfgesetz. Ausstellung in der Universitäts-Bibliothek Gießen 19.-26. April 1974. Katalog herausgegeben von Johannes-Peter Rupp unter Mitarbeit von Winfried Leist und Jost Benedum. Gießen 1974

Sahmland, Irmtraut: Wie man sich kleidet ... Die äußere Körperhülle als Gesundheitsfaktor. In: Virus: Beiträge zur Sozialgeschichte der Medizin, Bd. 13, 2015, S. 93–113

Sahmland, Irmtraut: Bernhard Christoph Faust 1755 – 1842. Der Katalog zur Ausstellung anlässlich seines 150. Todesjahres. Bückeburg 1992

Sahmland, Irmtraut: Eugenik und Rassenhygiene im medizinischen Diskurs während der Weimarer Republik. In: Hedwig, Andreas; Petter, Dirk

(Hrsg.): Auslese der Starken – „Ausmerzung" der Schwachen. Eugenik und NS-„Euthanasie" im 20. Jahrhundert (Schriften des Hessischen Staatsarchivs Marburg, Bd. 35). Marburg 2017, S. 27–45

Schwarzmann-Schafhauser, Doris: Orthopädie im Wandel. Stuttgart: Franz-Steiner-Verlag 2004

Sonntag, Marcus: Pockenimpfung und Aufklärung. Die Popularisierung der Inokulation und Vakzination. Impfkampagne im 18. und frühen 19. Jahrhundert. Bremen: edition lumière 2014

Panesar, Rita: Medien religiöser Sinnstiftung. Der „Volkserzieher", die Zeitschriften des „deutschen Monistenbundes" und die „neue metaphysische Rundschau" 1897 – 1936. Stuttgart: Kohlhammer-Verlag 2006

Schmiedebach, Heinz-Peter, Rebecca Schwoch: Querulantenwahnsinn, Psychiatriekritik und Öffentlichkeit um 1900. In: Medizinhistorisches Journal 42, 2007, S. 30–60

Schöler, Julia: Über die Anfänge der Schwedischen Heilgymnastik in Deutschland. Inaugural-Dissertation an der Wilhelms Universität Münster 2005

Stolberg, Michael: Heilkunde zwischen Staat und Bevölkerung. Angebot und Annahme medizinischer Versorgung in Oberfranken im frühen 19. Jahrhundert. München 1986

Wilkinson, Martin: The Development of the Virus Concept as Reflected in Corpora of Studies on Individual Pathogens. 5. Smallpox and the Evolution of Ideas on Acute (Viral) Infections. In: Medical History 23, 1979, S. 1–28

Winkle, Stefan: Geißeln der Menschheit: Kulturgeschichte der Seuchen. Düsseldorf, Zürich: Artemis & Winkler- Verlag 1997

Wolff, Eberhard: Medizinkritik der Impfgegner im Spannungsfeld zwischen Lebenswelt- und Wissenschaftsorientierung. In: Dinges, Martin (Hrsg.): Medizinkritische Bewegungen im Deutschen Reich (ca. 1870-ca. 1933). Stuttgart: Franz-Steiner-Verlag 1996, S. 79–108

Wolff, Eberhard: Einschneidende Maßnahmen. (Medizin, Gesellschaft und Geschichte – Beihefte, Band 10), Stuttgart: Franz-Steiner-Verlag 1998

World Health Organization, Declaration of global eradication of smallpox, Weekly Epidemiological Record (World Health Organisation), 55 (20) 1980, 148; zitiert nach Henderson, D. A., The eradication of smallpox – An overview of the past, present, and future, In: Vaccine, 29, 2011, D7

Stuber, Martin et al.: Hallers Netz. Ein europäischer Gelehrtenbriefwechsel zur Zeit der Aufklärung. Basel: Schwabe Verlag 2005

Zander, Helmut: Anthroposophie in Deutschland. Theosophische Weltanschauung und gesellschaftliche Praxis 1884 – 1945. Band 1. Göttingen: Vandenhoeck & Ruprecht, 2008

11.3) Internetquellen

Brockhaus Enzyklopädie, verfügbar über die Website der Universitätsbibliothek Marburg: https://uni-marburg.brockhaus.de/brockhaus/impfungmedizin. Datum des Zugriff am 03.04.2016

Chronik der Familie Oidtmann, verfügbar über die Website der Glasmalerei Oidtmann: http://www.glasmalerei-oidtmann.de/chronik.html. Letzter Zugriff: 26.11.16

www.d-maps.com, Deutschlandkarte

Stadtportal der Stadt Kassel. Verfügbar über: http://www.kassel.de/stadt/stadtteile/badwilhelmshoehe/geschichte/. Letzter Zugriff: 28.12.2016

Facebook-Gruppe „Gegen Impfen – IMPFormier Dich!" Online verfügbar unter: https://www.facebook.com/groups/234467793311067/. Letzter Zugriff: 17.01.2017

Facebookgruppe „Impfen...NEIN danke!!!!!". Online verfügbar unter: https://www.facebook.com/groups/57465263886/. Letzter Zugriff: 17.01.2017

Tolzin, Hans U.P.: Autobiographie. Online verfügbar unter: http://www.tolzin.de. Letzter Zugriff: 17.01.2017

Verfügbare Downloads auf der Seite www.Impfkritik.de. Online verfügbar unter: http://www.impfkritik.de/zeitdokumente/. Datum des Zugriffs: 17.01.2017

Personensuche im Kalliope-Verbund, verfügbar über die Website des Kalliope Verbundes: http://kalliope-verbund.info/de/eac?eac.id=117351261. Letzter Zugriff: 9.3.2017

Stadtchronik der Stadt Frankfurt im Jahr 1900. Verfügbar unter: http://www.stadtgeschichte-ffm.de. Letzter Zugriff: 25.04.2017

Bevölkerungsentwicklung der Stadt Kassel – Zeitreihe, 1900. Online verfügbar unter: http://www.serviceportal-kassel.de. Letzter Zugriff: 25.04.2017

Kurzfassung über die Entstehung des Kleingartenwesens. Homepage des Landesverbandes Hessen der Kleingärtner e. V. In: http://www.klein garten-hessen.de/kleingarten/kurzfassung-ueber-die-ent. Letzter Zugriff: 06.05.2017

http://www.rki.de/DE/Content/Kommissionen/NAVKO/NAVKO_node. html. Letzter Zugriff: 29.05.2017

Nationale Verifizierungskommission Masern/Röteln beim Robert Koch-Institut. Online verfügbar unter: http://www.rki.de/DE/Content/Kommis sionen/NAVKO/NAVKO_node.html. Letzter Zugriff: 29.05.2017

Statistisches Bundesamt (Hrsg.): Entwicklung der Gesamtbevölkerung Deutschlands von 1871 bis 2015, 2015. Verfügbar über die Website des statistischen Bundesamtes: https://de.statista.com/statistik/daten/ studie/1358/umfrage/entwicklung-der-gesamtbevoelkerung-deutschlands/. Letzter Zugriff: 25.06.2017

Geschichte des Naturheilvereins Kassel. Verfügbar unter: http://naturheil verein-kassel.de/index.php/geschichtliches-zum-verein. Letzter Zugriff: 25.06.2017

Netzwerk, das. In: Der Duden. Online verfügbar unter: http://www.duden. de/rechtschreibung/Netzwerk. Letzter Zugriff: 25.06.2017

Netz, das. In: Wissen.de: Online verfügbar unter: http://www.wissen.de/ synonym/netz. Letzter Zugriff: 25.06.2017

Public Health Image Library (PHIL), ID# 7079; www.phil.cdc.gov; Content Provider: CDC

Statistisches Bundesamt (Hrsg.): Masern-Impfquote von Kindern in ausgewählten OECD-Ländern im Jahr 2014. Online verfügbar unter: https://de.statista.com/statistik/daten/studie/77274/umfrage/ anteil-der-durch-impfung-gegen-masern-geschuetzten-kinder/. Datum des Zugriffs: 25.06.2017

Statistisches Bundesamt (Hrsg.): Impfquote von Schulanfängern in Deutschland nach Krankheit in den Jahren 2010 bis 2014. Online verfügbar unter: https://de.statista.com/statistik/daten/studie/150982/ umfrage/impfquote-von-schulanfaengern-in-deutschland/. Datum des Zugriffs: 25.06.2017

Statistisches Bundesamt (Hrsg.): Impfquote gegen Masern unter einjährigen Kindern nach Weltregion im Jahr 2013. Online verfügbar unter: https://de.statista.com/statistik/daten/studie/226889/umfrage/impfquote-gegen-masern-unter-einjaehrigen-kindern-nach-weltregion/. Datum des Zugriffs: 25.06.2017

Yale Medical Library: Das Reichsimpfgesetz von 1874; archive.org; Identifier: 39002086341691.med.yale.edu;

12.) Abbildungsverzeichnis

250

252

Beiträge zur Wissenschafts- und Medizingeschichte
Marburger Schriftenreihe

Herausgegeben von Irmtraut Sahmland

www.peterlang.com